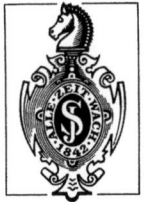

Edwin H. Buchholz (Hrsg.)

Das Gesundheitswesen in der Bundesrepublik Deutschland

Vorgestellt von Repräsentanten
seiner wichtigsten Einrichtungen

Unter Mitarbeit von Hermann Busold

Mit 20 Abbildungen und 15 Tabellen

Springer-Verlag
Berlin Heidelberg New York London Paris Tokyo

Prof. Dr. rer. pol. Edwin H. Buchholz
Waldburgstraße 47, D-5480 Remagen 1

ISBN-13:978-3-642-73190-7   e-ISBN-13:978-3-642-73189-1
DOI: 10.1007/978-3-642-73189-1

CIP-Kurztitelaufnahme der Deutschen Bibliothek
Das Gesundheitswesen in der Bundesrepublik Deutschland: vorgestellt von Repräsentanten seiner wichtigsten
Einrichtungen / Edwin H. Buchholz (Hrsg.). Unter Mitarb. von Hermann Busold. – Berlin ; Heidelberg ;
New York ; London ; Paris ; Tokyo : Springer, 1988
ISBN-13:978-3-642-73190-7

NE: Buchholz, Edwin H. [Hrsg.]

Dieses Werk ist urheberrechtlich geschützt. Die dadurch begründeten Rechte, insbesondere die der Übersetzung, des Nachdrucks, des Vortrags, der Entnahme von Abbildungen und Tabellen, der Funksendung, der Mikroverfilmung oder der Vervielfältigung auf anderen Wegen und der Speicherung in Datenverarbeitungsanlagen, bleiben, auch bei nur auszugsweiser Verwertung, vorbehalten. Eine Vervielfältigung dieses Werkes oder von Teilen dieses Werkes ist auch im Einzelfall nur in den Grenzen der gesetzlichen Bestimmungen des Urheberrechtsgesetzes der Bundesrepublik Deutschland vom 9. September 1965 in der Fassung von 24. Juni 1985 zulässig. Sie ist grundsätzlich vergütungspflichtig. Zuwiderhandlungen unterliegen den Strafbestimmungen des Urheberrechtsgesetzes.

© Springer-Verlag Berlin Heidelberg 1988
Softcover reprint of the hardcover 1st edition 1988

Die Wiedergabe von Gebrauchsnamen, Handelsnamen, Warenbezeichnungen usw. in diesem Werk berechtigt auch ohne besondere Kennzeichnung nicht zu der Annahme, daß solche Namen im Sinne der Warenzeichen- und Markenschutz-Gesetzgebung als frei zu betrachten wären und daher von jedermann benutzt werden dürften.

Vorwort

Über die Notwendigkeit einer umfassenden Strukturreform im Gesundheitswesen der Bundesrepublik Deutschland besteht allgemeiner Konsens. Daher liegen auch mehr oder minder umfassende und tiefgreifende Konzepte und Vorstellungen dazu vor – von Parteien, Verbänden, Instituten, Wissenschaftlern, Fachjournalisten u. a.

Bevor man aber größere oder kleinere Ausschnitte des Gesamtgeschehens in einem Gesundheitswesen wissenschaftlich analysiert (Gesundheitsökonomie) und/oder sich an der Diskussion um tatsächliche oder vermeintliche Reformzwänge beteiligt (Gesundheitspolitik), sollte man wenigstens einen groben Überblick haben, wie dieses Gesundheitswesen konstruiert und organisiert ist, wie es in der Praxis funktioniert, welche Vorzüge es hat und wo es schließlich Schwachstellen aufweist, die es anzugehen gilt. Dies ist um so vordringlicher, als man über dieses Gesundheitswesen, das weltweit immer noch hohes Ansehen genießt, im eigenen Lande viel zu wenig weiß. „Man" – das sind Angehörige der Heil- und Heilhilfsberufe, der Wirtschaft, der Arbeitgeberverbände und Gewerkschaften, der öffentlichen Verwaltung, der politischen Parteien, der Wissenschaft, der Medien und selbst der Krankenkassen und ihrer Verbände.

In den Heilberufen z.B. – also bei den Ärzten, Zahnärzten und Apothekern – ist manche Unzufriedenheit, manche Enttäuschung über die eigene Standesführung, mancher Ärger über Krankenkassen, über den Gesetzgeber oder über die öffentliche Berichterstattung mit Sicherheit *auch* darauf zurückzuführen, daß man eben nur den *Teil*bereich des gesamten Gesundheitswesens näher kennt, in dem man tätig ist, – und auch den leider nur allzu häufig höchst unvollkommen. Dazu nur 2 Beispiele: Man stelle sich vor, die frei niedergelassenen Kassenärzte bzw. Kassenzahnärzte sollten ad hoc die wesentlichen Unterschiede nennen zwischen Ärzte- bzw. Zahnärztekammer einerseits und Kassenärztlicher bzw. Kassenzahnärztlicher Vereinigung andererseits; das dürfte eigentlich keine Überforderung darstellen, denn sie sind ja in beiden Einrichtungen Pflichtmitglieder und müssen Beiträge dahin entrichten. Oder: die Krankenhausärzte sollten sagen, worin die Schwerpunkte im neuen Krankenhausrecht liegen. Sicher dürfte das Behalten der Approbation von der Richtigkeit der gegebenen Antworten in beiden Fällen nicht abhängig gemacht werden!

Um solche Informations- und Wissensdefizite abzubauen oder – noch besser – gar nicht erst entstehen zu lassen, richtet sich dieses Buch nicht nur an alle, die bereits im Berufsleben stehen oder dort berufspolitische Verantwortung tragen. Bevorzugte Zielgruppen sollen vielmehr auch jene sein, die sich für einen Beruf in der Gesundheitswirtschaft in der Aus-, Fort- oder Weiterbildung befinden: vom Auszubildenden in einem Heilhandwerksberuf über den Studenten der Medizin, Zahnmedizin oder Pharmakologie bis zum angehenden Facharzt.

Für sie ist es wichtig, schon so früh wie möglich „Übersicht und Durchblick" (vermittelt) zu erhalten in dem tiefgefächerten System, in dem sie ein Tätigkeitsfeld anstreben. Der erste Beitrag in diesem Sammelwerk gibt ihnen den notwendigen Überblick. Primär für diese Leser – und ihre Lehrer – sind auch die „Einführungen" zu allen behandelten Sachgebieten geschrieben worden: in knappster Form ist darin angedeutet, auf welche Fragen in dem jeweils folgenden Referat und Diskussionsbericht Antworten zu geben versucht wird. Daß dies keine Antworten nach Art eines Lehrbuches sein können, versteht sich bei einer solchen Vortragsreihe von selbst; um so deutlicher werden dafür oft die Breite des sachlichen Spektrums und die Vielfalt divergierender Interessen aus begründeten Positionen.

Es ist erstaunlich, wie spontan positiv die Reaktion auf das Konzept der Vortragsreihe bei allen angesprochenen Institutionen war: von den Ministerien über die Einrichtungen der Heilberufe und Krankenversicherung, der Krankenhäuser und Pharmaindustrie bis zu den Industrie- und Handelskammern, dem Öffentlichen Gesundheitsdienst und der (gemeinsamen) Selbstverwaltung. Es wurde begrüßt, daß sich eine Universität dieses brennend aktuellen Problems auf solche Art annimmt. Nur so war es möglich, so viele Spitzenrepräsentanten der wichtigsten Einrichtungen unseres Gesundheitswesens als Referenten und Korreferenten zu gewinnen. Daß der eine oder andere Wechsel nachträglich trotz erfolgter Zusagen hingenommen werden mußte, ist bei der Fülle der Verpflichtungen und häufig auch kurzfristiger Terminänderungen dieser Persönlichkeiten unvermeidbar. Allen Ehrenamtsträgern, Präsidenten und Geschäftsführern, die durch ihre uneigennützige Mitwirkung zum Gelingen der Vortragsreihe beitrugen und durch Bereitstellung ihrer Texte auch diese Publikation ermöglichten, sei auch an dieser Stelle herzlich gedankt!

Die Beschränkung der Vortragsreihe auf nur ein Semester und die mit Rücksicht auf die außeruniversitären Zuhörer notwendige Entscheidung für einen vierzehntägigen Turnus erzwangen natürlich Einschränkungen in den darzustellenden Einrichtungen: so fielen z. B. die Universitätskliniken, die Betriebsärzte, die Kuranstalten und Sanatorien, die nichtärztlichen Praxen, die Heilhandwerker und Heilhilfsberufe, die Sozialstationen, die Selbsthilfegruppen und die freien Berufsverbände der Zeitnot zum Opfer. Sie – und andere – sollten in späteren Vortragsreihen Gelegenheit erhalten, ihren Platz im Gesundheitswesen deutlich zu machen.

Die Entscheidung, die jeweilige Einrichtung durch einen oder mehrere ihrer Repräsentanten vor- und darstellen zu lassen, barg das Risiko eines einseitigen, stark interessenpolitisch gefärbten Bildes. Die Selbstdisziplin der Referenten, die Anwesenheit sachkundiger Korreferenten anderer Gruppen und vielleicht auch ein wenig die Atmosphäre der Universität haben bewirkt, daß die Beiträge überwiegend sachlich ausgerichtet und ausgewogen waren.

Die wechselnde Zusammensetzung des Auditoriums von Veranstaltung zu Veranstaltung prägte natürlich auch Inhalt und Ablauf der jeweiligen Aussprache im Anschluß an die Referate, Korreferate oder Podiumsdiskussionen. Ebenso schwankte die für die allgemeine Aussprache verfügbare Zeit. Daher bot es sich an, die wichtigsten Fragen und Antworten für die Veröffentlichung mit Hilfe der Tonbandaufzeichnungen in die Form zusammenfassender Diskussionsberichte zu bringen. Dieser überaus mühevollen Aufgabe hat sich mein Assistent, Herr Diplomsozialwissenschaftler Hermann *Busold*, unterzogen, dem ich Dank und Anerkennung dafür ausspreche.

Herr Busold hat sich auch um die zuweilen schwierige organisatorische Vorbereitung und Begleitung der Vortragsreihe verdient gemacht und wurde darin tatkräftig unterstützt von Frau Inge *Nölken* und Herrn Wolfgang *Stein* vom Gemeinnützigen Gemeinschaftskrankenhaus Herdecke, denen für ihre unermüdliche Hilfsbereitschaft mein Dank gilt. Besonders herzlich habe ich schließlich Frau Monika *Koch* zu danken, die mit dem Zusammentragen, Schreiben und Ordnen der Texte entscheidend zum Gelingen dieses Publikationsvorhabens beigetragen hat.

Witten/Herdecke im Herbst 1987   Edwin H. Buchholz

Verzeichnis der Referenten und Korreferenten*

Albus, Friedrich, Dr.
Stellvertretender Vorstandsvorsitzender der Kassenärztlichen
Bundesvereinigung
Universitätsstraße 73, 5000 Köln 41

Baldus, Wilhelm, Dr.
Präsident der Ärztekammer Westfalen-Lippe
Kaiser-Wilhelm-Ring 4–6, 4400 Münster

Balzer, Detlef, Dr.
Vorstandsvorsitzender des AOK-Bundesverbandes
Kortrijker Straße 1, 5300 Bonn 2

Berg, Wilfried, Dr.
Geschäftsführer des Landesverbandes der Betriebskrankenkassen
Nordrhein-Westfalen
Kronprinzenstraße 6, 4300 Essen 1

Bublitz, Karl Adolf, Dr.
Präsident der Zahnärztekammer Hamburg
Möllner Landstraße 31, 2000 Hamburg 74

Buchholz, Edwin H., Prof. Dr.
Waldburgstraße 47, 5480 Remagen 1

Busold, Hermann, Dipl.-Sozialwissenschaftler
Taunusstraße 41, 5800 Hagen

Chory, Werner
Staatssekretär im Bundesministerium für Jugend, Familie, Frauen und
Gesundheit
Kennedyallee 105–107, 5300 Bonn 2

---

* In dieser Liste sind alle aktiven Teilnehmer der Vortragsreihe aufgeführt, auch diejenigen, deren Ausführungen nicht wörtlich wiedergegeben bzw. nur in den Diskussionen erwähnt werden.

Flender, Friedrich-Wilhelm
Vorsitzender der Verhandlungskommission Pflegesätze für Südwestfalen
Frankfurter Straße 2, 5900 Siegen 1

Friese, Hans Günter
Präsident der Bundesapothekerkammer
Beethovenplatz 1–3, 6000 Frankfurt am Main 1

Großklaus, Dieter, Prof. Dr.
Präsident des Bundesgesundheitsamtes
Thielallee 88–92, 1000 Berlin 33

Hoffmann, Hermann, Prof. Dr. Dr.
Vorstandsvorsitzender des Verbandes der leitenden Krankenhausärzte Deutschlands
Johannesstraße 13, 4600 Dortmund

Hoppe, Jörg-Dieter, Dr.
Erster Vorsitzender des MARBURGER BUNDES
Riehler Straße 6, 5000 Köln 1

Jung, Karl
Ministerialdirektor im Bundesministerium für Arbeit und Sozialordnung
Lengsdorfer Hauptstraße 72–80, 5300 Bonn 1

Kohne, Horst, Dr.
Zweiter Vorsitzender der Kassenärztlichen Vereinigung Westfalen-Lippe
Westfalendamm 45, 4600 Dortmund 1

Kröger, Erich, Prof. Dr.
Präsident der Akademie für Öffentliches Gesundheitswesen
Auf'm Hennekamp 70, 4000 Düsseldorf 1

Oesingmann, Ulrich, Dr.
Erster Vorsitzender der Kassenärztlichen Vereinigung Westfalen-Lippe
Asselner Hellweg 101, 4600 Dortmund 13

Plöger, Carl, Dr.
Vorstandsvorsitzender der Kassenärztlichen Vereinigung Westfalen-Lippe
Auf der Horst 25, 4400 Münster

Prößdorf, Klaus, Dr.
Hauptgeschäftsführer der Deutschen Krankenhausgesellschaft
Tersteegenstraße 9, 4000 Düsseldorf 30

Schäfer, Georg, Dipl.-Volkswirt
Vorstandsvorsitzender der Fachvereinigung der Verwaltungsleiter Deutscher Krankenanstalten
Hervester Straße 57, 4370 Marl

Scheidgen, Wilhelm
Vorsitzender des Krankenkassen-Verbandes für den Bezirk Köln
Machabäerstraße 19–27, 5000 Köln 1

Schmeinck, Wolfgang, Dipl.-Ökonom
Geschäftsführer des Bundesverbandes der Betriebskrankenkassen
Kronprinzenstraße 6, 4300 Essen 1

Schülke, Heiner, Dipl.-Ökonom
Beethovenplatz 1–3, 6000 Frankfurt am Main 1

Treichel, Siegfried, Dr.
Vorstandsmitglied der Kassenärztlichen Vereinigung Westfalen-Lippe
Westfalendamm 45, 4600 Dortmund 1

Vogt, Gerhard
Geschäftsführer der Ärztekammer Nordrhein
Tersteegenstraße 31, 4000 Düsseldorf 30

Vorderwülbecke, Ulrich, Dr.
Karlstraße 21, 6000 Frankfurt am Main 1

Warode, Manfred
Geschäftsführer der Bundesknappschaft
Pieperstraße 14–28, 4630 Bochum 1

Inhaltsverzeichnis

1 Unser Gesundheitswesen im Überblick 1

   Erweiterte Fassung des Einführungsreferats von E. H. Buchholz 1

2 Wie gut ist unser Gesundheitswesen? 73

2a *Einführung* von E. H. Buchholz 75

2b *Referat* von W. Chory 77

2c *Diskussionsbericht* von H. Busold 90

3 Heilberufskammern – Garanten für Berufsheil?
   Organisation, Aufgaben, Bedeutung, aktuelle Probleme 95

3a *Einführung* von E. H. Buchholz 97

3b *Referat* von G. Vogt 99

3c *Diskussionsbericht* von H. Busold 110

4 Kassen(zahn)ärztliche Vereinigungen:
   freiberufliche Gewerkschaften, Kartelle – oder was sonst?
   Die ambulante kassen(zahn)ärztliche Versorgung.
   Gesetzliche Grundlagen, Entwicklung, Probleme,
   Perspektiven 115

4a *Einführung* von E. H. Buchholz 117

4b *Referat* von U. Oesingmann 119

4c *Diskussionsbericht* von H. Busold 129

5   Reform der Krankenhausfinanzierung
    für alle befriedigend oder mit erneutem Reformbedarf?
    Gesetzliche Regelung, Umsetzungsprobleme, Perspektiven
    zur Kostensenkung 137

5a *Einführung* von E. H. Buchholz 139

5b *Referat* von K. Jung 141

5c *Diskussionsbericht* von H. Busold 158

6   Zuviel, zu teuer, zu unsicher?
    Die Arzneimittelversorgung der Versicherten.
    Entwicklung, Arzneimittelsicherheit und -verbrauch,
    Kostensenkung 163

6a *Einführung* von E. H. Buchholz 165

6b *Referat* von U. Vorderwülbecke 167

6c *Diskussionsbericht* von H. Busold 175

7   Öffentlicher Gesundheitsdienst:
    reformieren oder privatisieren?
    Organisation, Aufgaben, Finanzierung, personelle Besetzung,
    aktuelle Probleme 181

7a *Einführung* von E. H. Buchholz 183

7b *Referat 1* von E. Kröger 185

7c *Referat 2* von D. Großklaus 196

7d *Diskussionsbericht* von H. Busold 202

8   Gesundheitssicherung vs. Beitragssatzstabilität.
    Die Gesetzliche Krankenversicherung.
    Aufgaben, Organisation, Finanzierung, Grenzen 205

8a *Einführung* von E. H. Buchholz 207

8b *Referat 1* von D. Balzer 209

8c *Referat 2* von H. Kohne 217

8d *Diskussionsbericht* von H. Busold 220

9   Selbstverwaltung: leistet sie mehr, als dem Staat zu tun nicht
    opportun erscheint?
    Geschichte, Legitimation, Aufgaben, Bedeutung, Grenzen . . . 225

9 a   Einführung von E. H. Buchholz 227

9 b   Referat 1 von D. Balzer 229

9 c   Referat 2 von S. Treichel 239

9 d   Diskussionsbericht von H. Busold 246

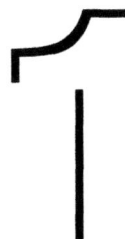

Unser Gesundheitswesen im Überblick

Erweiterte Fassung des Einführungsreferats
von Professor Dr. Edwin H. Buchholz,
Ordinarius für Ökonomie im Gesundheits- und Sozialwesen

Einführung 3

1 Rechtliche Grundlagen 10

2 Versorgungseinrichtungen 12
    2.1 Öffentlicher Gesundheitsdienst 12
    2.2 Ambulante ärztliche Versorgung 16
    2.3 Ambulante nichtärztliche Versorgung 22
    2.4 Stationäre Versorgung 24
    2.5 Kuranstalten und Sanatorien 29
    2.6 Arzneimittelversorgung 29

3 Versicherungseinrichtungen 38

4 Berufliche Einrichtungen 48

5 Selbsthilfeeinrichtungen 53

6 Supra- und internationale Regelungen und Einrichtungen 55

7 Selbstverwaltung 57

8 Reform des Gesundheitswesens 62
    8.1 Staat/öffentliche Hand 62
    8.2 Ambulante Versorgung durch Ärzte und Zahnärzte 63
    8.3 Stationäre Versorgung 64
    8.4 Arzneimittelversorgung 64
    8.5 Öffentlicher Gesundheitsdienst 65
    8.6 Gesetzliche Krankenversicherung 65
    8.7 Versicherte 67
    8.8 Arbeitgeber(verbände) 67
    8.9 Gewerkschaften 67

9 Ausblick 68

Einführung

Dieses ist die ergänzte und erweiterte Fassung meines Einführungsreferats zur Vortragsreihe über „Das Gesundheitswesen in der Bundesrepublik Deutschland" im Wintersemester 1986/87 an der Universität Witten/Herdecke. Der Aufbau hält sich streng an die Struktur von Abb. 1, die Grundlage dieses Referates war, mit Ausnahme der beiden letzten Abschnitte über die Selbstverwaltung und die Reform des Gesundheitswesens.

Da die Literatur über das *Gesamt*system unseres Gesundheitswesens wenig hergibt, soll es Ziel dieses Beitrags sein, es zu erfassen, zu definieren, kurz zu beschreiben, transparent zu machen und auch ein wenig Anschaulichkeit zu vermitteln. Es soll also versucht werden zu zeigen, was alles mitzudenken ist, wenn von „unserem Gesundheitswesen" gesprochen wird: aus welchen Bauelementen es besteht, welche Ordnungsstruktur ihm zugrunde liegt, ob und inwieweit sich das überaus komplizierte Netzwerk der Regelungen, Einrichtungen, Träger etc. systematisieren und zu einem komprimierten schematischen Überblick fügen läßt. Soweit diese Anordnung bei Vertretern der Sektoren oder Teilsektoren auf berechtigten Widerspruch stößt, wolle man Nachsicht üben und gerne entsprechende Änderungsvorschläge äußern, dabei jedoch darauf achten, daß die Ausgewogenheit erhalten bleibt und die eigene Position nicht zu Lasten Dritter „verbessert" wird. Ebenso wird um Verständnis dafür gebeten, daß die verbalen Beschreibungen des Schemas sich schon aus Raumgründen in engen Grenzen halten müssen.

Das Gesundheitswesen als Säule sozialer Sicherheit

Von jeher war das Leben der Menschen mit Risiken verbunden. Sehr verschieden waren aber im Laufe der Geschichte die Methoden, mit denen die Menschen sich – einzeln, in der Familie und Sippe oder in Risikogruppen – vor den bedrohlichsten Risiken schützten. Mit dem Beginn systematischer staatlicher Sozialpolitik in den 80er Jahren des 19. Jahrhunderts wurde es üblich, schutzwürdige Lebenslagen als „soziale Risiken" anzuerkennen und in die normierte Vorsorge einzubeziehen. Zu diesen Grundrisiken zählten zunächst 3, später (ab 1927) 4 solcher schutzwürdigen Lebenslagen:

1) Krankheit,
2) Unfall/Invalidität,
3) Alter/Tod,
4) Arbeitslosigkeit.

4

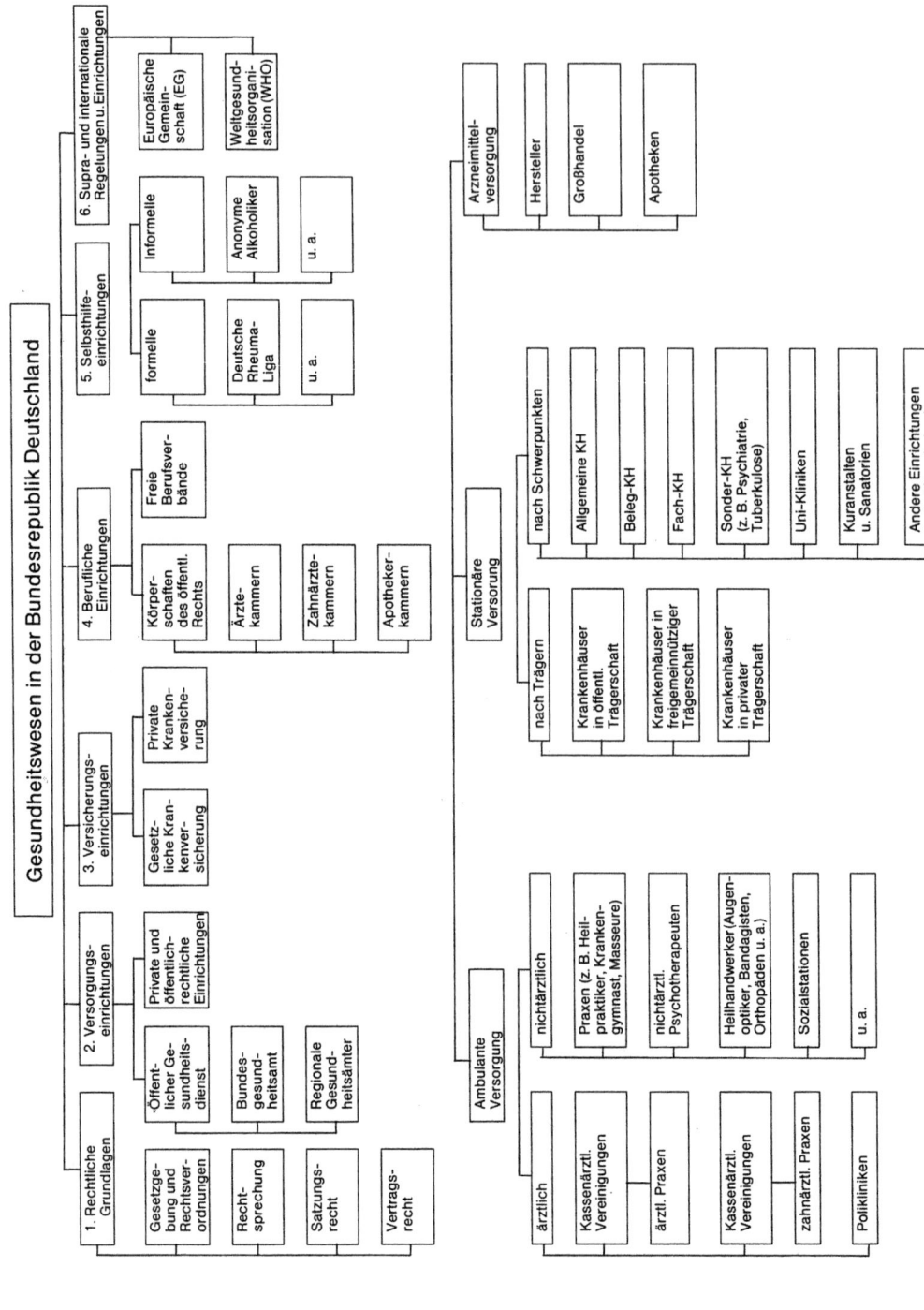

Abb. 1. Struktur des Gesundheitswesens

Zu Recht werden sie auch die 4 „klassischen sozialen Risiken" genannt, denn die auf sie gerichteten Vorsorgeeinrichtungen bilden heute noch die 4 Hauptsäulen unserer sozialen Sicherung:

1) gesetzliche Krankenversicherung,
2) gesetzliche Unfallversicherung,
3) gesetzliche Rentenversicherung,
4) gesetzliche Arbeitslosenversicherung.

Freilich beschreiben diese Einrichtungen bei weitem nicht mehr die heute anerkannten Sozialrisiken. Die von der damaligen Bundesregierung eingesetzte Sozialenquêtekommission nannte in ihrer 1966 vorgelegten Untersuchung bereits 9 soziale Schutztatbestände, die längst durch weitere ergänzt wurden. Die Ursachen für diese fortschreitende Ausweitung sozialer Risiken sind vielschichtig:

– Wettstreit der Politiker um immer neue und/oder mehr soziale Wohltaten in immer neuen Gesetzen oder Gesetzesnovellierungen,
– Ausweitung der Sozialleistungen durch Rechtsschöpfung qua höchstrichterlicher Rechtsprechung,
– Wettbewerb der Krankenkassen,
– Anspruchshaltung der Versicherten,
– Lebensweise der Versicherten,
– Faktoren der Umwelt und Arbeitswelt,
– neue Risiken oder überkommene soziale Risiken mit neuen Dimensionen: z. B. Drogensucht, AIDS, Psychiatrie, Altenpflege u. a.

Die Fülle bestehender und der Trend zunehmender sozialer Risiken einerseits und die Knappheit der für sie einsetzbaren Mittel andererseits drängt zu der Frage: Welche Vorsorgemöglichkeiten gegen soziale Risiken gibt es?

Vorsorgemöglichkeiten

Analog dem sog. gesellschaftlichen Grundmodell stehen grundsätzlich 3 potentielle Träger für Vorsorgemöglichkeiten gegen soziale Risiken zur Verfügung: das Individuum *(I)*, die Gruppe *(G)* oder der Staat *(S)*:

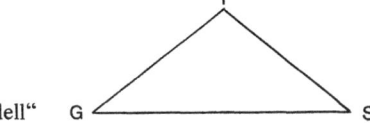

Abb. 2. Das „gesellschaftliche Grundmodell"

Diesen Trägern entsprechen bestimmte Vorsorgearten:
I: Individualvorsorge, Eigenvorsorge. Finanzierung: durch Eigenleistung.
G: Gruppen- oder Gemeinschaftsvorsorge (Gefahrengemeinschaft), Genossenschaft, (Sozial)versicherung. Finanzierung: durch Beiträge.
S: Staatsversorgung, Finanzierung: über Steuern.

Tabelle 1. Modelltypen sozialer Sicherung

Typ	Bauelement	Beispiel
I	I	Entwicklungsländer und historische Frühgesellschaften (einschließlich Versorgungsleistungen durch Angehörige)
II	I + (G) + (S)	Wirtschaftlich arme Länder; USA
III	(I) + G + (S)	Bundesrepublik Deutschland
IV	(I) + (G) + S	Großbritannien, Schweden
V	S	Sowjetunion, DDR

Da es sich hier um *Grund*formen von Vorsorge gegen soziale Risiken handelt, läßt sich nachweisen, daß die Systeme sozialer Sicherung in allen Ländern der Welt aus einer einzigen dieser Grundformen oder aus Kombinationen von ihnen bestehen, wobei lediglich die Schwerpunkte variieren. Aber auch bei verschiedenen Schwerpunkten lassen sich die existenten Systeme sozialer Sicherung im wesentlichen einem der 5 Modelltypen zuordnen, wie sie in Tabelle 1 skizziert sind [vgl. Buchholz, E.H.: „Prinzipien, Grundelemente und Steuerungsinstrumente in der Sozialen Sicherung." In: Ferber, C. von, Reinhardt, U.E., Schaefer, H., Thiemeyer, T. (Hrsg) *Kosten und Effizienz im Gesundheitswesen. Gedenkschrift für Ulrich Geißler*. München, 1985].

Wo immer der Staat ausschließlicher oder gewichtiger *Mit*träger sozialer Systeme ist, besteht immer die Gefahr, daß die Sozialleistungen betroffen sind, wenn der Staat in Finanznot gerät. Aus den in Tabelle 1 angedeuteten Modelltypen II-V lassen sich 5 Reaktionen des Staates in einer solchen Situation denken – und werden natürlich auch praktiziert –, sei es einzeln oder in Kombination miteinander:

1) Kürzung oder Streichung von Leistungen;
2) Erhöhung von Steuern;
3) Entlastung des Staates zu Lasten der Versicherungsträger;
4) Belastungsumschichtungen unter den (in der Bundesrepublik Deutschland autonomen) Sozialversicherungsträgern („Selbstverwaltung"). Journalisten haben diese bei uns in den 70er und 80er Jahren dieses Jahrhunderts vom Staat oft angewandte Maßnahme treffend als „Verschiebebahnhof" charakterisiert.
5) Entlastung des Staates zu Lasten des Individuums (obwohl dieses durch die Maßnahmen 1)-4) auch schon zusätzlich belastet sein kann) – z.B. durch einen höheren Anteil an den Kosten einer Leistung („Selbstbeteiligung").

Dabei können die Wirkungen solcher Entlastungsmaßnahmen für die Betroffenen um so verheerender sein, je mehr sie beispielsweise durch zusätzliche Beeinträchtigungen aus der Situation der wirtschaftlichen Lage, der Arbeitsmärkte, der Geldwertstabilität etc. noch gesteigert werden. Wer aus diesen nicht nur theoretischen, sondern in der praktischen Sozialpolitik ungezählte Male angewandten Möglichkeiten einer Staatsentlastung oder -befreiung die Konsequenz ziehen will, kann nur zu der Forderung gelangen, den sehr sensiblen

Bereich der sozialen Sicherung in seinem Leistungsvermögen so weit wie möglich von staatlicher Finanzierung – auch in der Form der Zuschüsse – freizuhalten (vgl. Buchholz, E. H.: „Dirigismus oder Eigenverantwortung? Überlegungen zu einem EG-Gesundheitssystem", *Die Ortskrankenkasse*, H. 10, 1975).

In der Bundesrepublik Deutschland wurde in diesem Zusammenhang von einer Leistungskrise des Sozialstaats gesprochen:

Sie besteht unter anderem in Leistungskürzungen, -verzögerungen, -verschiebungen und in der Verschärfung von Anspruchsvoraussetzungen, wie sie vor allem mit den Haushaltsbegleitgesetzen 1983 und 1984 sowie mit dem Kostendämpfungsergänzungsgesetz von 1981 erfolgt sind. Stichworte sind hier die Verschiebung der Rentenerhöhung um ein halbes Jahr in 1983, die mit einer Senkung des Rentenniveaus verbundene Aktualisierung der Rentenanpassung, die Heranziehung der Rentner zu den Krankenversicherungsbeiträgen, die Erschwerung des Zugangs zu Berufs- und Erwerbsunfähigkeitsrenten, die Verschärfung der Voraussetzungen für die Zahlung von Arbeitslosengeld, die Senkung der Arbeitslosengeld- und -hilfesätze für Arbeitslose ohne Kinder und der Leistungssätze bei beruflichen Bildungsmaßnahmen und beruflicher Rehabilitation, die Reduzierung der Rentenansprüche von Behinderten in geschützten Einrichtungen, der Wegfall der unentgeltlichen Beförderung von Schwerbehinderten im öffentlichen Nahverkehr, die Streichung des Mutterschaftsurlaubsgeldes, die Ausweitung der Selbstbeteiligung bei Arznei-, Heil- und Hilfsmitteln, Fahrtkosten, Krankenhausbehandlung und Kuraufenthalten, die Ausgrenzung der Bagatellarzneimittel aus der Erstattungspflicht der Krankenkassen, die Verlängerung der Wartezeit auf Wiederholungskuren und neue Brillen, die Erhebung von Beiträgen zur Renten- und Arbeitslosenversicherung vom Krankengeld, die verstärkte Einbeziehung von „Sonderzahlungen" (Weihnachts- und Urlaubsgeld z. B.) in die Abgabepflicht – ein eindrucksvoller, gleichwohl unvollständiger Katalog (Rolf Neuhaus: „Sozialstaatskrise und Dezentralisierungstendenzen in der Gesundheits- und Sozialpolitik", *Sozialer Fortschritt*, H. 8/1986).

Nach diesen grundsätzlichen Vorbemerkungen über soziale Risiken, die Möglichkeiten ihrer Absicherung und die Unsicherheiten im Bereich sozialer Leistungen soll sich die weitere Betrachtung nunmehr ganz auf das Gesundheitswesen konzentrieren.

Begriff „Gesundheit"

Weder im Gesetz „betreffend die Krankenversicherung der Arbeiter" vom 15. Juni 1883 noch in der Reichsversicherungsordnung (RVO) von 1911 werden die Begriffe Krankheit oder Gesundheit definiert – mit der Folge, daß die Bestimmung des Begriffs Krankheit seit mehr als 100 Jahren Sache der Rechtsprechung ist. So verstand man auf der Basis einer Entscheidung des Preußischen Oberverwaltungsgerichts vom 09. Juni 1902 bis in die 60er Jahre im wesentlichen als Krankheit im Sinne der Gesetzlichen Krankenversicherung (GKV) einen regelwidrigen Körper- oder Geisteszustand, der ärztlicher Behandlung bedarf oder – zugleich oder ausschließlich – Arbeitsunfähigkeit zur Folge hat. Seit Ende der 60er Jahre hat das Bundessozialgericht (BSG) den Krankheitsbegriff nach und nach so ausgeweitet (Krasney, O. E.: „Zum Krankheitsbegriff in der Entwicklung der gesetzlichen Krankenversicherung", *Zeitschrift für Sozialreform*, H. 7/1976), daß es schon 10 Jahre später dem Gesundheitsbegriff der Weltgesundheitsorganisation (WHO) aus dem Jahre 1946 (!) weitestgehend Rechnung trug:

Gesundheit ist der Zustand vollkommenen körperlichen, geistigen und sozialen Wohlbefindens und nicht allein das Fehlen von Krankheit und Gebrechen.

Ende 1986 – also 40 Jahre später – rückte die WHO in Kopenhagen von dieser Definition ab und will im Blick auf ihre auf das Jahr 2000 ausgerichtete Aktion in Europa „Gesundheit für alle" nunmehr unter Gesundheit folgendes verstehen:

Um einen Zustand volkommenen körperlichen, physischen und sozialen Wohlbefindens zu erreichen, müssen Individuen oder Gruppen in der Lage sein, Sehnsüchte zu identifizieren und zu realisieren, Notwendigkeiten zu befriedigen und die Umwelt zu verändern oder mit der Umwelt zu leben. Gesundheit ist damit eine Voraussetzung für das tägliche Leben, nicht das Ziel unseres Daseins. Gesundheit ist ein positives Konzept, das sowohl soziale und individuelle Bedingungen als auch körperliche Gesundheit zur Voraussetzung hat. Aus diesem Grund liegt die Förderung der Gesundheit nicht allein in der Zuständigkeit des Gesundheitswesens, sondern führt über eine gesunde Lebensführung hinaus zum allgemeinen Wohlbefinden (Ottawa Charta für Gesundheitsförderung 1986).

Nüchterner, zurückhaltender, aber realistischer ist demgegenüber die Definition des Deutschen Ärztetages 1973:

Gesundheit ist nicht eine exakt beschreibbare Qualität. Der Mensch kann sich mehr oder weniger wohlfühlen. Er kann sich trotz objektiv nicht – oder noch nicht – krankhafter Befunde subjektiv nicht gesund fühlen. Hier gibt es ein weites Feld fließender Übergänge, eine „graue Zone" zwischen Gesundheit und Krankheit. Nicht zuletzt aus diesen Gründen ist es bisher nicht gelungen, eine allseits befriedigende Definition des Begriffs „Gesundheit" zu geben.

Noch offener wird von ärztlicher Seite (z.B. Wolfgang *Gerok*) in jüngerer Zeit gefordert, die aktive Mitverantwortung des Patienten bei der Definition des Begriffs Gesundheit stärker zu betonen in dem Sinne, daß vom Patienten auch die Kraft zu erwarten sei, „mit Störungen zu leben, die einen gewissen Grad nicht überschreiten". Und da Gesundheit unter den Lebensbereichen für das eigene Wohlbefinden bekanntlich unangefochten an erster Stelle steht und durch das eigene Verhalten entscheidend mitbestimmt wird, erscheint dieses Postulat nicht ungerechtfertigt. Gesundheit ist also kein statisches Moment, kein Zustand, sondern muß dynamisch stets neu aufgebaut werden, und zwar ein ganzes Leben lang.

Gesundheitswesen

Die Definition des Gesundheitswesens ist an den Verhältnissen in der Bundesrepublik Deutschland orientiert und versucht, der Realität so weit wie möglich gerecht zu werden:

Unter *Gesundheitswesen im engeren Sinne* soll die Gesamtheit der Einrichtungen, Personen, Berufe, Sachmittel, normativen Regelungen und Maßnahmen verstanden werden, die in erster Linie das Ziel verfolgen, die Gesundheit der Bevölkerung zu erhalten, zu fördern, herzustellen oder wiederherzustellen.

Es umfaßt den ganzen Komplex der *professionellen* medizinischen und gesundheitsbezogenen Leistungsbereiche.

Insbesondere sind hier zu nennen:

- gesetzliche Vorschriften und Rechtsverordnungen, Rechtssetzung durch höchstrichterliche Rechtsprechung, satzungsrechtliche Bestimmungen der Selbstverwaltungsorgane in der GKV;

- die gesetzliche und private Krankenversicherung;
- Ärzte, Zahnärzte, Apotheker sowie deren Kammern und Vereinigungen;
- nichtärztliche Heilberufe, Heilpraktiker, nichtärztliche Psychotherapeuten;
- Einrichtungen der ambulanten, semistationären und stationären Versorgung (ärztliche und nichtärztliche Praxen, Polikliniken, Sozialstationen, Krankenhäuser u.a.);
- Öffentlicher Gesundheitsdienst;
- Arzneimittelhersteller, -großhandel, Apotheken;
- supra- und internationale Regelungen und Einrichtungen.

Das *Gesundheitswesen im weiteren Sinne* schließt jene medizinischen Leistungen mit ein, die im Rahmen des *Laien*systems erbracht werden. Von Bedeutung sind hier v.a. die gesundheitsbezogenen Leistungen im familiären Bereich.

Ebenso berücksichtigt diese weitgefaßte Begriffsbestimmung die gesundheitsrelevanten Aktivitäten von Selbsthilfegruppen im Gesundheitswesen (Deutsche Rheuma-Liga, Deutsche Krebshilfe, Anonyme Alkoholiker u.a.).

1 Rechtliche Grundlagen

Im wesentlichen wird der Rechtsrahmen für unser Gesundheitswesen gezogen durch Gesetzgebung und Rechtsverordnungen, durch die Rechtsprechung und durch das Satzungsrecht (vgl. Abb. 1).

Wie die anderen Bereiche der sozialen Sicherung muß sich auch das Gesundheitswesen an den Normen des Grundgesetzes (GG) ausrichten. So regelt z.B. Art. 74 GG die Zuständigkeits- und Organisationsnormen für Bund und Länder im Rahmen der konkurrierenden Gesetzgebung. Nach Art. 74 Nr. 19 und 19a ist der Bund zuständig für Maßnahmen gegen gemeingefährliche und übertragbare Krankheiten, für die Zulassung zu ärztlichen und anderen Heilberufen und zum Heilgewerbe sowie für die wirtschaftliche Sicherung der Krankenhäuser mit der Regelung der Krankenhauspflegesätze. Daraus resultierende Gesetze sind etwa die Bundesärzteordnung, das Zahnheilkundegesetz, die Bundesapothekerordnung, das Krankenpflegegesetz, das Gesetz über technische Assistenten in der Medizin, das Arzneimittelgesetz, das Gesetz über das Apothekerwesen, das Betäubungsmittelgesetz, mehrere Krankenhausgesetze und die Bundespflegesatzverordnung. Ferner ist der Bund zuständig für die Reichsversicherungsordnung (RVO), in der u.a. die Gesetzliche Krankenversicherung und das Kassenarztrecht geregelt sind. Schließlich darf auch die Bundesverantwortung für den sehr weit zu sehenden „Ordnungsrahmen" unseres Gesundheitswesens etwa in den Bereichen einheitlicher Gebührenordnungen für Ärzte und Zahnärzte oder der „Konzertierten Aktion im Gesundheitswesen" nicht unerwähnt bleiben.

Im Krankenhausbereich z.B. gibt es aber auch Krankenhausgesetze der Länder; grundsätzlich ist das Gesundheitswesen nämlich Ländersache, die daher u.a. auch die für unser Gesundheitswesen so wichtigen Heilberufsgesetze erlassen haben.

Wachsende Bedeutung kam in den letzten 2 Jahrzehnten der Rechtsprechung der Sozialgerichte insbesondere deshalb zu, weil sie die Tendenz in der Gesetzgebung zu einer ständigen Ausweitung des Leistungsangebots mit rechtschöpfender Wirkung stark unterstützte, ohne Rücksichten auf irgendwelche Orientierungsdaten zu nehmen (vgl. Abb. 3) oder öffentlichen Kontrollen wie der Gesetzgeber unterworfen zu sein. Zu Recht hat Kurt *Friede*, der ehemalige Geschäftsführer des Bundesverbandes der Betriebskrankenkassen, die Sozialgerichte 1986 in einem Vortrag ermahnt: „Behalten Sie auch die finanziellen Auswirkungen Ihrer Rechtsprechung stets im Auge!" (*Die Sozialgerichtsbarkeit*, H. 12/1986, S. 489). Solche Appelle sind aber nicht ausreichend; es ist zu prüfen, ob die Sozialgerichte zur Beachtung bestimmter Orientierungsdaten, wie sie in Abb. 3 angedeutet sind, nicht verpflichtet werden könnten.

Die 3. Quelle für zusätzliche Leistungen im Gesundheitswesen stellt neben Gesetzgebung und Rechtsprechung das Satzungsrecht der Selbstverwaltung in

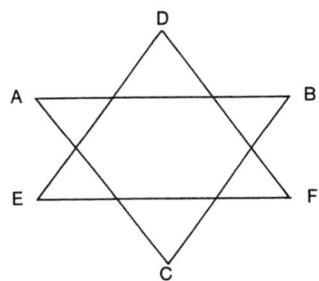

Abb. 3 Mögliche Orientierungsdaten bei Einführung neuer Leistungen im Gesundheitswesen (*A* Eigenvorsorgeniveau, *B* Beitragssatzniveau, *C* Versorgungsniveau (Effektivität der Versorgung mit Gesundheitsleistungen), *D* Kostenniveau, *E* Ärzteeinkommensniveau, *F* Volkswirtschaftliches Einkommensniveau)

[*Quelle:* Buchholz E. H.: „Krankenversicherung (ohne Kassenarzt- und Verbänderecht)." In: Deutscher Sozialgerichtsverband (Hrsg.) *Sozialrechtsprechung. Verantwortung für den sozialen Rechtsstaat. Festschrift zum 25 jährigen Bestehen des Bundessozialgerichts.* Köln 1978, S. 248]

der Gesetzlichen Krankenversicherung dar, die aber für den gesamten Leistungsrahmen im Vergleich zu den Anfängen der GKV heute kaum mehr ins Gewicht fällt.

Stark an Gewicht gewonnen hat dagegen das Vertragsrecht im Rechtsgefüge unseres Gesundheitswesens. Unter dem Zwang der Kostendämpfung und den damit verbundenen Interventionsdrohungen des Gesetzgebers hat sich insbesondere zwischen den Ärzten als Leistungserbringern und den Krankenkassen als Kostenträgern die Praxis durchgesetzt, so viel wie möglich unter den Vertragsparteien im Wege der Vereinbarung zu regeln. Die damit gewonnenen positiven Erfahrungen lassen die Probleme in jenen Leistungsbereichen, wo vorhandenes Vertragsrecht noch nicht konsequent genutzt wird – wie zwischen Krankenkassen und Krankenhäusern –, oder wo ein vergleichbares Vertragsrecht (noch) nicht zur Verfügung steht – wie zwischen Krankenkassen und Pharmaindustrie – immer deutlicher zutage treten und provozieren neuen Handlungsbedarf des Gesetzgebers.

Der Vollständigkeit halber sei noch erwähnt, daß zu den rechtlichen Grundlagen unseres Gesundheitswesens auch die (natürlich sehr wichtige) Verfassungsrechtsprechung zählt, ebenso die Verwaltungsanordnungen und Erlasse, die Richtlinien (z. B. der Bewertungsausschüsse, der Ausschüsse „Ärzte – Krankenkassen" oder der Spitzenverbände der GKV) und sogar die Geschäftsbedingungen, wie sie etwa im Bereich der Privaten Krankenversicherung Anwendung finden.

Sinn und Zweck aller rechtlich relevanten Regelungen eines Gesundheitswesens bestehen darin, die gesundheitliche Versorgung der Bevölkerung sicherzustellen: in Vorsorge und Früherkennung, Diagnostik, Therapie und Rehabilitation.

2 Versorgungseinrichtungen

Die Versorgungseinrichtungen unseres Gesundheitswesens bestehen aus dem Öffentlichen Gesundheitsdienst und aus Einrichtungen, die teils privat-, teils öffentlich-rechtlicher Art sind und sich in die 3 großen „Säulen" ambulante Versorgung, stationäre Versorgung und Arzneimittelversorgung integrieren lassen (vgl. Abb. 1).

2.1 Öffentlicher Gesundheitsdienst

Als „Öffentlicher Gesundheitsdienst" werden die Gesundheitsbehörden des Bundes, der Länder, der Bezirksregierungen und die ihnen beigeordneten und unterstellten medizinischen Hilfsinstitutionen, ferner die staatlichen und kommunalen Gesundheitsämter zusammengefaßt. Der organisatorische Aufbau des Öffentlichen Gesundheitsdienstes ist in Abb. 4 übersichtlich dargestellt.

Wahrgenommen wird der Öffentliche Gesundheitsdienst schwerpunktmäßig von den staatlichen oder kommunalen Gesundheitsämtern, die im Gebiet der Bundesrepublik Deutschland seit dem Gesetz zur Vereinheitlichung des Gesundheitswesens von 1934 in sämtlichen Stadt- und Landkreisen bestehen. Über ihre ursprünglichen gesundheitspolizeilichen Aufgaben, der Bekämpfung übertragbarer Krankheiten, der Aufsicht über Medizinalpersonen und der Überwachung der allgemeinen Hygiene sind die Gesundheitsämter heute weit hinausgewachsen, wie Umfang und Struktur ihrer Aufgabenbereiche in Abb. 5 verdeutlichen.

Zu den wichtigsten Aufgaben der Gesundheitsämter zählt nach wie vor der Gesundheitsschutz – und dabei insbesondere die Schutzimpfung. Nach § 14 Abs. 4 Bundesseuchengesetz (BSeuchG) können die obersten Landesgesundheitsbehörden bestimmen, daß die Gesundheitsämter in öffentlichen Terminen unentgeltliche Schutzimpfungen gegen bestimmte übertragbare Krankheiten durchführen. Die Kosten hierfür sind nach § 62 Abs. 1 BSeuchG aus öffentlichen Mitteln zu bestreiten, soweit nicht aufgrund anderweitiger gesetzlicher Vorschriften oder aufgrund Vertrages Dritte zur Kostentragung verpflichtet sind.

Von der Möglichkeit, in öffentlichen Terminen unentgeltliche Schutzimpfungen selbst gegen die hauptsächlichsten übertragbaren Krankheiten durchzuführen, machen die Gesundheitsämter jedoch nicht überall in wünschenswertem Maße Gebrauch. Diese unbefriedigende Situation hat dazu geführt, daß die meisten Krankenkassen im Interesse ihrer Versicherten die Kosten für vorbeugende Schutzimpfungen übernehmen, wenn ein anderer Kostenträger hierfür nicht in Betracht kommt.

Obere Verwaltungsebene

a) im Bund

| Gesundheitsausschuß des Bundestages | Bundesgesundheitsministerium | Bundesgesundheitsrat |

Bundesgesundheitsamt

Von anderen Ministerien und Ämtern wahrgenommene Aufgaben des Gesundheitswesens: Arbeitsschutz, Strahlenschutz, Wasserwirtschaft, Jugendpflege und Leibesübungen, Tierseuchenbekämpfung, Kontrolle der Nahrungsmittel, San.-Dienste der Bundeswehr und im zivilen Bevölkerungsschutz, Bevölkerungs- und Gesundheitsstatistik, Sozialversicherung, Sozialhilfe.

b) in den Ländern

| Gesundheitsausschuß des Landtages | Gesundheitsministerien bzw. Gesundh.-Abteilungen der Länder | Landesgesundheitsbeirat |

Von anderen Ministerien und Ämtern wahrgenommene Aufgaben des Gesundheitswesens: wie oben

Mittlere Verwaltungsebene

(Gesundheitsbehörden in den Regierugnsbezirken sind in Abhängigkeit vom Verwaltungsaufbau in einem Teil der Bundesländer nicht vorhanden. Die betr. Aufgaben werden in diesen Fällen von den Landesgesundheitsministerien (bzw.) -ämtern mit wahrgenommen.)

- Lebensmittelchem. und Veterinär-Untersuchungsämter
- Medizinalabteilungen bei den Regierungspräsidenten
- Landeskrankenhäuser und Heime
- Medizinal-Untersuchungsämter
- Landesgewerbeärzte
- Landes- oder Bezirks-Jugendämer
- Landes- oder Bezirks-Sozialämter
- Wasserwirtschafts-Behörden
- Gewerbeaufsichtsämter

Untere Verwaltungsebene

(Gesundheitsbehörden in den Stadt- und Landeskreisen

Gesundheitsämer

| Sozialämter | Heime | Kommunale Krankenanstalten | Jugend- und Sportämter |

Abb. 4. Organisation des Öffentlichen Gesundheitsdienstes

[*Quelle:* Gärtner, H., Das Gesundheitswesen im modernen Staat, in: Gärtner, H., Reploh, H. (Hrsg.) *Lehrbuch der Hygiene. Präventive Medizin*, 2. Aufl., Stuttgart 1969, S. 19]

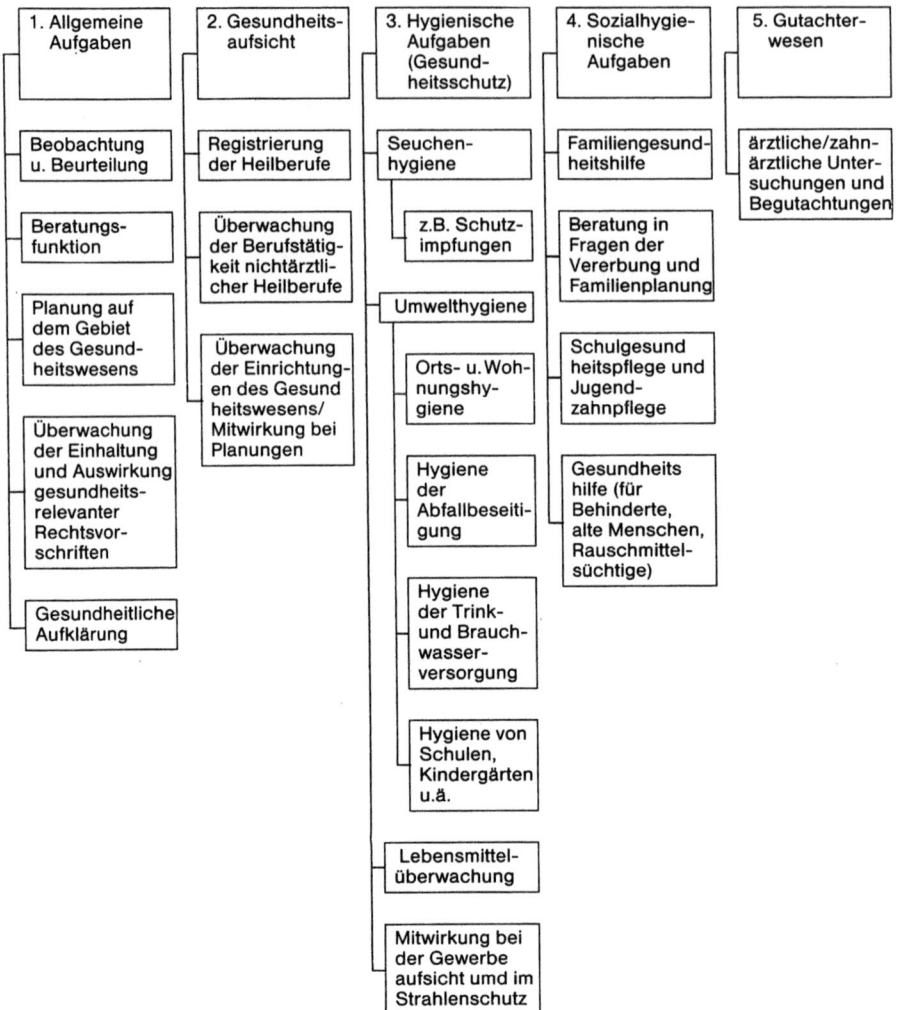

Abb. 5. Aufgabenbereiche der Gesundheitsämter

[*Quelle:* Hopf, E.J./Moritzen, P.: *Öffentliches Gesundheitswesen, Strukturanalyse des Gesundheitswesens in Schleswig-Holstein*, Bd. 3, Kiel 1978, S. 67f.]

Eine Kostenübernahme durch die Krankenkasse kann allerdings nur dann erfolgen, wenn diese eine entsprechende Regelung in der Satzung getroffen hat (vgl. § 187 Abs. 1 Satz 1 Nr. 2 RVO).

In fast allen Bundesländern haben die dortigen Landesverbände der Krankenkassen mit den zuständigen Kassenärztlichen Vereinigungen Rahmenverträge geschlossen, die eine Übernahme der Kosten für Schutzimpfungen durch die Krankenkassen vorsehen. Nach diesen Verträgen hat der Versicherte die Möglichkeit, sich gegen bestimmte Infektionskrankheiten (z. B. Diphterie, Virus-B-Hepatitis, Influenza, Keuchhusten, Kinderlähmung, Masern, Mumps, Röteln,

Tuberkulose, Wundstarrkrampf) vom Hausarzt impfen zu lassen. Seinen Anspruch weist der Versicherte durch Übergabe eines Krankenscheines nach. Die Ersatzkassenverbände und die Kassenärztliche Bundesvereinigung haben seit 1984 ebenfalls eine Vereinbarung zur „Durchführung von aktiven Schutzimpfungen gegen im Inland übliche übertragbare Krankheiten im Rahmen der vertragsärztlichen Versorgung."

Solche Ersatzmaßnahmen der Krankenkassen und Ärzte hängen aber von der freiwilligen Teilnahme der Versicherten ab und bergen daher stets die ernste Gefahr eines relativ großen Ansteckungspotentials in der nicht geimpften Bevölkerung. Deshalb ist es mit Klagen des Bundesgesundheitsministeriums über mangelhafte Impfquoten und zunehmende Impfmüdigkeit nicht getan, wenn es auf den wirksamen Impfschutz der *ganzen* Bevölkerung ankommt (Pflichtschutzimpfung). Und deshalb eignen sich die meisten der dem Gesundheitswesen zuzurechnenden Aufgaben im „Privatisierungskatalog" des Bundesverbandes Freier Berufe auch nicht für eine (totale) Privatisierung (z. B. des Jugendärztlichen Dienstes, der Verkehrstauglichkeitsuntersuchungen, im Adoptions- und Pflegekinderwesen, im Drogen- und Suchtbereich, der Schutzimpfungen, der Reihenuntersuchungen oder der zahnmedizinischen Prophylaxe), wenn auch durch die unverantwortlichen Unterlassungen staatlicher Träger des

Tabelle 2. Gesundheitsämter und Personal in Gesundheitsämtern nach ausgewählten Fachrichtungen

	Zahl der Gesundheitsämter	Ärzte[a]	Zahn- ärzte[b]	Gesundheits- aufseher	Sozial- arbeiter
1960	502	4335	2305	938[c]	4347
1970	493	4905	2474	795	4026
1975	341	2473	1358	904	2660
1977	337	4166	1704	905	2498
1982	320	4058	1897	1002	2491
1983[d]	315	3879	2023	963	2437

[a] Bis 1976 nur hauptamtliche Ärzte, ab 1977 haupt- und nebenberufliche Ärzte.
[b] Haupt- und nebenamtliche Zahnärzte.
[c] Enthalten ist die Zahl der Desinfektoren.
[d] Ohne Saarland.
[*Quelle: Daten des Gesundheitswesens*, Ausgabe 1985, (Hrsg. BMJFG), S. 240]

Kommentar:
Von 1970 bis 1975 ging die Gesamtzahl der hauptamtlichen Ärzte um rund 50%, der hauptamtlichen Zahnärzte um rund 45% zurück.

Danach ist wieder ein Anstieg zu verzeichnen, wobei im zahlenmäßig günstigsten Jahr 1977 bei den Ärzten der Stand von 1970 immer noch um 15% unterschritten wurde. 1983 waren zwar 57% mehr Ärzte in Gesundheitsämtern beschäftigt als 1975, aber immerhin 21% weniger als 1970.

Darüber hinaus ist anzumerken, daß am 31.12.1983 von den 3879 Ärzten 42% und von den 2023 Zahnärzten 85% nebenamtlich tätig waren.

Bei den hauptamtlichen Ärzten lag der Anteil derjenigen mit staatsärztlicher Prüfung bei nur 35,7%.

Am 31.12.1983 bestanden in den Ländern der Bundesrepublik Deutschland (ohne Saarland)
– 154 Gesundheitsämter als staatliche Sonderbehörden,
– 161 Gesundheitsämter als kommunale Einrichtungen, d. h. als Ämter der Bezirks-, Kreis- und Stadtverwaltungen.

Öffentlichen Gesundheitsdienstes seit Jahren eine „schleichende Privatisierung" im Gange ist, die trotz gravierender Entlastung öffentlicher Haushalte ständig wachsende Gesundheitsrisiken im Gefolge hat, so daß Fachleute zu Recht von „tickenden Zeitbomben" sprechen.

Als Hauptursache für diese Entwicklung wird meist der Mangel an finanziellen Mitteln und an Fachpersonal genannt (vgl. Tabelle 2). Und da die Hoffnung, daß hier mittelfristig entscheidende Änderungen eintreten könnten, offenbar gering ist, hat nicht nur der Bundesverband Freier Berufe „Möglichkeiten einer verstärkten Verlagerung öffentlicher Dienstleistungen auf freiberuflich Tätige" untersuchen lassen (1983), sondern auch die Landtage von Rheinland-Pfalz (1983) und Baden-Württemberg (1984). Um so mehr muß es da überraschen, daß Untersuchungen über Umfang und Struktur der mit der „schleichenden Privatisierung" einhergehenden *Kosten*verlagerung weder bei den Spitzenverbänden der Krankenkassen angestellt wurden noch bei den dafür zuständigen Verbänden und Einrichtungen der Wirtschaft.

2.2 Ambulante ärztliche Versorgung

Im System der allgemeinen Gesundheitsversorgung der Bevölkerung in der Bundesrepublik Deutschland kommt der ambulanten Versorgung – in Abb. 6 gekennzeichnet durch das „Viereicksverhältnis" Ärzte/Kassenmitglieder/Krankenkassen/Kassenärztliche Vereinigungen – zentrale Bedeutung zu.

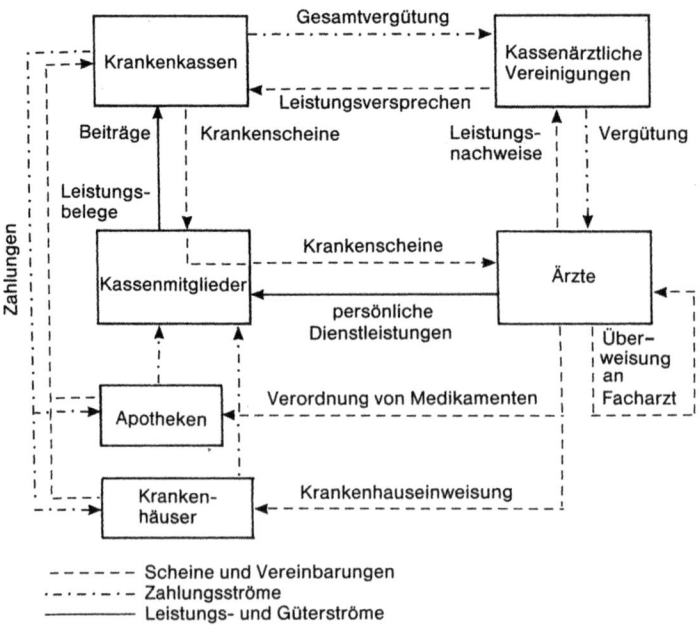

Abb. 6. Das System der ambulanten und stationären Gesundheitsversorgung in der Bundesrepublik Deutschland

[*Quelle:* Lampert, H.; *Lehrbuch der Sozialpolitik*, Berlin/Heidelberg, 1985, S. 160]

Unter ambulanter (ärztlicher *und* zahnärztlicher) Versorgung soll der Teil der medizinischen Versorgung verstanden werden, „der erfolgen kann, ohne daß der Betroffene zeitweise aus seinem Wohnbereich herausgelöst werden muß. Er kann zur Diagnostik und/oder Therapie entweder eine Einrichtung aufsuchen, oder er wird bei Bettlägerigkeit zuhause versorgt" (Rosenberg, P.: *Möglichkeiten der Reform des Gesundheitswesens in der Bundesrepublik Deutschland*. Göttingen, 1975). Die Maßnahmen der ambulanten Versorgung werden größtenteils von Ärzten einschließlich deren Hilfspersonal erbracht, wobei es sich überwiegend um niedergelassene Ärzte handelt, von denen wiederum der größte Teil Kassenärzte sind.

Die Zulassung als Kassenarzt erfolgt durch den von Vertretern der Kassenärztlichen Vereinigungen (KVen) und der Landesverbände der Krankenkassen paritätisch besetzten Zulassungsausschuß. Voraussetzungen für die Zulassung sind die Approbation als Arzt und die Eintragung in das Arztregister der Kassenärztlichen Vereinigung nach Ableistung der Vorbereitungszeit. An der kassenärztlichen Versorgung können ferner auch Ärzte oder ärztlich geleitete Einrichtungen von Kassenärztlichen Vereinigungen beteiligt oder ermächtigt werden.

§ 368 Abs. 1 RVO gibt den Trägern der GKV und den KVen den gesetzlichen Auftrag zur Sicherstellung der ambulanten Versorgung: „Ärzte, Zahnärzte und

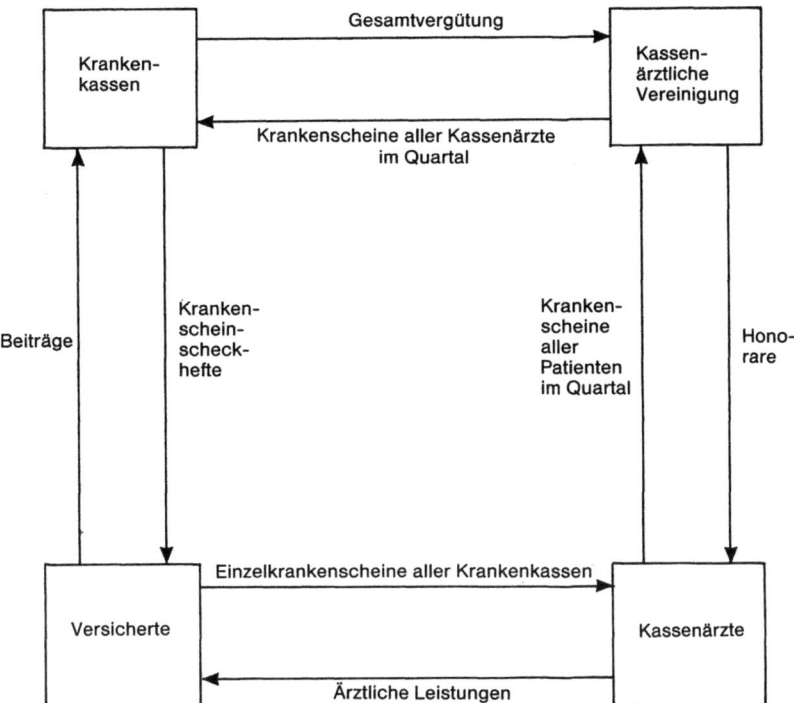

Abb. 7. System der kassenärztlichen Versorgung (Vierecksverhältnis)

[*Quelle:* Kruse, O.: *Strukturanalyse der kassenärztlichen Versorgung*. Kiel 1977]

Krankenkassen ... wirken zur Sicherstellung der ärztlichen Versorgung der Versicherten und ihrer Angehörigen (kassenärztliche Versorgung) zusammen." Nach § 368n Abs.1 RVO haben die KVen und die Kassenärztliche Bundesvereinigung (KBV) die „den Krankenkassen obliegende ärztliche Versorgung sicherzustellen und den Krankenkassen und ihren Verbänden gegenüber die Gewähr dafür zu übernehmen, daß die kassenärztliche Versorgung den gesetzlichen und vertraglichen Erfordernissen entspricht. Die Vereinigungen haben die Rechte der Kassenärzte gegenüber den Krankenkassen wahrzunehmen. Sie haben die Erfüllung der den Kassenärzten obliegenden Pflichten zu überwachen ..." Zu den Maßnahmen der ambulanten Versorgung zählen neben Diagnostik und Therapie auch Vorsorge und Früherkennung. Im einzelnen werden die Leistungen der Ärzte und deren Vergütung in Verträgen zwischen den Kassenärztlichen Vereinigungen und den Landesverbänden der Krankenkassen geregelt, wobei etwaige Empfehlungen der Konzertierten Aktion im Gesundheitswesen zu berücksichtigen sind. Abbildung 7 veranschaulicht wie das System der kassenärztlichen Versorgung in der Realität abläuft:

Der Versicherte erhält für seine Beiträge von seiner Krankenkasse Krankenscheinhefte. Gegen Abgabe eines Krankenscheins („Behandlungsausweis") wird der Versicherte vom Kassenarzt medizinisch behandelt („Sachleistung") oder zur Krankenhauspflege überwiesen. Auf diesen Krankenscheinen vermerken die Kassenärzte alle den jeweiligen Versicherten erbrachten Einzelleistungen eines Quartals und reichen sie weiter an ihre zuständige Kassenärztliche Vereinigung. Diese leitet die Krankenscheine aller ihrer Kassenärzte weiter an die Krankenkassen und erhält von ihnen eine Gesamtvergütung, die sie nach einem eigenen Honorarverteilungsmaßstab auf die Kassenärzte verteilt. Der diesem Regelkreis zugrundeliegenden Rechtsrahmen ist in Abb.8 dargestellt.

Da in der Bundesrepublik Deutschland ca. 92% der Bevölkerung Mitglieder der GKV sind und die Vergütung der ärztlichen Leistungen nach dem Einzelleistungssystem erfolgt, in dem der Arzt selbst Menge und Art der Leistungen bestimmt, kam es 1960–1983 zu der in den Tabellen 3 und 4 aufgezeigten Zunahme des Angebots für die ärztliche und zahnärztliche Versorgung bei entsprechender Abnahme der Arztdichte (Tabelle 5). Dennoch ist bemerkenswert, daß im Zeitraum 1970–1984 die Ausgaben für ärztliche Behandlung (1970=100) im Vergleich zu anderen wichtigen Ausgabenblöcken der Krankenkassen am wenigsten zunahmen (Arnold, M.: *Medizin zwischen Kostendämpfung und Fortschritt*. Stuttgart, 1986, S.42):

    ambulante ärztliche Behandlung: 347,
    Zahnärztliche Behandlung: 384,
    Zahnersatz: 886,
    Arznei-, Hilfs- und Heilmittel: 368,
    stationäre Behandlung: 553.

Angesichts dieser Entwicklung ist es verständlich, wenn die Kassenärzte es beklagen, daß die Beiträge anderer wichtiger Sektoren zur Kostendämpfung im Gesundheitswesen so weit hinter ihren zurückstehen. Andererseits sind die Krankenkassen insbesondere über das ständige Wachstum des Ärzteangebots („Ärzteschwemme") besorgt und um die damit einhergehende starke Zunahme

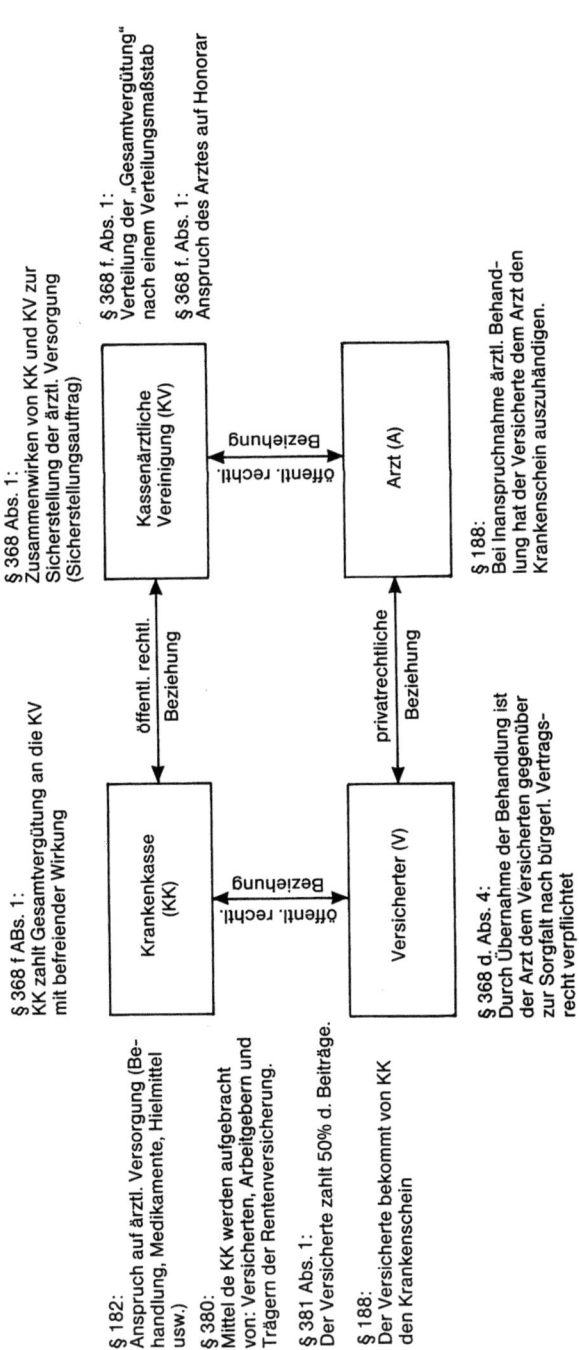

Abb. 8. Rechtliche Grundstruktur der GKV

[*Quelle*: Bundesverband der Ortskrankenkassen (Hrsg.): *System der sozialen Sicherung*, Frankfurt am Main, o.J., S. 53]

Tabelle 3. Veränderungen des Ärzteangebotes (1960–1983)

	Veränderungen in %	
	1960–1970	1970–1983
Ärzte insgesamt	+25,6	+48,0
Niedergelassene Ärzte	+ 3,1	+28,5
– Ärzte für Allgemeinmedizin	– 6,8	+ 4,2
– Fachärzte	+18,4	+58,3
Krankenhausärzte	+50,7	+68,0
– Hauptamtliche Ärzte	+70,7	+79,1

[*Quelle: Daten des Gesundheitswesens*, Ausgabe 1985, (Hrsg.) BMJFG), S. 231; eigene Berechnungen]

Tabelle 4. a) *Ärztliche und zahnärztliche Versorgung*

Jahr	Ärzte – insgesamt	– in freier Praxis [%]	– hauptamtlich im Krankenhaus [%]	– in Verwaltung und Forschung [%]
1960	79 350	62,0	28,0	9,4
1970	99 654	50,9	38,8	10,3
1983[a]	147 467	44,2	46,9	8,8

b) *Berufstätige Ärzte in freier Praxis*

Jahr	Ärzte insgesamt	Ärzte für All- gemeinmedizin [%]	Fachärzte [%]
1960	49 225	61,0	39,0
1970	50 731	55,0	44,8
1983[a]	65 198	44,8	55,2

c) *Zahnärzte*

1960	32 509
1970	31 175
1983[a]	33 713

[a] Ohne Saarland.
[*Quelle: Daten des Gesundheitswesens*, Ausgabe 1985, (Hrsg.) BMJFG), S. 229, S. 231 und S. 264; eigene Berechnungen]

Tabelle 5. Arztdichte (Einwohner/Arzt)

	1960	1970	1983
Ärzte insgesamt	703	612	409
Niedergelassene Ärzte	1133	1202	924
– Ärzte für Allgemeinmedizin	1858	2178	2064
– Fachärzte	2905	2682	1673
Krankenhausärzte (hauptamtliche)	2463	1577	885

[*Quelle: Daten des Gesundheitswesens*, Ausgabe 1985, (Hrsg. BMJFG), S. 229 und S. 231; eigene Berechnungen]

der Fachärzte (vgl. Tabellen 3–5) mit hohen Fallzahlen und Ausgaben je Fall. Auch die immer noch zu hohe Bewertung technischer im Verhältnis zu den ärztlichen Leistungen wird – übrigens auch von den KVen – als korrekturbedürftig erachtet; inwieweit es gelang, in dem noch 1987 in Kraft tretenden neuen „Einheitlichen Bewertungsmaßstab" (EBM) solche Strukturmängel im Vergütungssystem kassenärztlicher Leistungen wirksam zu beseitigen, bleibt abzuwarten. Von großem Gewicht sind die vorgenommenen Umstrukturierungen deshalb, weil sie nicht nur auf die Leistungen der Fachärzte gerichtet sind, sondern auch Fehlsteuerungen begegnen können, die bis in das Medizinstudium zurückreichen.

Weitere aktuelle Probleme, deren sich die gemeinsame Selbstverwaltung der KVen und Krankenkassenverbände zur Verbesserung der ambulanten Versorgung anzunehmen hat, können hier nur stichwortartig aufgezählt werden (ohne Anspruch auf Vollständigkeit oder Gewichtung in der Reihenfolge ihrer Nennung):

– zu häufige Arzt-Patienten-Kontakte,
– Verordnungsverhalten (Verschreibungen, Überweisungen),
– weitere Reduzierung der „Apparatemedizin"/Aufwertung der ärztlichen Leistungen,
– Überversorgung mit teuren Großgeräten,
– Verhältnis ambulante/stationäre Versorgung (vorstationäre Diagnostik, poststationäre Behandlung),
– Überprüfung des Vergütungssystems (zu viele Einzelleistungen?),
– Beachtung des Gebots der Wirtschaftlichkeit ärztlicher Leistungen gemäß § 368e RVO (zweckmäßig, notwendig, wirtschaftlich, ausreichend),
– Beschränkung der Leistungen je Fall (Fallwerte),
– bessere Vorbereitung auf die Kassenarzttätigkeit,
– Verhinderung von Abrechnungsmanipulationen.

Ein ähnlicher Katalog anstehender Korrekturen durch die gemeinsame Selbstverwaltung (oder den Gesetzgeber) läßt sich auch für die kassen*zahnärztliche* Versorgung aufstellen. Vorauszuschicken ist jedoch, daß die Sachleistung in der kassenzahnärztlichen Behandlung auch durch direkte Selbstbeteiligungen der Versicherten ergänzt wird, und zwar bei der Kieferorthopädie und beim Zahnersatz. Zwar wurden beide Versorgungsbereiche durch Entscheidungen des Bundessozialgerichts von 1972 (Kieferorthopädie) und 1974 (Prothetik) zu Sachleistungen erklärt, doch wurde die Selbstbeteiligung später vom Gesetzgeber wieder eingeführt: 20% bei kieferorthopädischer Behandlung durch das Krankenversicherungskostendämpfungsgesetz von 1977 und 40% der Material- und Laborkosten bei Zahnersatz durch das Krankenversicherungsergänzungsgesetz von 1981. Insofern spielt daher die Gebührenordnung für Zahnärzte (GOZ) auch für Mitglieder der GKV eine Rolle, denn § 182c Abs. 5 RVO erlaubt die sog. Abdingung von der Kassenleistung und damit die Anwendung privatrechtlicher Honorare nach der GOZ. Die Struktur dieser (seit 1965 gültigen) GOZ hat der Bundesminister für Arbeit und Sozialordnung im Juli 1987 zu Lasten der kieferorthopädischen und zahntechnischen und zugunsten der zahnerhaltenden Leistungen geändert, wogegen die Zahnärzte mit einem bundesweiten Behandlungsstreik protestierten.

Der 1985 vom Bundesminister für Arbeit und Sozialordnung berufene „Sachverständigenrat für die Konzertierte Aktion im Gesundheitswesen" legte 1987 sein erstes Jahresgutachten über „Medizinische und ökonomische Orientierung" vor und unterbreitet darin auch Vorschläge zur Weiterentwicklung der zahnmedizinischen Versorgung, aus denen folgende Stichworte entnommen sind:

- Verbesserung der Gesundheitsberatung und Prophylaxe (Gesundheitserziehung, Ernährungsverhalten, Ausbau der jugendzahnärztlichen Dienste, Einführung von Bonuslösungen für Jugendliche u. a.),
- Harmonisierung des Bewertungsmaßstabes (Bema) für zahnärztliche Leistungen (weiterer Abbau der Überhonorierung prothetischer und kieferorthopädischer Leistungen zugunsten prophylaktischer und konservierend-chirurgischer Leistungen durch Vereinbarungen der gemeinsamen Selbstverwaltung),
- entsprechende Bewertungskorrekturen in der GOZ,
- effektivere Qualitätssicherung und Wirtschaftlichkeitsprüfung (Erarbeitung und Verabschiedung qualitätssichernder Richtlinien, qualitätsbezogene Auswertung gespeicherter Daten, effektivere Vorprüfung und Auswertung der Heil- und Kostenpläne durch die Krankenkassen, Einrichtung zahnmedizinischer Beratungsstellen für Versicherte),
- Preiswettbewerb bei zahntechnischen Leistungen (Vereinbarung eines Bema für zahntechnische Leistungen, Preistransparenz auch der Praxislabors),
- verbesserte Abgrenzung von Kassen- und Privatpraxis (keine Kompensierung von Einnahmeausfällen durch Abdingungen nach § 182 c Abs. 5 RVO zu Lasten der Versicherten – ggf. durch entsprechende Änderung der RVO).

Mit diesen – und anderen – Maßnahmen sollen die Kosten für die zahnärztliche Versorgung gesenkt, die Wirtschaftlichkeit der Behandlung verbessert, der Zahnerhaltung der Vorrang vor dem Zahnersatz und Anreize für die (zahn)gesundheitsbewußte Selbstvorsorge der Versicherten gegeben werden.

2.3 Ambulante nichtärztliche Versorgung

Zur ambulanten nichtärztlichen Versorgung zählen jene Einrichtungen, Leistungen und Leistungserbringer, die zur Behandlung oder Versorgung kranker Menschen außerhalb der ambulanten ärztlichen und zahnärztlichen Versorgung beitragen, und zwar unabhängig davon, ob die Leistungserbringer selbständig sind oder nicht. Im wesentlichen zählen dazu die Praxen der Heilpraktiker, Hebammen, Krankengymnasten, Masseure usw., die Gewerbebetriebe der Heilhandwerker, die sich manchmal auch gerne Angehörige der „Gesundheitsfachberufe" nennen, und die Sozialstationen (vgl. Abb. 1). Grundlage dieser zusätzlichen Angebote zur gesundheitlichen Versorgung der Bevölkerung sind auch hier gesetzliche Regelungen.

Obwohl die Krankenkassen die Behandlung durch Heilpraktiker nicht bezahlen, die Versicherten also aus eigener Tasche dafür aufkommen müssen, ist der Trend zur Naturheilkunde so stark, daß die Zahl der Heilpraktiker in der Bundesrepublik Deutschland von 2700 im Jahre 1970 auf 8400 im Jahre 1983 anstieg, die (schätzungsweise) von ca. 5,5 Mio. Menschen im Jahr aufgesucht werden. Das zur gleichen Zeit stark wachsende Angebot von Ärzten führt daher immer wieder zu öffentlichen Forderungen aus der Ärzteschaft, das Recht auf Ausübung der Heilkunde auf Ärzte zu beschränken.

Umgekehrt stellt sich schon seit Jahren die Situation der nichtärztlichen Psychotherapeuten – also der Diplompsychologen – dar, die 1986 sogar eine eigene „Kassenpsychologische Vereinigung" gründeten, um „die Auflösung des kassenärztlichen Behandlungsmonopols" und das Recht zur selbständigen psychologischen Behandlung auf Krankenschein zu erreichen. Aber die Spitzenverbände der Krankenkassen halten an ihrem Widerstand gegen solche Bestrebungen ebenso fest wie der Gesetzgeber. Sie weisen darauf hin, daß den Diplompsychologen ja die Mitwirkung an der kassenärztlichen Versorgung unter ärztlicher Verantwortung offensteht.

In der Ausgabenstatistik der GKV werden die Heilhandwerker dem sehr heterogenen Bereich der Heil- und Hilfsmittel zugerechnet. Obwohl dessen Anteil an den gesamten Leistungsausgaben der GKV nur 6,2% beträgt, trug er im Zeitraum 1977–1984 mit 5,1 Mrd. DM genausoviel zum jährlich aufsummierten Defizit in der GKV bei wie der Krankenhausbereich, der ca. 33% Anteil an den Gesamtleistungsausgaben der GKV hat. Die einzelnen Teilsektoren haben 1985 folgende Anteile (in %) an den Ausgaben für Leistungen des Bereichs Heil- und Hilfsmittel (Summe = 100%):

physiotherapeutische Leistungen:	29,
Sehhilfen:	23,
Hörhilfen:	6,
orthopädische Hilfsmittel:	18,
Dialyse, Heil- und Hilfsmittel besonderer Art (z. B. Krankenfahrstühle):	20,
Heil- und Hilfsmittel sowie Arzneien von „sonstigen" (z. B. wiederverwendbare Hilfsmittelkosten für Blutkonserven bei ambulanter Behandlung):	4.

Aus Gründen der Systematik gehören zur Gruppe der nichtärztlichen ambulanten Versorgung auch die Zahntechniker mit ihren gewerblich geführten Labors sowie die Betriebe der Medizintechnik.

Wie der Sachverständigenrat in seinem ersten Jahresgutachten (S. 127) feststellt, gab es 1968 erst 2321 Dentallabors mit 14 321 Beschäftigten. Nach dem Urteil des Bundessozialgerichts (Zahnersatz wird Sachleistung) und den darauf folgenden Prothetikverträgen von 1975 stiegen die GKV-Ausgaben für Zahnersatz 1975 um über 100% und 1976 um über 27% mit der Folge, daß bis 1978 die Zahl der Dentallabors auf 3203 mit 41 200 Beschäftigten wuchs. Aber das war noch längst nicht der Höhepunkt. Obwohl ständig von der Notwendigkeit die Rede war, die GKV-Ausgaben für Zahnersatz zu senken, zählte man 1985 in der Bundesrepublik 4305 Betriebe mit 45 600 Beschäftigten.

Hinzu kommen noch die sog. Praxislabors, Labors also, die Zahnärzte selbst unterhalten. Sie beschäftigten 1985 ca. 10 850 Zahntechniker, so daß 1985 insgesamt 56 450 Zahntechniker – selbständig oder angestellt – tätig waren, was bei 36 817 behandelnden Zahnärzten einer Zahnarzt-Zahntechniker-Relation von 1:1,53 entspricht. Dies ist ein signifikanter Indikator für die Überbewertung des Zahnersatzes gegenüber der Zahnerhaltung in unserem Gesundheitswesen, wie auch Vergleichswerte mit anderen Ländern zeigen – z.B. Schweiz (1:0,21), USA (1:0,4) oder Schweden (1:0,25). Nicht minder drastisch ist die Gegenüberstellung der GKV-Ausgaben in 1985 für konservierend-chirurgische Behandlung mit 4,9 Mrd. DM und 7,7 Mrd. DM für Zahnersatz und Zahnkronen, wovon ca. 50% auf zahntechnische Leistungen entfallen. Dabei darf allerdings nicht unerwähnt bleiben, daß die Selbstbeteiligung für Zahnersatz 1977–1984 von 1,35 auf 2,2 Mrd. DM stieg und unter sämtlichen Selbstbeteiligungen der GKV-Versicherten damit 50% beträgt.

So wie die Medizintechnik oft nur Teilbereiche in der Produktion feinmechanischer oder optischer Betriebe abdeckt, gelten auch die in einigen Bundesländern und Stadtstaaten eingerichteten *Sozialstationen* nicht ausschließlich der gesundheitlichen Versorgung der Bevölkerung. Zwar war der Rückgang der traditionellen Gemeindekrankenpflege meist das auslösende Faktum zur Gründung von Sozialstationen, aber in der Regel wurden von Anfang an „gebündelte" Dienste angeboten, d.h. neben der Krankenpflege steht meist auch die Familien- und Altenpflege zur Verbesserung der Versorgung mit ambulanten Diensten in einem überschaubaren Versorgungsbereich. Träger sind v.a. die Verbände der freien Wohlfahrtspflege und die Kommunen. Die Finanzierung dieser personalkostenintensiven Einrichtungen ist aber oft noch unzulänglich. Wenn dem Motto „ambulant vor stationär" auch unter zunehmender Beteiligung der Ärzte mit Hilfe der Sozialstationen künftig mehr Rechnung getragen werden soll, werden sich auch die Sozialversicherungsträger an der Finanzierung der von Sozialstationen erbrachten Leistungen angemessen zu beteiligen haben.

2.4 Stationäre Versorgung

Ob der stationären oder der ambulanten Versorgung der erste Rang in einem Gesundheitswesen zukommt, mag offen bleiben, obwohl zu bedenken ist, daß in der Bundesrepublik Deutschland heute über 90% der Kinder in Krankenhäusern geboren werden und über die Hälfte der Todesfälle sich dort ereignen. Fest steht ferner, daß die stationäre Versorgung in der Bundesrepublik 1985 mit 35 Mrd. DM den größten Einzelposten der GKV-Ausgaben beanspruchte. Da mag es auch für manchen mit dem Gesundheitswesen beruflich Vertrauten überraschend sein zu erfahren, daß geordnete Rechtsgrundlagen der Krankenhausfinanzierung für die gesamte Bundesrepublik erst seit eineinhalb Jahrzehnten bestehen: Erst mit dem Krankenhausfinanzierungsgesetz (KHG) von 1972 wurden Investitionskosten und Betriebskosten rechtlich getrennt (sog. duale Finanzierung), die sog. Mischfinanzierung (Bund/Länder/Gemeinden) eingeführt und ein kostendeckender Pflegesatz vorgeschrieben (vgl. Jung, K.: *Bundespflegesatzverordnung – BPflV '86*. Köln, 1985, S. 37 ff.). Wenn auch dieses KHG damals als „Jahrhundertgesetz" gepriesen wurde und später die damit verbundenen Erwartungen bei weitem nicht erfüllen konnte, hat es sich doch gerade in den ersten Jahren nach seinem Inkrafttreten überaus positiv ausgewirkt: Seit langem anstehende Neubauten konnten errichtet, überalterte Bausubstanzen ersetzt, medizinisch-technische Einrichtungen verbessert, Defizite abgebaut und akute Personalnöte – insbesondere im Bereich der ärztlich-pflegerischen Betreuung – beseitigt werden.

Selbstverständlich waren damit auch entsprechende Kostensteigerungen verbunden, so daß sich der Anteil der Ausgaben für Krankenhauspflege an den Gesamtleistungsausgaben der Krankenkassen wie folgt entwickelte (gemäß Arbeits- und Sozialstatistik des BMA):

1960: 17,5%,
1970: 25,2%,
1975: 30,1%,
1980: 29,6%,
1985: 32,2%.

Rückblickend läßt sich sagen, daß die 1972 vorgenommene Regelung der Investitions- und Betriebskosten zu einer „gesamtwirtschaftlich nicht mehr vertretbaren Maximierung der Krankenhausversorgung" führte, deren Entwicklung durch folgende Erscheinungen gekennzeichnet war [vgl. Eichhorn, S.: „Aufbau eines entscheidungsorientierten Informations- und Berichtswesens im Krankenhaus", *Pilotstudie im Städtischen Krankenhaus Gütersloh*, (Hrsg. Bertelsmann-Stiftung), 1985, S. 8 f.]:

- Trend zur Reduzierung der Zahl der Krankenhäuser (von 3483 im Jahre 1974 auf 3106 im Jahre 1984),
- Tendenz zu größeren Krankenhäusern
  (1974–1984: bei Krankenhäusern unter 100 Betten: −25%, über 200 Betten: +9%),
- Zunahme der Gesamtzahl der Krankenbetten,
- Zunahme der Zahl der Patienten
  (1974–1984: insgesamt: +19,8%, in Akutkrankenhäusern: +17,9%),
- stagnierende Zahl der Pflegetage,
- unterschiedliche Versorgungsstrukturen und Bettendichte in den einzelnen Bundesländern,
- geringe Bereitschaft, unter Anwendung strenger Bedarfskriterien nicht mehr benötigte Krankenhäuser auf andere Ausgaben umzustellen,
- starker Anstieg des Krankenhauspersonals (vgl. Tabelle 6; Anteil der Personalkosten an den Gesamtkosten: ca. 70%),
- starker Anstieg der Gesamtkosten der Krankenhauswirtschaft
  (1974–1982): Kosten je Pflegetag insgesamt   + 77,3%,
              Personalkosten insgesamt   + 66,8%,
              Kosten des ärztlichen Dienstes   + 40,0%,
              Kosten des Pflegedienstes   + 74,0%,
              Kosten des medizinisch-
              technischen Dienstes   + 38,3%,
              Sachkosten insgesamt   +114,6%,
              Lebensmittelkosten   + 45,8%,
              Kosten des medizinischen Bedarfs   + 92,8%,
              Energiekosten   +284,6%;

Tabelle 6. Personalentwicklung in den Krankenhäusern

Personal	Jahresende			Veränderungen [%]	
	1960	1970	1983	1960-1983	1970-1983
Krankenhausärzte darunter	30 898	46 550	78 154	+153	+68
- hauptamtliche	22 941	38 683	70 747	+208	+83
- Belegärzte	7 601	6 865	5 759	- 24	-10
Krankenhauspflegepersonal	110 570	175 183	294 969	+167	+68

[*Quelle: Daten des Gesundheitswesens*, Ausgabe 1985 (Hrsg.) BMJFG), S. 264; eigene Berechnungen]
Ende 1984 waren insgesamt rund 790 000 Personen in Krankenhäusern beschäftigt (ca. 3% der Erwerbstätigen).
Gegenüber 1970 waren das 44% mehr Beschäftigte bzw. 242 700 Personen zusätzlich. [*Quelle: Wirtschaft und Statistik* 8/1986, S. 628]

- starker Anstieg der Betriebskosten im einzelnen Krankenhaus,
- kritische Hinweise der Wissenschaft, daß die Intensivierung der Krankenhausversorgung und der damit verbundene Anstieg der Krankenhauskosten keineswegs zu einer wesentlichen Verbesserung der Gesundheit der Bevölkerung geführt hat.

Die Faktoren, die diese Fehlentwicklung verursachten, lassen sich (nach S. Eichhorn) entweder der regionalen Krankenhauswirtschaft oder dem einzelnen Krankenhausbetrieb zuordnen.

1) Faktoren der regionalen Krankenhauswirtschaft:
   - Es werden zu viele Krankenhausleistungen produziert (Allokations-Ineffizienzen).
   - Es werden nicht die den Erwartungen und Bedürfnissen der Bürger entsprechenden Arten von Krankenhausleistungen produziert (Prioritäteninneffizienzen).
   - Die Krankenhauswirtschaft ist nur unvollkommen mit den anderen Versorgungssektoren des Gesundheitssystems verzahnt und koordiniert; dies gilt insbesondere für die Kommunkation mit der ambulanten Versorgung (Koordinationsineffizienzen).
2) Faktoren des einzelnen Krankenhausbetriebes:
   - Die Kosten der Leistungserstellung sind überhöht.
   - Ursachen: a) fehlender oder nicht ausreichender Anreiz bzw. Druck oder Zwang zur Durchsetzung kostensenkender Rationalisierungsmaßnahmen;
   b) institutionelle Rahmenbedingungen induzieren die Unwirtschaftlichkeit.
   - Insgesamt handelt es sich hier also um Produktionsineffizienzen.

Ausgehend von der Feststellung, daß „so gut wie alle das Angebot und die Nachfrage bestimmenden Faktoren des stationären Leistungsgeschehens sich geändert haben", weist der Sachverständigenrat für die Konzertierte Aktion im Gesundheitswesen in seinem Jahresgutachten 1987 (S. 100) auch noch auf folgende Umstände hin:

- Größe und Alterszusammensetzung der Wohnbevölkerung,
- Alterszusammensetzung der stationären Patienten,
- Morbidität des eingewiesenen Krankengutes,
- ambulantes Versorgungsniveau (Zahl und fachliche Gliederung der niedergelassenen Ärzte),
- Preis- und Lohnniveau,
- Diagnose- und Therapiemöglichkeiten,
- Medizintechnik.

Unter dem Druck der zahlreichen und mit z.T. großen Machteinflüssen ausgestatteten Interessentengruppen gerade in der Krankenhauswirtschaft konnte der Gesetzgeber längst nicht alle gewonnenen Erfahrungen und Erkenntnisse realisieren, als er mit dem Krankenhausneuordnungsgesetz (KHNG) von 1984 und der Bundespflegesatzverordnung (BPflVO) von 1985 neue rechtliche Grundlagen für die Krankenhausfinanzierung – und damit für eine spürbare Kostendämpfung in der stationären Behandlung – schuf (vgl. Jung, K.: „Bundespflegesatzverordnung '86"). Drei Neuerungen aber, hinter denen sich auch zahlreiche Einzelregelungen verbergen, sind bemerkenswert:

- die Änderung der Investitionsfinanzierung,
- die Stärkung des Vertragsprinzips,
- die Vorauskalkulation von Kosten mit der Möglichkeit, Gewinne oder Verluste zu machen.

Da der Bund an der Finanzierung der Investitionen nicht mehr beteiligt ist, können durch die unterschiedlichen gesetzlichen Regelungen und finanziellen Möglichkeiten in den Ländern schon in kurzer Zeit in Art, Struktur und Qualität der Kapazitäten im Krankenhaus bedenkliche Unterschiede entstehen. Die Möglichkeit, Rationalisierungsinvestitionen nun auch über den Pflegesatz finanzieren zu können, reicht als kompensierender Faktor nicht aus. Erst wenn die gesamten Investitions- und die Betriebskosten aus einer Hand – nämlich von den Krankenkassen – finanziert werden, sind die Voraussetzungen für eine kontinuierliche Entwicklung in der ganzen Bundesrepublik gegeben.

Freilich müßten sich die Krankenkassen und ihre Verbände auf diese Situation so einstellen, daß sie den von der Sache her gebotenen Anforderungen auch gewachsen sind. Gegenwärtig erfüllen sie diese Voraussetzungen nicht einmal für die neuen Möglichkeiten in den Pflegesatzverhandlungen. Das hat ihnen nicht nur Kritik von seiten der Politiker eingetragen; auch der Sachverständigenrat stellt in seinem ersten Gutachten (S.101) dazu nüchtern fest:

Ohne Zweifel müssen die Krankenkassen den von ihnen selbst geforderten, neuen Gestaltungsspielraum erst auszufüllen lernen. Es bleiben indes Zweifel an dem ernsthaften politischen Willen der Verbände der Krankenassen, zu nachdrücklichen Kostensenkungen im stationären Bereich in voller Verantwortung und notfalls unter Inkaufnahme öffentlicher Konflikte beizutragen angesichts des unter ihnen weitgehend fehlenden Beitragswettbewerbs.

Also *erst* Krankenkassenreform, *dann* Krankenhausreform? Man sollte das in der Politik nicht nur für eine akademische Frage halten!

Bezieht man die öffentliche Diskussion ein in die fundierten Anregungen des Sachverständigenrates oder des verantwortlichen Beamten aus dem BMA, *Karl Jung*, so wird wichtiger Handlungsbedarf v.a. in folgenden Bereichen gesehen:

- Qualifizierung des Managements in Krankenhäusern und Krankenkassen für die erhöhten fachlichen Anforderungen des neuen Krankenhausrechts,
- Reduzierung bzw. Umschichtung des Bettenbestandes (z.B. in der Psychiatrie, in der Kinderheilkunde und Geburtshilfe zugunsten der Orthopädie, Urologie, Gefäßchirurgie und Geriatrie),
- Begleitung dieser Maßnahmen durch entsprechende Personalumschichtungen,
- Vermehrung und Intensivierung der Anstrengungen zur Erfassung, Erklärung und Bewertung des medizinischen Leistungsgeschehens in der stationären Versorgung,
- Reduzierung der in Akutkrankenhäusern untergebrachten Pflegefälle durch bessere Zusammenarbeit von Hausarzt, Angehörigen, Krankenhausträger, Kommune, Sozialstation und – wo vorhanden – geriatrischer Tagesklinik mit dem Ziel einer abgestuften Versorgung zwischen stationärer und nichtstationärer Versorgung,
- weniger Krankenhauseinweisungen durch niedergelassene Ärzte,
- Verbesserung der Verzahnung von ambulanter und stationärer Versorgung,
- Förderung und Kontrolle des Kostenbewußtseins bei Krankenhausärzten und medizinischen Assistenzberufen,
- Vereinbarung wirksamer Anreize für Krankenhäuser zur konsequenten und kontinuierlichen Kostendämpfung,
- Einrichtung von Prüfungsausschüssen für Krankenhäuser und Durchführung von Wirtschaftlichkeitsprüfungen,
- Einbeziehung des vertrauensärztlichen Dienstes (VÄD) in die Beratung der Krankenhäuser und Krankenkassen,
- Einführung von Qualitätssicherungs- und Kontrollmaßnahmen auf neuer Datenbasis,
- Ausbau des Belegarztsystems,
- Sicherstellung von mehr effektiver Mitwirkung der Krankenkassenverbände bei der Krankenhausplanung,
- Vermehrung der Krankenhäuser mit privaten Trägern,
- Überführung der Deutschen Krankenhausgesellschaft (DKG) in eine Körperschaft des öffentlichen Rechts.

Dieser Katalog, der leicht noch um eine Reihe weiterer Anregungen ergänzt werden könnte, darf jedoch keinen falschen Eindruck erwecken. Der Sachverständigenrat bescheinigt der stationären Versorgung ausdrücklich (S.116):

Der Pflegestandard, die baulichen Voraussetzungen und die technische Ausstattung der Krankenhäuser in der Bundesrepublik sind – von möglichen Ausnahmen abgesehen – vorbildlich.

Und da alle beteiligten Gruppen (die öffentlichen, freigemeinnützigen und privaten Krankenhausträger, die Krankenhausverwalter, die Krankenhausärzte, das Pflegepersonal, die Krankenkassen und – last not least – Bund, Länder und Gemeinden) beteuern, daran auch nichts ändern zu wollen, sind sie aufgerufen, ihre partikularen Interessen dem Gesamtinteresse einer qualitativ hochstehenden und bezahlbaren stationären Versorgung unterzuordnen und daran in Mitverantwortung und Partnerschaft mitzuwirken.

2.5 Kuranstalten und Sanatorien

Im Jahre 1985 besuchten fast 7,5 Mio. Gäste die rund 60 staatlich anerkannten Heilbäder und Kurorte (Mineral- und Moorbäder, Seebäder, Kneippkurorte und heilklimatische Kurorte) in der Bundesrepublik Deutschland; davon erfolgte bei 1,66 Mio. der Aufenthalt mit voller oder teilweiser Kostenübernahme durch einen öffentlich-rechtlichen Sozialleistungsträger (Rentenversicherung, Krankenversicherung).

Obwohl es in der Ärzteschaft immer noch Vorbehalte gegen die Kur als medizinische Therapieform gibt, darf eingeräumt werden, daß sich die Aufgabenstellung der Kuren und Heilverfahren in letzter Zeit erheblich wandelte. Zwar hat die kurmedizinische Behandlung chronischer Krankheiten – wie Rheuma, Kreislauf oder Stoffwechsel – immer noch ihren festen Stellenwert, aber neben dieser kurativen Behandlung gibt es heute das Spektrum von Vor- und Nachsorge samt Prävention, Rehabilitation und Gesundheitserziehung als modernes Konzept einer Kurorttherapie („psycho-sozio-somatische Behandlung"). Sicher kommen die Trends zur Ganzheitsmedizin und Naturheilkunde den Heilbädern und Kurorten ebenso entgegen wie positive Kosten-Nutzen-Verhältnisse für Heilverfahren und Kuren zur Vermeidung von Arbeitsunfähigkeit und Frühinvalidität. Dagegen ist ihr Beitrag zu größerer Eigenverantwortung und konsequent praktiziertem Gesundheitsbewußtsein der Kurgäste nach deren Entlassung in den Alltag vorerst noch mehr Anspruch als Realität. Wie schwer ein so hohes Ziel zu erreichen ist, weiß jedermann; aber wenn der Deutsche Bäderverband sich ihm wirklich ernsthaft verschreibt, muß künftig auf diesem Gebiet während der Kur bedeutend mehr geschehen, denn zu kaum einer anderen Gelegenheit ist der Patient zur Änderung seines Gesundheitsverhaltens besser zu motivieren als während eines Krankenhaus- und Kuraufenthalts. Das sind nicht nur Beiträge zur Kostendämpfung, sondern auch zu mehr Lebensqualität.

2.6 Arzneimittelversorgung

Arzneimitteltherapie ist ein bewährter und unerläßlicher Bestandteil der gesundheitlichen Versorgung der Bevölkerung. Der Versicherte hat Anspruch auf die Arzneimittel, die der Kassenarzt verordnet. Was ein Arzneimittel ist, definiert das „Gesetz über den Verkehr mit Arzneimitteln" (Arzneimittelgesetz, AMG) vom 24.08.1976 (in Kraft getreten am 01.01.1978) in den §§ 1–4 relativ weit; im Kern sind Arzneimittel nach § 2 Abs. 1 Nr. 1 AMG „Stoffe und Zubereitungen aus Stoffen, die dazu bestimmt sind, durch Anwendung am oder im menschlichen oder tierischen Körper Krankheiten, Leiden, Körperschäden oder krankhafte Beschwerden zu heilen, zu lindern, zu verhüten oder zu erkennen". Diese Definition erfaßt neben den Fertigarzneimitteln auch solche Mittel, die für den Einzelfall – z.B. in der Apotheke – nach einer individuellen Rezeptur hergestellt werden. Neben diesen Arzneimitteln im engeren Sinne werden weitere Erzeugnisse, die ebenfalls zu gesundheitlichen Zwecken verwendet werden, den Arzneimitteln gleichgestellt und in das Gesetz einbezogen. Für das heute überwiegend gebräuchliche Fertigarzneimittel gelten allerdings noch besondere Bestimmungen – insbesondere über die Zulassungspflicht (§§ 21 ff. AMG), die Kennzeichnung (§ 10 AMG) und die Packungsbeilage (§ 11 AMG).

Eine „optimale Arzneimittelversorgung" (vgl. Rosenberg, P.: *Möglichkeiten der Reform des Gesundheitswesens in der Bundesrepublik Deutschland.* Göttingen, 1975. S. 118 f.) bedingt zunächst,
- daß die Arzneimittel unbedenklich und wirksam sind und in ihrer Zusammensetzung gewisse qualitative Anforderungen erfüllen,
- daß sie in ausreichender Menge zur Verfügung stehen,
- daß die mit der Verteilung und dem Verbrauch von Arzneimitteln befaßten Personengruppen über Wirksamkeit, Nebenwirkungen und Gefahren bei der Einnahme von Medikamenten ausreichend informiert sind.

Daher ist die Entscheidung über die Indikation zu einer Pharmakotherapie – und damit über Auswahl und Dosierung der Arzneimittel – dem Arzt übertragen. Er muß aber bei der Verordnung von Arzneien beachten, daß er das Maß des Notwendigen, Ausreichenden und Zweckmäßigen nicht überschreitet, d. h. daß er in seiner Verordnung Medikamente vorzuziehen hat, die für den angestrebten Behandlungszweck gleich gut, aber billiger sind. Denn: soweit die Arzneimitteltherapie Heilung und Linderung von Krankheiten ermöglicht,

erhöht sie die Effektivität der Versorgung. Soweit sie schnellere Heilung bewirkt und stationäre Behandlung vermeiden hilft, erhöht sie auch die Effizienz der Versorgung. Der Grad der Effektivität und der Effizienz hängt allerdings davon ab, ob Arzneimittel im Einzelfall richtig und wirtschaftlich verordnet werden (Sachverständigenrat: *Gutachten 1987,* S. 83).

Medizinische Bedenken gegenüber der Praxis ärztlicher Arzneiverordnungen richten sich v. a. auf unbegründete bzw. nicht begründbare Pharmakotherapien und gegen gewisse Erscheinungsformen der Übermedikation – insbesondere bei älteren Patienten, während für das *wirtschaftliche* Fehlverhalten gleich ein ganzes Bündel von Ursachen aus der öffentlichen Diskussion herausgefiltert werden kann:

- keine oder unzureichende Orientierung an den für die Verordnung von Arzneimitteln vertraglich vereinbarten Höchstbeträgen nach § 368 f. Abs. 6 RVO,
- zu hoher Anteil verordneter Kombinationspräparate (68%) gegenüber Monopräparaten (32%), weil die Kombinationspräparate von vielen Wissenschaftlern als therapeutisch oft unzweckmäßig oder als nicht sinnvoll zusammengesetzt bezeichnet werden,
- zu große Beachtung von Patientenwünschen im Verordnungsverhalten (v. a. bei höheren Altersgruppen, die hohe Preise zudem häufig als Indikator für hohe Qualität von Arzneimitteln ansehen),
- Mängel und Schwachstellen in der pharmakologischen Ausbildung während des Medizinstudiums,
- zu wenig neutrale, wissenschaftlich gesicherte pharmakologische Fortbildung für bereits praktizierende Ärzte,
- fehlende Transparenz über den Arzneimittelmarkt und insbesondere über die Arzneimittelpreise,
- ungenügende Bereitschaft, bekannte Preistransparenz bei der Arzneimittelverordnung konsequent zu beachten (Preisvergleichsliste),

- mangelnde Berücksichtigung der Kostenwirkungen bei der Verordnung anderer Darreichungsformen, Wirkstärken und Packungsgrößen,
- zu geringe Beachtung des Verbrauchsverhaltens (Compliance) des jeweiligen Patienten bei der Verordnung von Arzneimitteln; zu wenig darauf zielende Aufklärung und Beratung,
- zu wenig Widerstand vieler Ärzte gegenüber den z. T. massiven Einflüssen der Pharmaberater und der Pharmaindustrie,
- zu große Beeinflussung führender Repräsentanten der Ärzteschaft durch die Pharmaindustrie (Fortbildungsveranstaltungen, Kongreßreisen, Gutachteraufträge, Forschungsaufträge etc.),
- zu enge freiwillige Bindung frei praktizierender Ärzte in ihrer Weiterverschreibung an die klinischen Entlassungsberichte stationär behandelter Patienten.

Diese Auflistung von Ursachen und Determinanten unerwünschten ärztlichen Verordungsverhaltens im Arzneimittelverbrauch erklärt natürlich nicht allein die bisherigen Mißerfolge bei der Kostendämpfung im Arzneimittelbereich, aber es darf auch nicht übersehen werden, daß nach einer Untersuchung des Wissenschaftlichen Instituts der Ortskrankenkassen (WIdO) von 1978 (vgl. auch Tabelle 7) je DM 100 Ausgaben für ärztliche Behandlung ca. DM 80 Ausgaben für Arzneimittel anfallen (zuzüglich DM 30 für Heil- und Hilfsmittel, DM 160 für Krankenhaus, DM 160 für Lohnfortzahlung und DM 40 für Krankengeld). Der Arzt steuert mit seinem Rezeptblock 70% der Arzneinachfrage und hat damit eine gar nicht hoch genug einzuschätzende Steuerungsfunktion für den Arzneimittelverbrauch (vgl. Lampert, H.: *Sozialpolitik*. Berlin, 1980, S. 237 f.).

Tabelle 7. Aufwendungen der GKV für Arzneimittel aus Apotheken 1970–1985

Jahr	Gesamtaufwendungen [in Tausend DM]	Veränderung gegenüber Vorjahr [%]	Anteil an den Leistungsausgaben [%]	Ärztliche Behandlung [in Tausend DM]	Aufwendungen der Aufwendungen für ambulante Behandlung [%]
1970	4 223 997	–	17,71	5 457 907	77,4
1971	4 970 606	17,68	16,79	6 808 926	73,0
1972	5 753 899	15,76	16,65	7 584 192	75,9
1973	6 753 144	17,36	16,47	8 602 160	78,5
1974	7 883 160	16,73	16,02	9 929 575	79,4
1975	8 901 411	12,92	15,30	11 258 521	79,1
1976	9 642 203	8,32	15,16	11 923 082	80,1
1977	9 849 419	2,15	14,78	12 488 910	78,9
1978	10 651 260	8,14	14,90	13 194 415	80,7
1979	11 371 607	6,76	14,68	14 122 375	80,5
1980	12 572 506	10,56	14,63	15 357 921	81,9
1981	13 630 925	8,42	14,78	16 490 887	82,7
1982	13 776 505	1,07	14,86	16 917 106	81,4
1983	14 449 190	4,88	15,07	17 763 470	81,3
1984	15 544 673	7,60	15,01	18 924 105	82,1
1985	16 602 987	6,80	15,27	19 660 048	84,5

[*Quelle:* BMA, Arbeits- und Sozialstatistik]

Wie sich der Anteil der Ausgaben für Arzneimittel an den gesamten Leistungsausgaben der GKV im Zeitraum 1970-1985 entwickelte, zeigt Tabelle 7. Hinzu kommen für das Jahr 1984 1,5 Mrd. DM für Selbstbeteiligung, wovon 1,1 Mrd. DM auf die Arzneiblattgebühr entfielen und 0,4 Mrd. DM auf Medikamente, die nicht mehr zu Lasten der GKV verschrieben werden dürfen. Hinzu kommen ferner die privaten Ausgaben für Selbstmedikation, deren Anteil am gesamten Arzneimittelumsatz in der Bundesrepublik 18 % beträgt. Ob die tatsächliche Beratung durch Apotheker schon ausreicht, die medizinischen Bedenken gegen diesen großen Umfang der Selbstmedikation zu zerstreuen, ist fraglich, auch wenn man die sozial- und gesundheitspolitischen Bedenken außer acht läßt. Um so mehr überrascht es, daß der Geschäftsführer des größten GKV-Bundesverbandes öffentlich für eine Ausdehnung des Selbstmedikationsmarktes eintritt!

Zur Kostendämpfung im Arzneimittelbereich wurden seit dem Erlaß des Krankenversicherungskostendämpfungsgesetzes von 1977 v.a. die folgenden Maßnahmen ergriffen:

- Vereinbarung eines Arzneimittelhöchstbetrages (§ 368f. Abs. 6 RVO),
- Einführung einer Rezeptblattgebühr bzw. einer Verordnungsgebühr,
- Ausgrenzung von sog. Bagatellarzneimitteln (gegen Erkältungskrankheiten, Abführmittel und gegen Reisekrankheiten),
- Verabschiedung von Transparenzlisten für 12 besondere Indikationsgebiete durch die „Transparenzkommission" beim Bundesgesundheitsamt,
- Herausgabe von Richtlinien und Preisvergleichslisten durch den Bundesausschuß Ärzte und Krankenkassen, gegen die der BPI nicht weniger als 500 (!) Einwände erhob,
- Selbstbeschränkungsmaßnahmen des Bundesverbandes der Pharmazeutischen Industrie (BPI),
- 2. Novellierung des Arzneimittelgesetzes (1986) – insbesondere zur weiteren Verbesserung der Arzneimittelsicherheit,
- Einführung und monatliche Veröffentlichung des GKV-Arzneimittel(preis)-index durch das WIdO,
- Appelle der Konzertierten Aktion im Gesundheitswesen,
- Appelle des Bundesverbandes der Pharmazeutischen Industrie (BPI) an seine Mitgliedsunternehmen zur Einfrierung der Arzneimittelpreise (für bestimmte Zeiträume).

Es wurde schon angedeutet, daß sich eine Begrenzung des Mengeneffekts im Arzneimittelverbrauch nach § 368f. Abs. 6 RVO in der Praxis weitgehend als unwirksam erwies. Von der Mengenkomponente zu trennen ist jener Teil der Umsatzsteigerung, der auf Veränderungen im Verordnungsspektrum – andere Arzneimittel, andere Darreichungsformen und Wirkstärken sowie andere Packungsgrößen – zurückzuführen ist (Strukturkomponente). Im Jahre 1984 stiegen die Arzneimittelausgaben aufgrund von Umschichtungen im Verordnungsspektrum – also im Rahmen der Strukturkomponente – um 900 Mio. DM, 1985 um 423 Mio. DM. Aber erst Struktur- *und* Preiskomponente zusammen geben Aufschluß darüber, welcher Anteil der Umsatzentwicklung darauf zurückzuführren ist, daß sich der durchschnittliche Wert je Verordnung verändert hat. Damit ist nun das ganze Augenmerk auf die Preiskomponente zu richten.

Da eine große Zahl völlig identischer Medikamente im Ausland wesentlich billiger ist als im Inland, stellt sich die Frage, weshalb die Arzneimittelpreise in der Bundesrepublik überhöht erscheinen. Die Pharmaindustrie verteidigt ihren völlig freien Gestaltungsspielraum in ihrer Preispolitik v.a. mit ihrem hohen Aufwand an Forschung und Entwicklung. Eine nähere Betrachtung nährt hier allerdings selbst dann Skepsis, wenn man sich ganz auf die Angaben des Bundesverbandes der Pharmazeutischen Industrie verläßt (BPI: *Arzneimittelforschung in Deutschland*, 4. Aufl., Frankfurt, 1985):

Von den ca. 500 Mitgliedsunternehmen des BPI haben nur 25 (5%) Forschungsetats von mehr als 1 Mio. DM pro Jahr. Andererseits haben die Produkte eben dieser Unternehmen einen Anteil von ca. 50% am Umsatz der öffentlichen Apotheken. Dennoch muß gefragt werden, ob die Aufwendungen der gesamten Pharmaindustrie für Forschung und Entwicklung wirklich 15,4% der Gesamtkosten betragen, wie der BPI es in der in Tabelle 8 wiedergegebenen „Kostenstruktur deutscher Pharmaunternehmen" ausweist. „Weiter ist festzustellen, daß die Innovationskomponente den Anstieg der Arzneimittelpreise nur zum geringeren Teil erklärt" (*Jahresgutachten 1987*, S. 90).

Tatsache ist jedenfalls, daß auf dem Arzneimittelmarkt in der Bundesrepublik Deutschland praktisch kein Preiswettbewerb herrscht, weil weder die verordnenden Ärzte, noch die abgebenden Apotheker, noch die zahlende GKV und schon gar nicht der konsumierende Patient einen nennenswerten Widerstand gegen Preiserhöhungen der Pharmaunternehmen leisten kann (vgl. *Buchholz, E.H.*: „Welche Macht haben die gesetzlichen Krankenkassen auf dem Arzneimittelmarkt?" In: Röper, B. (Hrsg.) *Wettbewerbsprobleme auf dem Markt für Arzneimittel und staatliche Gesundheitspolitik*. Berlin, 1981). Da also die Pharmaindustrie im Inland keinen Preiswettbewerb zu befürchten hat, konzentriert sie ihre absatzfördernden Maßnahmen um so mehr auf die Produktdiversifikation, auf die Entsendung von Pharmaberatern, auf die Abgabe von Arzneimittelmustern und auf Werbung mit Anzeigen und Prospekten.

Tabelle 8. Kostenstruktur deutscher Pharmaunternehmen

Kostenart	Anteil (%) an Gesamtkosten
1. Herstellungskosten	42,6
2. Forschung und Entwicklung	15,4
3. Lizenzabgaben	1,2
4. Wissenschaftliche Information	12,7
5. Werbung	4,4
6. Vertriebskosten	1,6
7. Verwaltungskosten	7,1
8. Kalkulatorische Zinsen	2,1
9. Kostensteuern	1,6
10. Sonstiges	2,3

[*Quelle:* BPI]

Zu der großen Zahl bereits zugelassener Arzneimittel (ob 125 000 oder 145 000, ist dabei unerheblich, wenn 80 % des Apothekenumsatzes auf nur 1000 Arzneimittel entfallen und die der Arzneimittelverordnung der Ärzte zugrundeliegende *Rote Liste* 1986 „nur" 8900 Medikamente ausweist) kommen noch jene, die mit immer größerem Wachstum (1978: 106, 1985: 1296) vom Bundesgesundheitsamt zugelassen werden, obwohl sich 1978–1985 der Anteil der Arzneimittel mit wirklich neuen Stoffen an der Gesamtzahl der Arzneimittel von ca. 40 % auf 14 % verringerte. Oder anders ausgedrückt: Während die Zahl neu zugelassener Arzneimittel mit neuen Stoffen seit 1980 weitgehend stagniert, ist die 4fache Zahl neuer Arzneimittel *ohne* neue Stoffe in dieser Zeit zugelassen worden; das ist praktizierte Produktdiversifikation mit der Folge: zu viele Arzneimittel, zu viele mit zweifelhafter Wirkung und/oder in nicht sinnvoller Kombination!

Ob im Auftrage von Pharmaunternehmen 10 000, 12 000, 15 000 oder gar 18 000 Pharmaberater die Ärzteschaft mit Informationen und kostenlosen Arzneimittelmustern versorgen, kann offen bleiben; zuviele sind es allemal, und die hohen – natürlich voll in die Kalkulation eingehenden – Kosten werden sie auch dann nicht rechtfertigen, wenn einige von ihnen in dem allgemeinen Verdrängungswettbewerb ein paar preiswerte Generika plazieren können.

Aus alledem ergeben sich 2 Fragen:
1) Wo können ergiebige Einsparungspotentiale genutzt werden?
2) Wie können eingesparte Mittel über die Preise an die GKV und ihre Beitragszahler weitergegeben werden?

Zweckmäßigerweise ist zunächst wieder beim Verordnungsverhalten der Ärzte anzusetzen. Das WIdO hat die (tatsächliche) Verordnung von Arzneimitteln untersucht (WIdO: *GKV-Arzneimittelindex. Verordnungsstruktur bei Arzneimitteln der Preisvergleichsliste*. Bonn, 1985), die in der vom Bundesausschuß Ärzte – Krankenkassen herausgegebenen Preisvergleichsliste verzeichnet sind, auf die 1984 ein GKV-Umsatz von 3,6 Mrd. DM entfallen, was einem Anteil von 22,5 % des Fertigarzneimittelumsatzes oder 22,2 % – also nicht einmal einem Viertel – aller Verordnungen entspricht. Das Ergebnis war überwältigend: Wären wirklich die jeweils preisgünstigsten Präparate verschrieben worden, hätte dies zu Minderausgaben von 0,8 bis 1,3 Mrd. DM geführt, was einem Anteil am Umsatz von 21–37 % entspricht. Und in einer anderen Untersuchung (WIdO: *GKV-Arzneimittelindex. Arzneitherapie in der kassen- und vertragsärztlichen Versorgung* ..., 1985) konnte das WIdO nachweisen, daß ein Einsparpotential von 36 % hätte erzielt werden können, wenn 1983 lediglich von den 50 (!) verordnungsstärksten Arzneimitteln die preisgünstigsten gewählt worden wären. Noch etwas höher würde die Einsparungssumme ausfallen, wenn die verordnenden Ärzte auch bei dieser kleinen Zahl von Arzneimitteln auf solche mit zweifelhafter Wirksamkeit ganz verzichteten. Mittel- und längerfristig bieten sich somit im Verordnungsverhalten der Ärzte ganz beträchtliche Einsparungspotentiale an, wenn

– die bereits vorhandenen Möglichkeiten entschlossen und konsequent genutzt werden (Orientierung an der Preisvergleichsliste, verstärkte Generikaverordnung, vermehrte Verschreibung billiger Importarzneimittel etc.),

– neue Möglichkeiten (z. B. durch Erweiterung der Preisvergleichsliste, durch weitere Verbesserung der Transparenz des Arzneimittelangebots etc.) eröffnet werden,
– die Motivation der Ärzteschaft zu wirtschaftlicher Verordnung entscheidend verbessert wird.

Aus der Erfahrung und Erkenntnis, daß die mit Prüfungsverfahren verbundenen Sanktionen – ungeachtet der zweifelhaften Konstruktion der dabei praktizierten Datenorientierung – keine geeignete Grundlage für eine Motivation der Ärzte zu wirtschaftlichem Verhalten sind, wurde in unserem Gesundheitswesen schon lange über Alternativen nachgedacht (vgl. *Buchholz, E. H.:* „Sozialpolitik und Medizinstudium. Kostendämpfung schon im Hörsaal." In: ‚der arbeitgeber‘, H. 2/3, 1981), und der „Bayern-Vertrag" war auch ein nützlicher Versuch in der Praxis. Der Sachverständigenrat für die Konzertierte Aktion im Gesundheitswesen kommt in seiner Analyse der Arzneimittelversorgung in der Bundesrepublik ebenfalls zu der Schlußfolgerung, daß die Kassenärztlichen Vereinigungen (KVen) vermehrt Verfahren zur individuellen Beratung der Kassenärzte entwickeln und dabei auch Bonus- und Malussysteme einführen sollten, die über den Honorarverteilungsmaßstab abgewickelt werden könnten (*Gutachten 1987*, S. 96 f.). Dem ist uneingeschränkt zuzustimmen – allerdings mit der Ergänzung, daß es zweckmäßig wäre, die Landesverbände der GKV daran zu beteiligen, so wichtig gerade der Honorarverteilungsmaßstab den KVen ansonsten als Instrument für die Verteilung der Gesamtvergütung auch sein mag.

Die GKV, die jene 17 Mrd. DM für Arzneimittelausgaben im Jahre 1985 bezahlt, die nach dem Gesetz auch die gesundheitspolitische und ökonomische Verantwortung für die Verwendung der Beitragsgelder trägt, aber auf dem Arzneimittel„markt" so gut wie ohne Einfluß ist, hat klare Vorstellungen über Art und Größenordnung ihrer Entlastung in diesem Leistungsbereich. Im einzelnen nennt und bewertet sie (vgl. AOK-Bundesverband: *Standpunkt*, Nr. 1/1986) folgende Einsparpotentiale:

– verstärkte Verordnung von Generika (ca. 1 Mrd. DM pro Jahr);
– Aufwendungen der Pharmaindustrie für Pharmaberater, Arzneimittelmuster, Anzeigenwerbung u. ä. (ca. 5 Mrd. DM pro Jahr). Kein Wunder, daß der BPI gerade dieser Position heftig widerspricht; im Kern geht es allerdings um die Zuordnung der sog. wissenschaftlichen Informationen, also insbesondere der Kosten für die Pharmaberater, die allerdings auch nach der Auffassung des Sachverständigenrats (*Gutachten 1987*, S. 93) nicht zu Lasten der GKV gehen sollten;
– verstärkte Einfuhr preiswerter Parallelprodukte (ca. 2 Mrd. DM pro Jahr);
– Reduzierung des Anteils nicht verbrauchter Arzneimittel (ca. 1 Mrd. DM pro Jahr).

Summiert ergibt dies ein – zumindest theoretisches – Einsparpotential von ungefähr 50% der gesamten GKV-Ausgaben für Arzneimittel im Jahre 1985. Und es hat nichts mit Ideologie, Machtkampf o. ä. zu tun, wenn die Spitzenverbände der GKV sich bemühen, diese Einsparpotentiale so weit wie möglich zu realisieren: sie sind gesetzlich dazu verpflichtet! Wie chancenlos sie indessen in diesem Wettstreit mit völlig ungleichen Möglichkeiten sind, hat sich in den vergangenen Jahren oft und eindeutig genug erwiesen. Dennoch wird der um Verständnis für beide Seiten bemühte Gesundheitsökonom mit vorschnellen Urteilen zurückhaltend sein: Da ist ein Wirtschaftszweig, eingebettet in das Ordnungssystem einer freien Marktwirtschaft, dessen Unternehmen im Markt die gleichen Spielräume beanspruchen wie die Unternehmen anderer Sektoren auch – sei es in der Produktgestaltung, im Vertriebswesen, in der Preispolitik oder im Gewinnstreben. Dieses Selbstverständnis determiniert selbstverständlich auch Möglichkeiten und Grenzen der organisierten Interessenvertretung dieses Industriezweiges, des Bundesverbandes der Pharmazeutischen Industrie. Deshalb wird die „Individualität" unternehmerischen Bilanzdenkens stets dominieren über die „Solidarität" verbandspolitischer Verhaltensappelle; und deshalb ist auch das sonst gelegentlich probate Mittel freiwilliger Selbstbeschränkung (vgl. *Buchholz, E.H.:* „Gemeinschaftshilfe. Zur Kooperation von Staat und Wirtschaftsverbänden." In: (Ders.:) *Zwang zur Freiheit.* Tübingen, 1977) hier völlig untauglich!

Andererseits gehört aber zu diesem von der Wirtschaftsordnung gedeckten freien Spiel der Kräfte u.a. auch der Preiswettbewerb unter den Anbietern und eine angemessene Machtposition der Nachfrager. Beides ist auf dem Arzneimittel„markt" nicht gegeben; die Nachfrageseite ist extrem notleidend und zählt daher – wie etwa auch bei den Verbrauchern, Sparern, Mietern oder Steuerzahlern – zu den auf staatliche Unterstützung besonders angewiesenen „Schutzbereichen" (vgl. *Buchholz, E.H.:* „Schutzverbände. Die (un-)organisierten Schutzbedürftigen im modernen Verbändepluralismus". In: (Ders.:) *Zwang zur Freiheit.* Tübingen, 1977). Erschwerend kommt hinzu, daß der Branchenabsatz – unabhängig vom Preisverhalten der Anbieter – durch gesetzliche Regelungen weitestgehend garantiert ist, und zwar auch mittel- und längerfristig. Hat nun aber der Gesetzgeber die Nachfrage nach den Branchenprodukten gesetzlich geregelt und entsteht dadurch ein durch freiwillige Maßnahmen beider „Markt"partner unüberwindbares, permanentes Ungleichgewicht zu Lasten der Nachfrage, ist er aufgerufen, auch die Angebotsseite zumindest soweit gesetzlich zu ordnen, daß beide Seiten ihre Interessen so ausgewogen gegeneinander vertreten können, daß im betreffenden Bereich – hier der Arzneimittelversorgung – ein funktionsfähiger Mechanismus in Partnerschaft zustande kommt, ohne daß ein Partner den anderen anhaltend übervorteilen kann. Daß damit gewisse Freiheitseinbußen auf Anbieterseite einhergehen können, ist der offenbar unverzichtbare Preis für die der Branche zugutekommenden Vorteile. Will der Gesetzgeber diesen Weg nicht gehen, kann er – sofern er auch dabei nicht an der Lobby der Pharmaindustrie scheitert – Maßnahmen und Einrichtungen auf der Nachfrageseite (also der GKV) zulassen, die den Wettbewerb fördern und damit der auch von einigen Nationalökonomen erhobenen Forderung nach „mehr Markt" im Gesundheitswesen Rechnung tragen.

Für den Verkehr mit *Apotheken* bietet schon das geltende Recht gewisse Möglichkeiten, von denen einzelne Krankenkassen und GKV-Landesverbände auch bereits Gebrauch machen, um dort mehr Preiswettbewerb zu initiieren. Hier bekommen die betroffenen Apotheken z.T. auch das beharrliche Festhalten des Gesetzgebers an dem in der Apothekenbetriebsordnung verankerten Substitutionsverbot zu spüren, wonach die ausgehändigten Arzneimittel stets den Verschreibungen des Arztes zu entsprechen haben, was es dem Apotheker unmöglich macht, auch ein anderes Medikament zu verabreichen, das zwar in den Wirkstoffen mit der ärztlichen Entscheidung identisch, aber preiswerter ist. Die GKV-Spitzenverbände und die Spitzenverbände der Ärzteschaft prüfen z. Z. Verfahren, die auch ohne Modifizierung des Substitutionsverbotes Substitutionen ermöglichen; 4 Modelle werden bereits erprobt. Von der Standesführung der Apotheker wird das ganze Vorhaben dankbar begrüßt, weil die Fachkompetenz des Apothekers wieder in den Vordergrund gerückt würde und jeder Versicherte seine „Hausapotheke" wählte, der er sein Vertrauen entgegenbringt.

Diese Haltung der Bundesvereinigung Deutscher Apothekerverbände ist verständlich, denn obwohl nach dem Apothekengesetz den Apothekern die Sicherstellung der Arzneimittelversorgung obliegt, sind die Apotheker in Wirklichkeit Lieferanten ohne eigenen Ermessensspielraum, die keinen Einfluß darauf haben, welches Arzneimittel in welcher Menge und zu welchem Preis abgegeben wird: auf der Basis der völlig freien Preisfestsetzungen durch den Hersteller werden nach der Arzneimittelpreisverordnung zunächst die nach Preisstaffeln festgesetzten Großhandelszuschläge und danach die Apothekenzuschläge erhoben. Nach § 376 Abs. 1 RVO haben die Apotheken den Krankenkassen für die Arzneien einen Abschlag von den Preisen der Arzneitaxe in Höhe von 5% zu gewähren. Grundlage der Geschäftsbeziehungen mit den Krankenkassen sind sog. Arzneilieferungsverträge, die auf Bundesebene zwischen der Bundesvereinigung deutscher Apothekerverbände (ABDA) und dem Verband der Angestellten-Krankenkassen abgeschlossen werden und auf Landesebene zwischen den Landesapothekervereinen und den GKV-Landesverbänden.

In ihrem beruflichen Selbstverständnis befindet sich die Apothekerschaft in einer gewissen Identitätskrise, eng verbunden und mitbestimmt durch zunehmenden Wettbewerb und wachsende wirtschaftliche Schwierigkeiten: 1985 gab es in der Bundesrepublik 17 187 öffentliche Apotheken, wobei 294 Neueröffnungen 73 Schließungen gegenüberstanden. Nach Angaben der ABDA arbeiten bereits ca. 40% der Apotheken nicht mehr rentabel – trotz Erweiterung des Sortiments um Nichtpharmaka. Die starke Zunahme der Apothekendichte hat zu dieser Entwicklung sicher viel beigetragen; kamen 1957 noch 7650 Einwohner auf eine Apotheke, so waren es 1970 nur noch 5400 und 1985 gar nur noch 3550. Da ist es verständlich, wenn der ABDA-Präsident die Sicherung der Arbeitsplätze in Apotheken und für Apotheker als verbanspolitisches Ziel ganz obenan stellt, denn von den gegenwärtig ca. 11 000 Pharmaziestudenten wird wohl auch noch der größte Teil in die öffentlichen Apotheken drängen. Aber vielleicht sind bis dahin für die den Apotheken zugeschriebene „Sicherstellung der Arzneimittelversorgung" alte Funktionen reaktiviert und/oder neue eingeführt.

3 Versicherungseinrichtungen

Rechtliche Regelungen, Einrichtungen, Zahl und Struktur der Leistungsanbieter, Leistungsspektrum und Versorgungsstandard wären im Gesundsheitswesen der Bundesrepublik Deutschland in ihren überkommenen und gegenwärtigen Erscheinungsformen völlig undenkbar ohne die 1883 eingeführte Gesetzliche Krankenversicherung. Das wird rasch deutlich, wenn man sich vergegenwärtigt, welche Probleme dadurch entstehen können, daß zwischen die Erwartungen des Kranken und des Arztes die „Barriere der knappen Mittel" (Hans Töns) tritt (vgl. Abb. 9), die in ihrer Wirkung dadurch stark gemildert oder gar ganz aufgehoben wird, daß eine Krankenkasse diese Barriere – wie in Abb. 10 nach H. Töns dargestellt – überwindet. Von den ca. 220 Mrd. DM Gesamtausgaben für Gesundheit im weitesten Sinne im Jahre 1985 wurde genau die Hälfte – also 110 Mrd. DM – von der GKV aufgebracht.

Wie Abb. 11 ausweist, waren 1985 ca. 56,6 Mio. unserer Bevölkerung in der GKV gegen Krankheit versichert, darunter ca. 20,4 Mio. Familienangehörige und ca. 10,6 Mio. Rentner. Abb. 11 gibt auch Auskunft darüber, wie sich diese 56,6 Mio. Menschen auf die 1206 gesetzlichen Krankenkassen (Ortskrankenkassen, Betriebskrankenkassen, Innungskrankenkassen, Arbeiterersatzkrankenkassen, Angestelltenersatzkrankenkassen, Landwirtschaftliche Krankenkassen, Seekrankenkasse, Bundesknappschaft) in der Bundesrepublik verteilen und wie groß die Anteile der Bevölkerung sind, die der privaten Krankenversicherung (PKV) oder gar keiner Krankenversicherung angehören. Die Erfindung neuer, aber sehr aufwendiger Behandlungsmöglichkeiten und die allgemein sehr hohe Kostensteigerung im Gesundheitswesen sind wohl die Hauptursachen dafür,

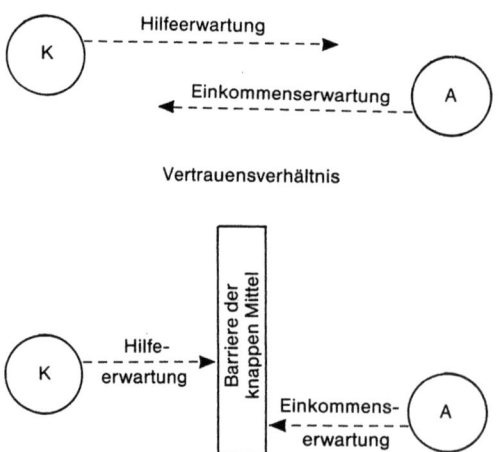

Abb. 9. Das Verhältnis Kranker–Arzt

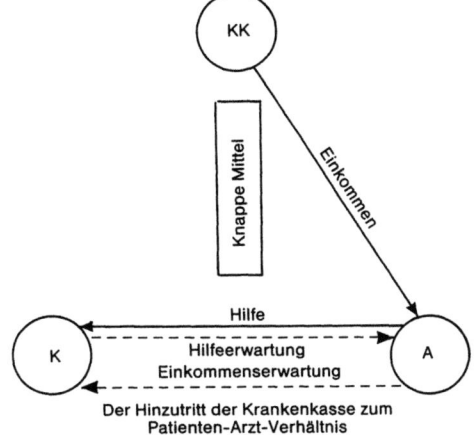

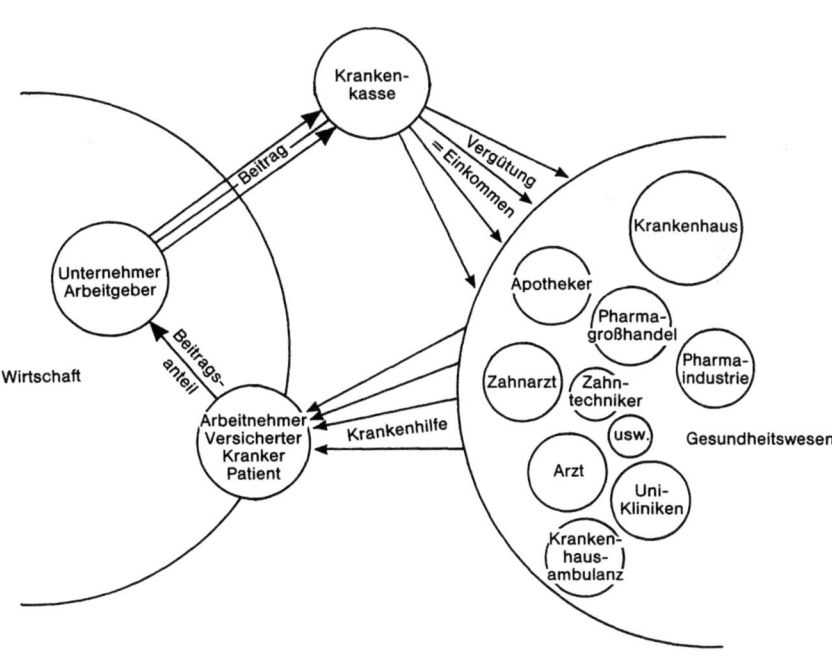

Abb. 10. Krankenkasse überwindet Barriere der knappen Mittel

daß das Risiko Krankheit immer unkalkulierbarer und daher auch von wohlhabenden Bürgern durch eine Versicherung abgedeckt wird.

Beim Kreis der Versicherten ist zu unterscheiden zwischen Pflichtversicherten und freiwillig Versicherten. Wer kraft Gesetzes pflichtversichert ist, regelt die RVO in den §§ 165 ff. (vgl. Abb. 12): Arbeiter sind grundsätzlich pflichtversichert. Angestellte, deren Jahresarbeitsverdienst 75% der jeweils geltenden Bei-

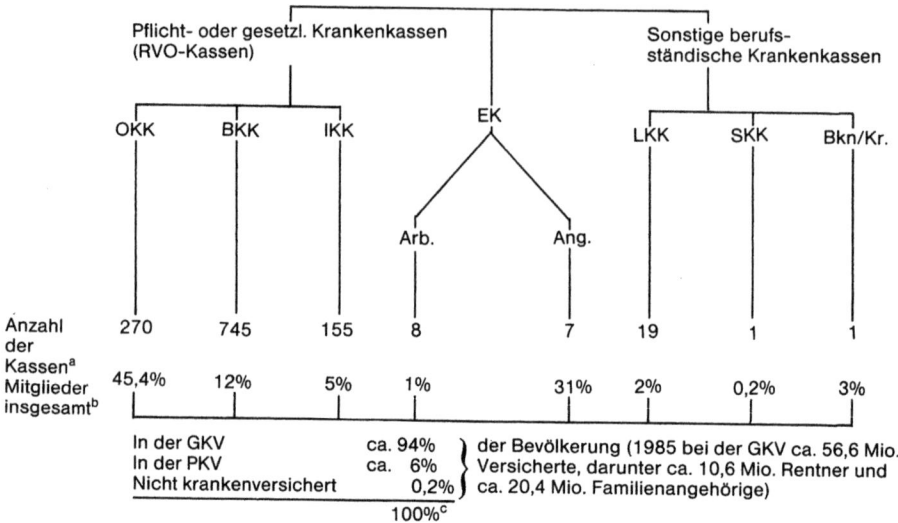

Abb. 11. KV-Träger

[*Quellen:*
[a] *BMA-Statistik*, 3/1986, Stichtag 1.09. 1985;
[b] *Statistisches Jahrbuch* 1985, S. 402, Mitgliederzahl 1983;
[c] nach Jäger, H.: *Einführung in die Sozialversicherung*, 9. Aufl, Berlin, 1986, S. 31]

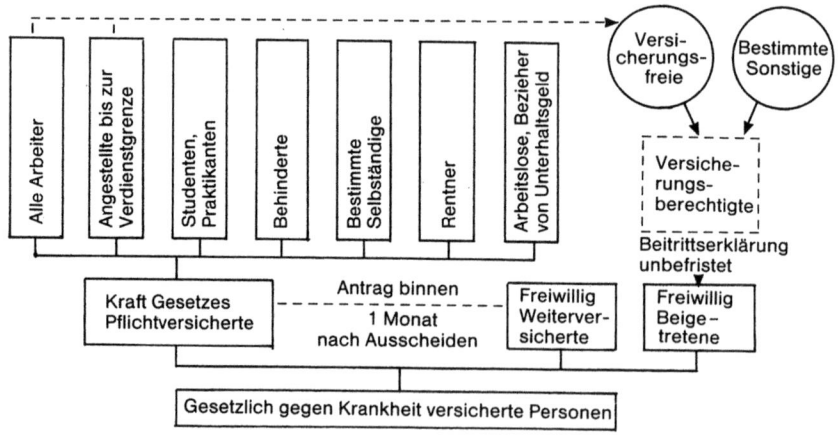

Abb. 12. Der versicherte Personenkreis

[*Quelle:* Jäger, H.: *Einführung in die Sozialversicherung*, 9. Aufl., Berlin, 1986]

tragsbemessungsgrenze der Rentenversicherung der Arbeiter übersteigt (vgl. Tabelle 9), können sich freiwillig weiterversichern lassen. Im groben Überblick sind etwa 30% der Bevölkerung Pflichtversicherte und ca. 10% freiwillig Versicherte; knapp 40% sind mitversicherte Familienangehörige und ca. 14% Rentner.

Tabelle 9. Versicherungspflichtgrenze für Angestellte (allgemeine Beitragsbemessungsgrenze in der GKV Jahreseinkommen in RM/DM)

Jahr	Beitragsbemessungsgrenze
1904	2 000 RM
1950	4 500 DM
1960	7 920 DM
1970	14 400 DM
1979	36 000 DM
1985	48 600 DM
1986	50 400 DM
1987	51 300 DM

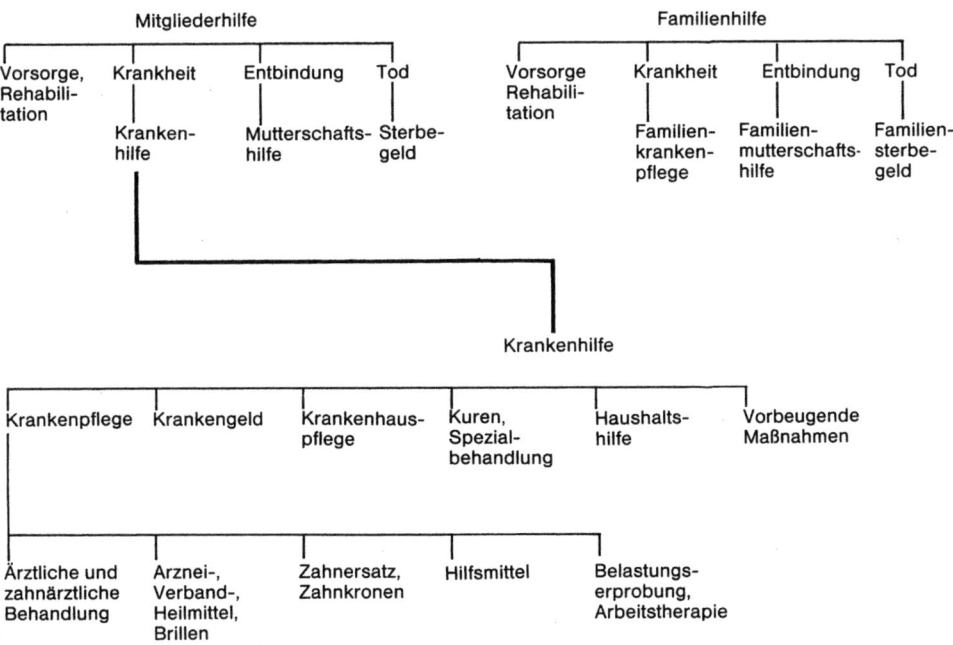

Abb. 13. KV-Leistungen

Die Leistungen der GKV – aufgeteilt in Sach- und Barleistungen – kommen im wesentlichen den Familienangehörigen und Rentnern in gleichem Maße zugute wie den Mitgliedern selbst, wobei das Krankengeld als Einkommenshilfe die wichtigste Ausnahme bildet. Wie umfassend dieser Leistungskatalog ist und welche Leistungsgruppen er im einzelnen umfaßt, zeigt Abb. 13. Er spiegelt nicht nur den medizinisch-technischen Fortschritt, sondern auch die Ausdehnung und Ergänzung des medizinischen Leistungsrahmens durch Gesetzgeber, Rechtsprechung und Selbstverwaltung. Das führte zu den in den Tabellen 10–12 dargestellten Veränderungen der Leistungsausgaben, woraus sich nach

Tabelle 10. Anteile der wichtigsten Leistungsarten an den Gesamtleistungsausgaben der GKV (in %), 1960 und 1984

Leistung	Jahr	
	1960	1984
1. Behandlung durch Ärzte	20,9	18,3
2. Behandlung durch Zahnärzte	8,2	6,4
3. Zahnersatz		7,1
4. Arzneimittel	12,2	15,0
5. Heil- und Hilfsmittel	–	–
6. Krankenhauspflege	17,5	32,0
7. Krankengeld	30,0	6,1
Anteile insgesamt	ca. 89	ca. 85

Tabelle 11. Veränderungen der Leistungsausgaben der GKV (in %)

Jahr	Leistung					
	GKV insgesamt	Ärzte	Zahnärzte, Zahnersatz	Arzneimittel	Krankenhauspflege	Krankengeld
1970/75 (∅)	16,9	13,2	25,2	13,0	20,9	12,4
1975/80 (∅)	5,4	4,3	8,4	5,3	4,5	6,3
1982/83	1,1	3,9	−1,5	1,4	2,6	−1,8
1983/84	7,37	6,2	4,5 +9,6	7,0	6,5	8,2

Steigerung der Grundlohnsumme (1984): 4,4%

und nach jene Struktur entwickelte, wie wir sie heute kennen und wie sie in Abb. 14 veranschaulicht werden soll. Dabei darf nicht unerwähnt bleiben, daß der Gesetzgeber die GKV mit dem Lohnfortzahlungsgesetz von 1970 auch sehr spürbar zu entlasten versuchte: bei krankheitsbedingter Arbeitsunfähigkeit des Arbeitnehmers mußte ab 1970 der Arbeitgeber das Bruttogehalt bis zur Dauer von 6 Wochen weiterzahlen, so daß Anspruch auf Krankengeld erst ab der 7. Woche die Krankenkasse belastete. Welche Entlastung das den Krankenkassen brachte, geht aus Tabelle 10 hervor: 1960 entfiel mit 30% auf das Krankengeld noch der mit Abstand größte Anteil an den Gesamtleistungsausgaben, während er 1984 mit nur noch 6% zu den kleinsten Leistungsarten zählte. Der größte Teil des hier durch Verlagerung zu Lasten der Arbeitgeber gewonnenen Einsparpotentials kam in den folgenden Jahren der Krankenhauspflege zugute (vgl. Tabelle 13a, b), deren Ausgabenanteil von 17,5% im Jahre 1960 auf 32% im Jahre 1984 anstieg, gefolgt von den Zahnärzten, die ihre Quote im gleichen Zeitraum von 8,2% auf 13,5% steigern konnten.

Die Erwartungen des Gesetzgebers, daß man mit gesetzgeberischen Maßnahmen wie dem Lohnfortzahlungsgesetz von 1970, mit dem Krankenversicherungskostendämpfungsgesetz von 1977, mit dem Krankenversicherungsergänzungsgesetz von 1982 oder mit den Haushaltsbegleitgesetzen von 1982, 1983 und 1984 nachhaltige Wirkungen zur Kostendämpfung erzielen und zur Beitragssatzstabilität beitragen könne, haben sich, wie Abb. 15 verdeutlicht, nicht

Tabelle 12. Durchschnittliche GKV-Beitragssätze (in %) und GKV-Ausgaben (in Mrd. DM) 1974–1985

Beitragssatz Ausgaben	Jahr												
	1974	1975	1976	1977	1978	1979	1980	1981	1982	1983	1984	1985	1986
Durchschnittlicher Beitragssatz [%]	9,5	10,4	11,0	11,4	11,4	11,8	11,4	11,8	12,0	11,8	11,4	11,8	12,2
Ausgaben insgesamt	51,8	60,99	66,56	69,82	74,79	81,06	89,83	96,39	97,2	100,69	108,67	114,11	119,58
Behandlung durch Ärzte	9,9	11,26	11,92	12,48	13,20	14,12	15,36	16,50	16,92	17,77	18,93	19,66	20,37
Behandlung durch Zahnärzte	3,4	4,13	4,30	4,61	4,97	5,22	5,52	5,94	6,07	6,30	6,56	6,66	7,14
Zahnersatz	2,1	4,18	5,31	5,40	5,75	6,47	7,35	8,10	6,99	6,66	7,34	7,66	6,87
Arzneien, Verband-, Heil- und Hilfsmittel aus Apotheken	7,9	8,90	9,64	9,85	10,65	11,37	12,57	13,63	13,78	14,45	15,54	16,60	17,60
Krankenhauspflege	15,2	17,53	19,26	20,46	21,87	23,25	25,47	27,32	29,60	30,97	33,22	35,05	37,45
Krankengeld	4,3	4,66	4,73	4,91	5,31	5,94	6,65	6,44	5,90	5,78	6,30	6,38	6,87
Verwaltungskosten	2,4	2,72	2,87	3,02	3,20	3,47	3,75	4,06	4,46	4,70	4,99	5,26	5,63

[*Quelle: A + S aktuell*, Nr. 6/1987, S. 4]

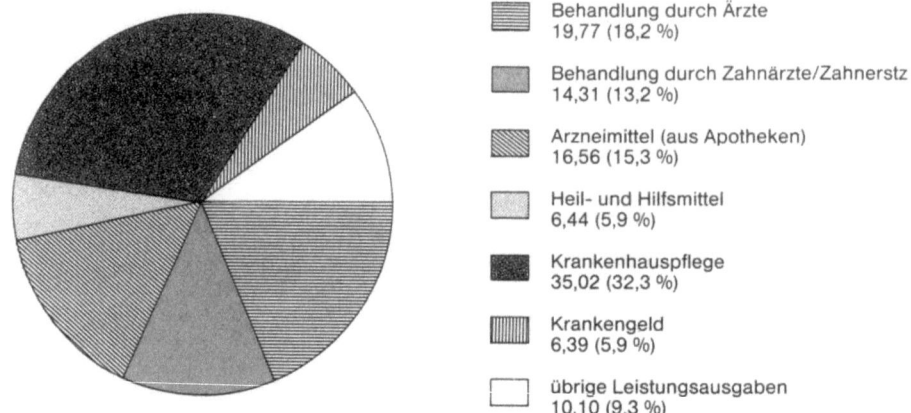

Abb. 14. Struktur der Leistungsausgaben
(Angaben in Mrd. DM bzw. in Anteilen [%] an den Leistungsausgaben insgesamt)

[*Quelle: Die Ortskrankenkasse* 9/1986, S. 264]

Tabelle 13. Kapazitäten der stationären Versorgung

a) Kennziffern der stationären Versorgung

Jahr	Kranken- häuser insgesamt	Akut- kranken- häuser	Sonder- kranken- häuser	Planmäßige Betten[a]	Stationär behandelte Kranke [Mio.]	Durch- schnittliche Verweildauer [Tage]
1970	3 587	2 441	1 146	683 254	9,3	24,9
1975	3 481	2 260	1 221	729 791	10,4	22,2
1983	3 119	1 868 (60%)	1 251 (40%)	682 747	11,6	18,6

[a] Planmäßige Betten sind solche Betten, die den Richtlinien der Länder für den Bau und die Einrichtung von Krankenhäusern entsprechen.
[*Quelle: Wirtschaft und Statistik* 6/1985, S. 482f.]

b) Krankenhäuser und planmäßige Betten nach Größenklassen

1983 gab es:	63,3%	mit bis zu 200 Betten	(25,5% der planmäßigen Betten)
an Krankenhäusern:	27,7%	mit 200–500 Betten	(38,4% der planmäßigen Betten)
	9,0%	mit mehr als 500 Betten	(36,1% der planmäßigen Betten)

[*Quelle: Daten des Gesundheitswesens*, Ausgabe 1985 (Hrsg. BMFJG), S. 255]

erfüllt: nach einem Zeitraum von 2–3 Jahren war das alte Beitragssatzniveau wieder erreicht oder gar überschritten; der Trend der durchschnittlichen Beitragssätze ist steigend! Noch gravierender waren die finanziellen Auswirkungen der Haushaltsbegleitgesetze 1982–1984: aus der Übersicht in Tabelle 14 ist klar zu erkennen, daß der erhofften Entlastung der GKV in Höhe von DM 1,3 Mrd. eine Belastung der Versicherten von DM 3,3 Mrd. und eine Entlastung der Arbeitgeber von DM 1,7 Mrd. gegenüberstanden. Dabei erwies sich die Belastung der Versicherten im angegebenen Ausmaß als die zuverlässigste Größe in

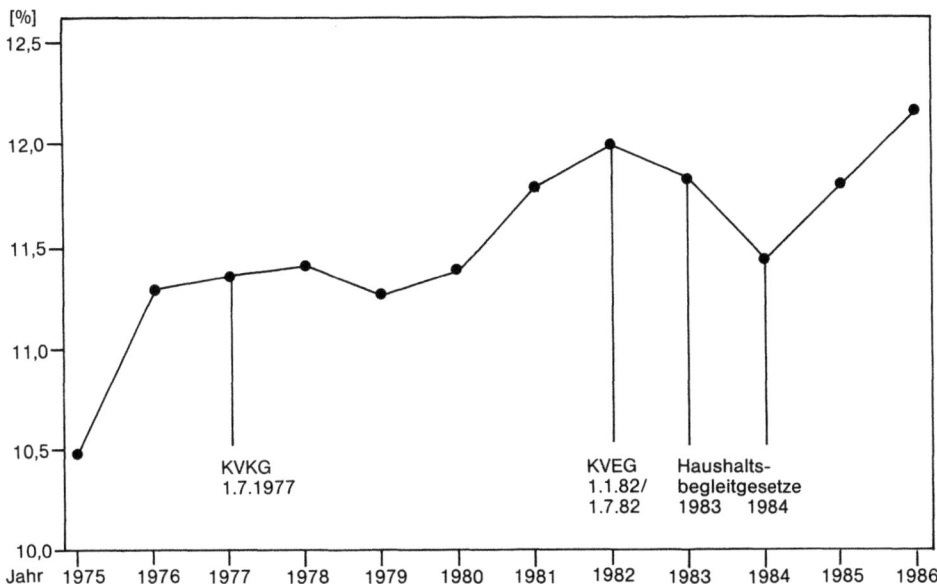

Abb. 15. Entwicklung der GKV-Beitragssätze 1975–1986 (●——●: allgemeiner Beitragssatz GKV; 1975–1985: Jahresdurchschnitt; 1986: 1.1.86)

[*Quelle:* bis 1985: BMA, *Arbeits- und Sozialstatistik,* Hauptergebnisse 1985, S. 159; 1986: *BMA-Statistik*]

diesen Schätzungen, ohne daß allerdings auch die erwarteten Steuerungswirkungen eintraten, für die die Selbstverwaltung in der GKV dieses Opfer zu akzeptieren bereit war. Daher kann es nicht überraschen, daß die GKV-Spitzenverbände bei ihren gemeinsamen Vorstellungen zu einer Strukturreform der GKV an weitere Selbstbeteiligungsregelungen betont restriktive Anforderungen stellen.

In den „Positionen und Forderungen der Spitzenverbände der GKV zur Strukturreform" von 1986/87 werden als vordringlichste Probleme mit akuten Auswirkungen auf die GKV die wachsenden Kapazitäten bei stagnierender Bevölkerung und die Verschiebung der Altersstruktur („Altenlast") gesehen. In der Tat entfallen ja nahezu 50% des Beitragsaufkommens auf Ausgaben für Rentner (25 Mrd. DM) und Familienangehörige (25 Mrd. DM). Ungeachtet dieser beträchtlichen Umverteilung wollen GKV-Kassen auch künftig an Solidarität, Sachleistung, Selbstverwaltung und am gegliederten System der GKV festhalten. Auch am versicherten Personenkreis soll nicht gerüttelt werden. Statt dessen werden wichtige Veränderungen auf der Leistungsseite gefordert:

- Ausgrenzung eines ganzen Katalogs versicherungsfremder Leistungen,
- strukturelle Budgetierung gegenüber allen Leistungserbringern,
- gesetzliche Befugnis zur freien Auswahl tatsächlich benötigter Leistungsangebote und Leistungserbringer (auch im Krankenhaus),

Tabelle 14. Finanzielle Auswirkungen gesetzgeberischer Maßnahmen in der gesetzlichen Krankenversicherung 1982 bis 1984

	Gesetzliche Krankenversicherung	Versicherte	Arbeitgeber
	in Mio. DM		
1982 **Krankenversicherungskostendämpfungs- Ergänzungsgesetz (KVEG)**			
• Erhöhung der Verordnungsblattgebühr von 1,– DM auf 1,50 DM je Arzneimittel	− 300	+ 300	
• Beteiligung bei Heilmitteln und Brillen je 4,– DM und bei Fahrkosten je 5,– DM	− 200	+ 200	
• Strukturelle Veränderung der Selbstbeteiligung beim Zahnersatz	− 175	+ 175	
• Begrenzung der Aufwendungen für Kuren in den Jahren 1982 und 1983 auf das Volumen von 1980	− 400		
1983 **Haushaltsbegleitgesetz 1983**			
• Einbehaltung von Beiträgen der Rentner durch die Rentenversicherung	+1200		
• Kostenbeteiligung bei Krankenhauspflege 5,– DM je Tag in den ersten 2 Wochen und bei Kuren 10,– DM je Tag für die Gesamtdauer	− 310	+ 310	
• Erhöhung der Verordnungsblattgebühr von 1,50 DM auf 2,– DM je Arzneimittel	− 300	+ 300	
• Ausgrenzung von sog. Bagatellarzneimitteln	− 300	+ 300	
Rentenanpassungsgesetz (RAG) 1982			
• Mehreinnahmen aus Beiträgen auf Versorgungsbezüge	−1200	+1200	
1984 **Haushaltsbegleitgesetz 1984**			
• Renten- und Arbeitslosenversicherungsbeiträge auf Krankengeld	+ 600	+ 740	
• Übertragung der Tbc-Behandlung von der Renten- auf die Krankenversicherung	+ 270		
• Einbeziehung der Bundesknappschaft in den KVdR-Ausgleich	+ 600		
• Beiträge auf einmalige Entgeltzahlungen (Weihnachts- und Urlaubsgeld)	−1000	+ 500	+ 500
• Beitragsausfälle in der KVdR durch verminderte Rentenzahlungen	+ 170		
Summe	−1345	+4025	+500
Entlastung der Beitragszahler durch Einsparungen (Beitragssatzsenkungen) der GKV		− 672,5	− 672,5
Netto-Be- und Entlastung	−1345	+3325,5	−172,5

Erläuterung: Minusbeträge = Entlastung bzw. Mehreinnahme; Plusbeträge = Belastung
[*Quelle:* BdO (Hrsg.): „Die AOK 1984. Statistischer und finanzieller Bericht", September 1985]

- direkte Verhandlungen mit Herstellern oder Herstellerzusammenschlüssen in der Arzneimittelversorgung,
- Einführung von Arzneimittelbudgets mit Bonus/Malus-Regelungen für Ärzte,
- bessere Voraussetzungen für mehr Transparenz des ärztlichen Handelns und wirksamerer Wirtschaftlichkeitsprüfungen,
- Sicherstellung der langfristigen Finanzierbarkeit der GKV,
- keine Einführung einer generellen Wahlfreiheit der Krankenkassenart für Pflichtversicherte,
- mehr Chancengleichheit zwischen GKV und PKV.

Nun sind die Gestaltungsspielräume der *Privaten Krankenversicherung (PKV)* im Vergleich zur GKV in der Tat beträchtlich größer, aber diese benötigt sie auch, denn sie erhält kein einziges Mitglied durch gesetzliche Zuweisung, sondern ausschließlich durch freiwilligen Beitritt kraft Vertrages. Und in dieser Vertragsgestaltung können sich die ca. 40 Unternehmen der PKV in Deutschland nicht an sozialpolitischen, sondern allein an betriebswirtschaftlichen Zielsetzungen orientieren, und zwar in jedem einzelnen Versicherungsverhältnis: Beitrittsalter, Geschlecht, Gesundheitszustand, Art und Umfang der Leistungen, Vertragsdauer etc. So ist jede Krankenversicherung bei der PKV eine Individualversicherung, der streng nach dem Äquivalenzprinzip auch immer eine bestimmte Höhe der Beiträge entspricht. Das macht die Krankenversicherung bei der PKV für Familien bei gleichem Versorgungsniveau in der Regel teurer als bei der GKV. Andererseits hat die PKV ein – auch für ihr wirtschaftliches Gesamtergebnis – sehr großes Versicherungspotential bei den Beamten: Beamte erhalten nämlich vom Staat eine Beihilfe zu den entstandenen Krankheitskosten in Höhe von 50–80% (je nach Familienstand) und brauchen daher nur noch die Differenz durch einen Vertrag mit einer Gesellschaft der PKV abzudecken, was mit einer Krankenkasse der GKV nicht möglich ist. Um die Beamten und Pensionäre des öffentlichen Dienstes noch stärker für die PKV zu gewinnen, wurden diesem Personenkreis im ersten Halbjahr 1987 sogar mit der Bundesregierung und dem Bundesaufsichtsamt abgestimmte Sonderkonditionen angeboten.

4 Berufliche Einrichtungen

Über Größenordnung und Entwicklung der Berufstätigen im Gesundheitswesen geben Tabelle 15 und Abb. 16 Auskunft.

Ärzte, Zahnärzte, Apotheker und auch Tierärzte zählen zu den sog. kammerfähigen Berufen mit der Folge, daß jeder Berufsangehörige aufgrund seiner Approbation kraft Gesetzes Pflichtmitglied der jeweiligen Kammer wird, die ihn einer besonderen Standesordnung und Ehrengerichtsbarkeit unterwirft und Pflichtbeiträge von ihm einzieht. Da die Grundkonstruktion in allen Heilberufskammern aufgrund einheitlicher Regelung des im jeweiligen Bundesland gültigen Heilberufsgesetz kaum Unterschiede ausweist, sei sie hier vornehmlich anhand der Ärztekammer dargestellt.

Das vom Gesetzgeber vorgeschriebene Leistungssprektrum in der Ärztekammer läßt sich in 4 Aufgabenbereichen zusammenfassen: Ordnungsaufgaben, Fortbildung, Versorgungs- und Fürsorgeeinrichtungen sowie politische Aufgaben.

Da der Gesetzgeber die Kammern verpflichtet, für die Erhaltung eines hochstehenden Berufsstandes zu sorgen und die Erfüllung der Berufspflichten zu überwachen, haben sie jeweils eine Berufsordnung, eine Weiterbildungsordnung und eine Notfalldienstordnung zu erlassen. Berufsrechtsverstößen muß

Tabelle 15. Berufstätige im Gesundheitswesen nach ausgewählten Berufen

Berufe	Jahr		Prognose	Veränderungsraten [%]
	1970	1983[a]	2000	1970–1983
Ärzte	99 654	147 467	257 000	+ 48
Zahnärzte	31 175	33 713	43 001	+ 8
Apotheker[a]	20 866	29 536	45 990	+ 42
Krankenschwestern und -pfleger	123 340	210 143	–	+ 70
Kinderkrankenschwestern	16 604	26 279	–	+ 58
Medizinisch-technische Assistenten	18 047	13 115	–	– 27
Pharmazeutisch-technische und Apothekerassistenten[a]	6 198	18 478	–	+198

[a] Ohne Saarland.
[*Quellen: Daten des Gesundheitswesens*, Ausgabe 1985 (Hrsg. BMJFG), S. 242; Lefelmann, G./Geißler, V.: „Das Ärzteangebot bis zum Jahr 2000", *Schriftenreihe des WIDO* (Hrsg.), Bd. 2, Bonn, 1978, S. 39 ff.; Lefelmann, G.: „Das Zahnärzteangebot bis zum Jahr 2000", WIDO (Hrsg.), Bonn, 1978, S. 84;
Beske, F./Rüschmann, H.H.: „Zur Problematik von Personalprognosen im Gesundheitswesen", Ludwig-Sievers-Stiftung (Hrsg.), Kiel, 1977, in: Grupp, R.: „Entwicklung der Ärztezahl", *Bundesarbeitsblatt* 12/1978, S. 544]

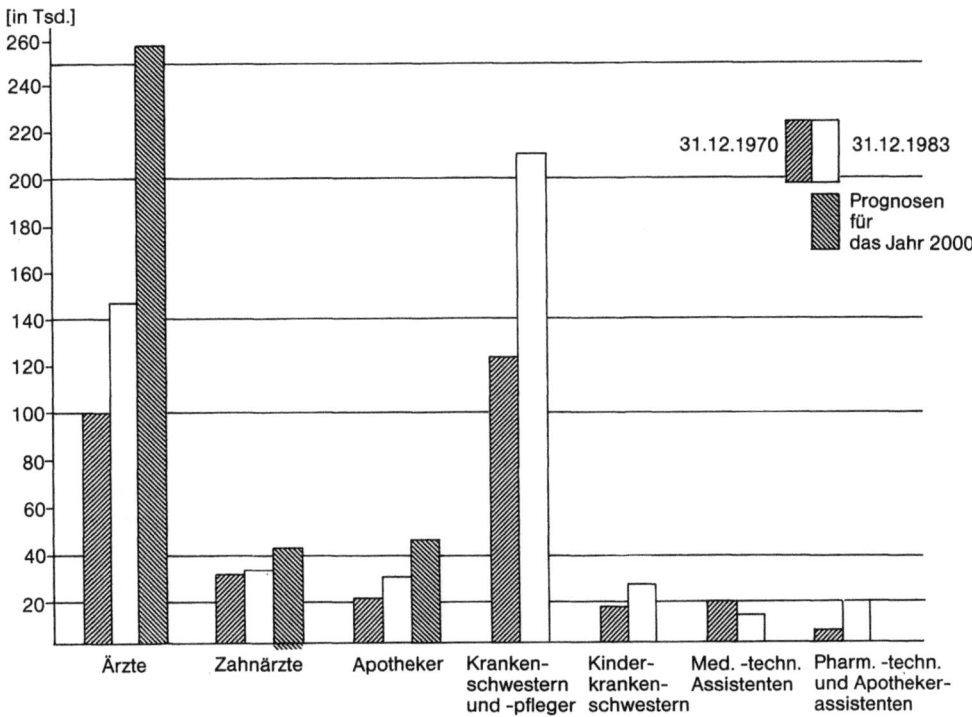

Abb. 16. Berufstätige im Gesundheitswesen nach ausgewählten Berufen

die Kammer nachgehen, wie dies auch gegenüber falschabrechnenden Ärzten geschieht, die in allen nachgewiesenen Fällen mit schweren berufsrechtlichen Konsequenzen rechnen müssen. Für Streitigkeiten zwischen Patienten und Ärzten haben viele Ärztekammern „Gutachterkommissionen für ärztliche Behandlungsfehler" eingerichtet, deren Verfahren für die Antragsteller kostenlos sind und sie bei unbefriedigendem Ausgang nicht hindern, doch noch vor Gericht zu gehen. Diese Gutachterkommissionen haben sich im Laufe der letzten 10 Jahre in den meisten Bundesländern – nicht zuletzt dank zahlreicher Entscheidungen zugunsten geschädigter Patienten – ein gutes Ansehen erwerben können, ohne jedoch die Notwendigkeit eines organisierten Patientenschutzes damit überflüssig zu machen. Bei den Zahnärztekammern ist die Einrichtung von Gutachterkommissionen gescheitert.

Zu den ganz zentralen Aufgaben der Kammern zählt die Fortbildung, um die Kammerangehörigen stets auf dem neuesten wissenschaftlichen Stand zu halten. Ob es an den Fortbildungsangeboten liegt oder/und an dem fehlenden Druck zur Teilnahme, mag dahinstehen; Tatsache ist, daß auch steuerlich begünstigte Fortbildungsveranstaltungen an Orten mit hohem Freizeitwert und die Gründung von Akademien für ärztliche Fort- und Weiterbildung bei vielen Kammern in Quantität und Qualität noch viele Wünsche an eine regelmäßige und qualifizierende Fortbildung insbesondere der Zahnärzte, aber auch der Ärzte, offen lassen. Gerade im Zusammenhang mit dem wachsenden Angebot junger Ärzte sollten zumindest die Kammern, wenn nicht auch der Gesetzgeber, für die Fortbildung strengere Maßstäbe setzen.

Die von den Kammern eingerichteten und – mittelbar – verwalteten eigenständigen Versorgungswerke (Renten wegen Berufsunfähigkeit, Altersrenten, Renten an Hinterbliebene) haben sich bewährt und werden von manchem Kenner höher eingeschätzt als die Gesetzliche Rentenversicherung.

Der ganz überwiegende Teil der Ärzte und Zahnärzte hatte aufgrund dieser gesetzlich eingeführten Versorgungswerke und aufgrund guter bis sehr guter (Zahnärzte) Einkommensverhältnisse in ihrem Erwerbsleben Gelegenheit, sich eine – auch dem beruflichen Standard angemessene – Altersversorgung aufzubauen, die ihnen einen finanziell völlig unbeschwerten Lebensabend gewährleistet. Berücksichtigt man zusätzlich noch die große Zahl junger Ärzte, die in freier Praxis wie im Krankenhaus immer schwerer eine angemessene berufliche Startmöglichkeit finden können („Ärzteschwemme") und mit bedenklichen Maßnahmen – und durchsichtigen Begründungen – jahrelang an der angestrebten Berufsausübung gehindert werden, ist es vollends unverständlich, weshalb es für Ärzte und Zahnärzte immer noch keine Altershöchstgrenze gibt, mit deren Erreichen sie die Berufstätigkeit einzustellen haben – auch in freier Praxis! Leider haben auch Staat und Gesetzliche Krankenkassen der Lobby der Ärzteschaft nicht widerstehen können und die in hohem Maße unkollegiale und unsoziale Bereicherung der alten Ärzte zu Lasten ihrer jüngsten Kollegen legalisiert, anstatt die Berufsausübung ab dem 65. Lebensjahr für alle Ärzte und Zahnärzte einheitlich zu unterbinden.

Im Rahmen ihrer politischen Aufgaben sind die Kammern gegenüber staatlichen Stellen zu Auskünften und zur Erteilung von Fachgutachten verpflichtet, wobei sie sich der gebotenen Sachlichkeit und Gewissenhaftigkeit zu befleißigen haben. Beim Erlaß von Gesetzen, Rechtsverordnungen und Verwaltungsvorschriften vertreten sie die Interessen ihrer Mitglieder im Rahmen der ihnen als Körperschaften öffentlichen Rechts gebotenen Möglichkeiten. Kein Raum besteht für allgemeinpolitische Äußerungen, Aufrufe oder Kampfmaßnahmen. Wenn eine (Zahn)ärztekammer oder Kassen(zahn)ärztliche Vereinigung dennoch solche Maßnahmen durchführt, handelt sie – wie auch die Rechtsprechung bestätigte – widerrechtlich und muß mit entsprechenden Sanktionen rechnen!

Völlig unverständlich ist, weshalb die Kammern und andere öffentlich-rechtliche Einrichtungen (wie KVen, Industrie- und Handelskammern, Handwerkskammern u. a.) zwar auf Landesebene klaren rechtlichen Bindungen unterliegen, während ihre mächtigen Zusammenschlüsse auf Bundesebene ohne jede rechtliche Verpflichtung oder Beschränkung gegenüber dem Bund sind: obwohl sie durch ihre Bezeichnungen – wie Bundes(zahn)ärztekammer etc. – den Eindruck zu erwecken versuchen, daß auch sie öffentlich-rechtlichen (Hoheits)status hätten, sind es in Wahrheit „eingetragene Vereine (e. V.)", die massiven politischen Druck ausüben dürfen, obwohl alle ihre Mitglieder rechtlich zwangsorganisierte und zwangsfinanzierte Einrichtungen sind. So können dann Bundesärztekammer und Bundeszahnärztekammer „Seit an Seit" mit den freien Berufsverbänden der Ärzte- und Zahnärzteschaft konzentriert gegen den Staat zu Felde ziehen, und neuerdings sind an solchen konzertierten Verbandsaktionen immer häufiger auch Kassenärztliche Bundesvereinigung (KBV) und Kassenzahnärztliche Bundesvereinigung (KZBV) als Körperschaften des öffentlichen Rechts beteiligt. Es ist hohe Zeit, daß der Gesetzgeber den Konstruktionsfehler beseitigt und auch Kammervereinigungen in Körperschaften öffentlichen Rechts überführt.

Und vielleicht könnte bei dieser Gelegenheit auch das Wahlverfahren zu den Kammerversammlungen überdacht und neu geregelt werden. Die traditionellen Listenwahlen haben die Kandidaten der freien Berufsverbände zu sehr bevorzugt und Minderheiten entsprechend benachteiligt. Wenn es oppositionellen Gruppierungen – insbesondere dem „Verband Demokratischer Ärztinnen und Ärzte" – dennoch gelang, inzwischen mit eigenen Kandidaten in 8 der 17 Ärztekammern vertreten zu sein, so läßt das wichtige Rückschlüsse auf die Haltung „der Basis" zur Kammerpolitik zu und ist eine klare Antwort auf die Meldung der größten Ärztekammer im Bundesgebiet, daß der 71jährige Präsident, der dieses Amt bereits seit 32 Jahren ununterbrochen innehat, mit überwältigender Mehrheit wiedergewählt wurde. In einer Reihe weiterer Ärzte- und Zahnärztekammern gibt es „Erbhöfe" mit zwar nicht gar so drastischer, aber auch noch beachtlicher Tradition! Und zudem vereinigen viele dieser Ehrenamtsträger oft über Jahre hinweg mehrere Ämter gleichzeitig auf sich – sei es in Körperschaften oder/und in freien Berufsverbänden.

Neben den Körperschaften mit Pflichtmitgliedschaft gibt es noch eine erstaunlich große Zahl ärztlicher Fachverbände (z. B. für Chirurgen, Internisten, Orthopäden etc.) sowie allgemeiner ärztlicher Verbände, deren Mitgliedschaft stets freiwillig ist und deren Interessen- bzw. Tätigkeitsbereiche oft schon aus ihren Bezeichnungen hervorgehen:

- Hartmannbund, Verband der Ärzte Deutschlands e.V. (vertritt Ärzte aller Berufsrichtungen),
- Verband der niedergelassenen Ärzte Deutschlands (NAV) e.V.,
- Verband der leitenden Krankenhausärzte Deutschlands e.V.,
- Verband der angestellten und beamteten Ärzte Deutschlands (Marburger Bund) e.V.,
- Gemeinschaft fachärztlicher Berufsverbände,
- Berufsverband der Praktischen Ärzte und Ärzte für Allgemeinmedizin Deutschlands e.V.,
- Deutscher Ärztinnenbund,
- Deutscher Kassenarztverband,
- Bundesverband der Ärzte des öffentlichen Gesundheitswesens,
- Verband deutscher Betriebs- und Werksärzte e.V.,
- Bundesverband der Knappschaftsärzte e.V.,
- Bundesverband der Vertrauensärzte und Rentenversicherungsärzte e.V.,
- Verband deutscher Badeärzte e.V.,
- Verband leitender Ärzte deutscher Privatkrankenanstalten,
- Bundesverband Deutscher Belegärzte.

Wie die Kassenärztliche Bundesvereinigung, so sind auch alle diese Verbände mit Sitz und Stimme im Präsidium des Deutschen Ärztetages vertreten. In einer informellen Arbeitsgemeinschaft stimmen auch Bundeszahnärztekammer, Kassenzahnärztliche Bundesvereinigung und Freier Verband Deutscher Zahnärzte (FVDZ) e.V. (der einzige freie Berufsverband der deutschen Zahnärzte mit einem entsprechend hohen Organisationsgrad) ihre Politik ab.

Die freien Berufsverbände nehmen – alles in allem – jene fachspezifischen, berufsspezifischen oder allgemeinen beruflichen Interessen wahr, zu denen die Körperschaften nicht befugt oder in der Lage sind. Das bedeutet aber keineswegs, daß sie sich mit solchen Funktionsnischen im Organisationsgefüge der deutschen Ärzte- und Zahnärzteschaft zufrieden geben. Vielmehr verstehen sie sich oft als personelle Rekrutierungsfelder für Körperschaftswahlen, gehen in den Gremien der Körperschaften je nach Interessenlage Koalitionen mit Vertretern anderer ärztlicher Berufsverbände ein, kontrollieren, unterstützen oder kritisieren die Arbeit der Körperschaften und sind sowohl in ihren internen Funktionsbereichen (Serviceangebote nur an Mitglieder) als auch in der externen Interessenvertretung gegenüber Dritten (Gewerkschaften, Arbeitgeberverbände, GKV-Verbände, Parteien, Parlamente, Regierung, Medien) eifrig bemüht, die Vorzüge einer Mitgliedschaft bei ihnen zu dokumentieren.

In der Ärzteschaft hat – wie oben gezeigt – selbst der Wettbewerb einer ansehnlichen Zahl freier Berufsverbände gewisse Verkrustungen in den meist heiß begehrten Ämtern der Körperschaften nicht verhindern können. Es ist leicht einzusehen, um wieviel kritischer die Situation für Amtsträger in den Körperschaften dann werden kann, wenn – wie in der Zahnärzteschaft – ein Einzelverband sämtliche freiverbandlichen Funktionen auf sich vereinigt. Dann können die Ämter in den Körperschaften Lehen dieses Verbandes werden, und dann kann es geschehen, daß ein Landesvorsitzender dieses Verbandes, ohne in eine Körperschaft gewählt zu sein, regelmäßig an den Vorstandssitzungen einer Körperschaft teilnimmt und dafür womöglich auch noch Sitzungsgeld von der betreffenden Körperschaft erhält (vgl. *Buchholz, E.H.:* „Der Freie Verband sägt an der Selbstverwaltung der Zahnärzte. Zunehmende Gleichschaltung in den Standesorganisationen." In: *Frankfurter Allgemeine Zeitung,* Blick durch die Wirtschaft, vom 09.10.1978).

Freie Berufsverbände sind gerade für die freien Berufe eine dringende Notwendigkeit in einer pluralistischen Gesellschaft und repräsentativen Demokratie. Aber wo der Staat wesentliche Existenzbereiche ihrer Herrschaft entzogen hat, sind die Grenzen um solche Schutzgebiete eher eng als weit zu ziehen.

5 Selbsthilfeeinrichtungen

In den letzten 10 Jahren ist in den industrialisierten Ländern eine starke Zunahme von Selbsthilfegruppen zu verzeichnen, doch machen ihre Mitglieder – in der Bundesrepublik gegenwärtig etwa 10 000 Menschen – nur einen Bruchteil aller von einem bestimmten Krankheitstyp Betroffenen aus. Von den Ansprüchen ihrer Mitglieder her waren viele dieser neuen Gruppen Versuche, Beratungs- oder Versorgungslücken auszufüllen oder unbefriedigende professionelle Versorgungsangebote durch Hilfreicheres zu ergänzen. Selbsthilfegruppen sind nämlich dann am wirksamsten, wenn sich ihre Mitglieder v. a. gemeinsam dafür einsetzen, Wissen über die jeweilige Krankheit zu erwerben, und lernen, mit dieser Krankheit umzugehen. Auch bei der Vermittlung sozialer Kontakte spielen sie eine große Rolle.

Gemeinschaftliche Selbsthilfe hat 5 wichtige Merkmale:
- Betroffenheit der Mitglieder durch ein gemeinsames Problem,
- keine oder nur geringe Mitwirkung professioneller Helfer,
- keine Gewinnorientierung,
- Selbst- und/oder soziale Veränderung als gemeinsames Ziel,
- gleichberechtigte Zusammenarbeit und gegenseitige Hilfe.

Von den in der Literatur unterschienen 7 Arten von Selbsthilfegruppen gehören von der Aufgabenstellung her nur 2 zur Selbsthilfe im Gesundheitswesen, nämlich die psychologisch-therapeutischen Selbsthilfegruppen und die medizinischen Selbsthilfegruppen. Zu den psychologisch-therapeutischen Selbsthilfegruppen zählen Zusammenschlüsse wie: Anonyme Alkoholiker, Frauenselbsthilfe nach Krebs, Anonyme Emotionelle etc. Medizinische Selbsthilfegruppen sind die Deutsche Rheuma-Liga, der Allergiker- und Asthmatikerbund, der Deutsche Blindenverband u.v.a. In der Regel handelt es sich um regionale oder lokale Kleingruppen mit folgenden Arbeitsinhalten: Information, Beratung, Erfahrungsaustausch, gegenseitige praktische Hilfe, Gespräche zur emotionalen Unterstützung, Förderung gesundheitsbezogener Aktivitäten, Kontakte und Geselligkeit, begrenzte Einflüsse nach außen. Soweit Selbsthilfegruppen auf Kontakte und Kooperationen mit professionellen Versorgungsträgern angewiesen sind, kommt es auch heute noch immer wieder zu Problemsituationen, zu deren Überwindung auf regionaler Ebene übergreifende Informations- und Kontaktstellen, Arbeitsgemeinschaften o.ä. ins Leben gerufen werden, die die Verbindung zu professionellen Vertretern des Gesundheitswesens herstellen und pflegen. Guten Rat zur Selbsthilfe erfahren Betroffene meist auch bei örtlichen Krankenkassen. Und von der Arbeitsgemeinschaft der Verbraucherverbände (AGV) in Bonn (Heilsbacherstraße 20) kann eine Broschüre bezogen werden, die alles Wissenswerte über Selbsthilfegruppen enthält.

Von den Selbsthilfegruppen zu unterscheiden sind deren Zusammenschlüsse zu Selbsthilfe*organisationen* (Verband, Bund, Vereinigung, Gesellschaft etc.), die die Selbsthilfegruppen v. a. durch überregionale Interessenvertretung gegenüber Behörden, Sozialleistungsträgern, Wissenschaftlern etc. unterstützen.

So hat sich in wenigen Jahren durch neue Krankheitsbilder, durch neue Situationen der Betroffenheit, durch ein neues Patientenbewußtsein und nicht zuletzt auch durch Versorgungslücken im institutionalisierten System dank der Initiativen Betroffener in ganz informeller Art ein völlig neues Systemelement in unserem Gesundheitswesen entwickelt, das sich durch große Effizienz und Effektivität auszeichnet und das Ärzte, Wissenschaftler und Gesundheitspolitiker ebensowenig mehr missen möchten wie die Bürger, auch wenn sie (noch) nicht zu den Betroffenen zählen.

6 Supra- und internationale Regelungen und Einrichtungen

Auf der Grundlage des Vertrages zur Gründung der Europäischen Gemeinschaft für Kohle und Stahl (EGKS) von 1951 und des Vertrages zur Gründung der Europäischen Wirtschaftsgemeinschaft (EWG, heute: EG) von 1957 wurden neben den wirtschaftlichen auch zahlreiche Regelungen zur sozial- und gesundheitspolitischen Harmonisierung in den Mitgliedstaaten eingeführt. Sie dienten u. a. dem Ziel der Freizügigkeit bei der Berufsausübung auch der Heilberufe mit der Folge, daß z.B. die Berufsvertretungen der deutschen Zahnärzte heute heftige Klagen darüber führen, daß ihnen durch Niederlassungen von Kollegen aus EG-Ländern immer mehr unerwünschte Konkurrenz erwachse.

Ferner ist im Bereich der Europäischen Gemeinschaft in den letzten 30 Jahren eine große Zahl von Forschungs- und Entwicklungsaktivitäten im Gesundheitswesen in Angriff genommen worden. Im gegenwärtigen Forschungsprogramm laufen insgesamt 30 solcher Projekte, durchgeführt von ca. 1 200 Teams aus allen Mitgliedstaaten. Einige Projekte haben bereits gute Ergebnisse gebracht (z.B. im Strahlenschutz) oder lassen solche erwarten. Ab 1987 sollen ca. 70 neue Projekte aufgelegt werden, die sich schwerpunktmäßig v.a. mit Krebserkrankungen und der Immunschwäche AIDS befassen, um für deren Erforschung auch internationale Erfahrungen verstärkt nutzen zu können.

Vermehrte Anstrengungen wollen die EG-Gremien künftig auch zur Beseitigung bestehender Wettbewerbsverzerrungen auf den Arzneimittelmärkten unternehmen, die v.a. durch ein Nebeneinander von administrierten und freien Preisen sowie durch mangelnde Transparenz bewirkt würden. Erlösausgleiche, so räumte auch die Bundesregierung im Herbst 1986 ein, suchten die Pharma-Unternehmen hauptsächlich auf dem Markt der Bundesrepublik. Aber der von der EG-Kommission vorgelegte Richtlinienentwurf zur Preisfestsetzung für Arzneimittel muß erst noch den EG-Ministerrat, das Europäische Parlament und den Wirtschafts- und Sozialausschuß passieren, bevor er verabschiedungsreif ist und danach zu Änderungen geltender Rechtsvorschriften in einigen Mitgliedstaaten führen könnte, was selbst nach Einschätzung der EG-Kommission nicht vor dem Jahr 2000 der Fall sein wird!

Die bedeutendste und größte internationale gesundheitspolitische Einrichtung ist die „World Health Organization" (WHO), deren Satzung auf der internationalen Gesundheitskonferenz 1946 verabschiedet wurde und die 1948 als Organisation der UN mit Sitz in Genf gegründet wurde. Diese von 166 Mitgliedstaaten getragene Weltgesundheitsorganisation hat seit ihrer Gründung ein breites Aufgabenfeld entwickelt und widmet sich hauptsächlich der Unterstützung der Medizinalausbildung besonders in Entwicklungsländern, der Beratung und Hilfe bei der Einrichtung von Gesundheitsdiensten, bei der Bekämpfung weit verbreiteter Krankheiten und bei der Besserung der hygienischen Verhältnisse. Ferner ist sie bemüht um die Vermittlung eines weltweiten Erfahrungsaustausches in allen Gesundheitsfragen, um die Veröffentlichung fachbezogener Statistiken und um die Finanzierung von Forschungsvorhaben. Da die Maßnahmen der WHO in Entwicklungsländern v. a. infolge der knappen Ressourcen oft nicht zu den wünschenswerten Erfolgen führen, vergibt die Weltbank seit 1980 auch Kredite für Projekte im Gesundheitswesen in Ländern der Dritten Welt und konnte damit nicht nur wichtige Erfahrungen sammeln, sondern in zahlreichen Entwicklungsländern auch wertvolle Impulse geben für eine effizientere und effektivere Gesundheitspolitik.

Daß es der WHO wirklich um die Gesundheit der ganzen Menschheit geht, unterstrich die Mitgliederversammlung 1977, indem sie sich einmütig zu dem Motto „Gesundheit für alle" bekannte, dem sich 1984 auch die 32 europäischen Mitgliedstaaten für eine besser koordinierte Gesundheitspolitik in Europa anschlossen. Zumindest programmatisch brachte für die Gesundheitsversorgung der Entwicklungsländer jedoch die 1978 von allen Mitgliedstaaten der WHO und der UNICEF verabschiedete Deklaration von Alma Ata den entscheidenden Durchbruch: alle Länder einigten sich darauf, daß bis zum Jahr 2000

- die primäre Gesundheitsversorgung der Milliarden armer Menschen in Entwicklungsländern zu gewährleisten sei,
- man sich auf die wichtigsten gesundheitlichen Probleme konzentrieren
- und diese durch einfache, von den betroffenen Ländern erschwingliche Einrichtungen lösen soll.

Inzwischen sind fast 10 Jahre vergangen. Und wenn man beobachtet, welche großen Probleme das Regionalbüro Europa der WHO in Kopenhagen damit hat, das 1984 verabschiedete Konzept für eine erste gemeinsame europäische Gesundheitspolitik – manifestiert in 38 ergebnisorientierten Zielen – einer Realisierung näherzubringen, wird es sicher größter Anstrengungen bedürfen, die noch weit über das Jahr 2000 hinausreichen werden, um dem hohen Anspruch einer „Gesundheit für alle" weltweit gerecht werden zu können.

7 Selbstverwaltung

Selbstverwaltung ist kein Privileg des Gesundheitswesens. Vielmehr findet man die Selbstverwaltung in fünf völlig unterschiedlichen Lebensbereichen; das sind:

1) die kommunale Selbstverwaltung mit den entsprechenden Organisationsformen in Städten und Gemeinden,
2) die wirtschaftliche Selbstverwaltung mit Industrie- und Handelskammern, Handwerkskammern und Landwirtschaftskammern,
3) die kulturelle Selbstverwaltung mit körperschaftlich organisierten Institutionen – wie z.B. den Universitäten,
4) die Selbstverwaltung bestimmter Berufsgruppen mit körperschaftlich organisierten Kammern: z.B. für Architekten, Rechtsanwälte und Notare, Wirtschaftsprüfer und Steuerberater, Ärzte, Zahnärzte, Apotheker und Tierärzte,
5) die Selbstverwaltung in den Einrichtungen der sozialen Sicherung: Rentenversicherung, Unfallversicherung, Arbeitslosenversicherung und Gesetzliche Krankenversicherung.

Das Grundprinzip der Selbstverwaltung besteht darin, daß der Staat auf bestimmte Zuständigkeiten und Aufgabenbereiche verzichtet und diese auf entsprechende Gruppierungen der Gesellschaft (Gemeinde, Wirtschaftszweig, Berufsgruppe etc.) überträgt. Dazu errichtet er kraft Gesetzes für jede dieser Gruppen eine Institution (z.B. eine Kammer, eine Kassenärztliche Vereinigung oder eine Gesetzliche Krankenversicherung), die damit Träger mittelbarer Staatsgewalt und Staatsverwaltung wird und deren Rechte und Pflichten genau vorgegeben sind. Damit auch alle Angehörigen einer Gesellschaftsgruppe in den Genuß der Leistungen der jeweiligen Selbstverwaltungseinrichtung kommen können, werden sie gesetzlich zur Mitgliedschaft verpflichtet (Kammerzugehörigkeit, Pflichtversicherte in der GKV). Und damit andererseits jede Selbstverwaltung ihre Aufgaben autonom und autark erfüllen kann, darf sie eine eigene Satzung erlassen, und die Pflichtmitglieder wählen die Ehrenamtsträger in die verschiedenen Organe und Gremien aus ihren eigenen Reihen, stellen ihnen aber kraft gesetzlicher Finanzhoheit über Pflichtbeiträge auch die für die Erfüllung der Aufgaben notwendigen finanziellen Mittel zur Verfügung, die u.a. dazu dienen, jede Selbstverwaltung mit einer fachlich kompetenten, leistungsfähigen Verwaltung auszustatten. Der Staat beschränkt sich auf die bloße Rechtsaufsicht, indem er darauf achtet, daß in den Selbstverwaltungen nicht gegen Gesetz und – genehmigungsbedürftiges – Satzungsrecht verstoßen wird.

Der Aufgabenbereich der Kammern wurde im Abschnitt 4 über die „Beruflichen Einrichtungen" bereits knapp skizziert. Dennoch hat selbst das einzelne Kammermitglied oft keine richtige Vorstellung darüber, wie groß die Zahl der

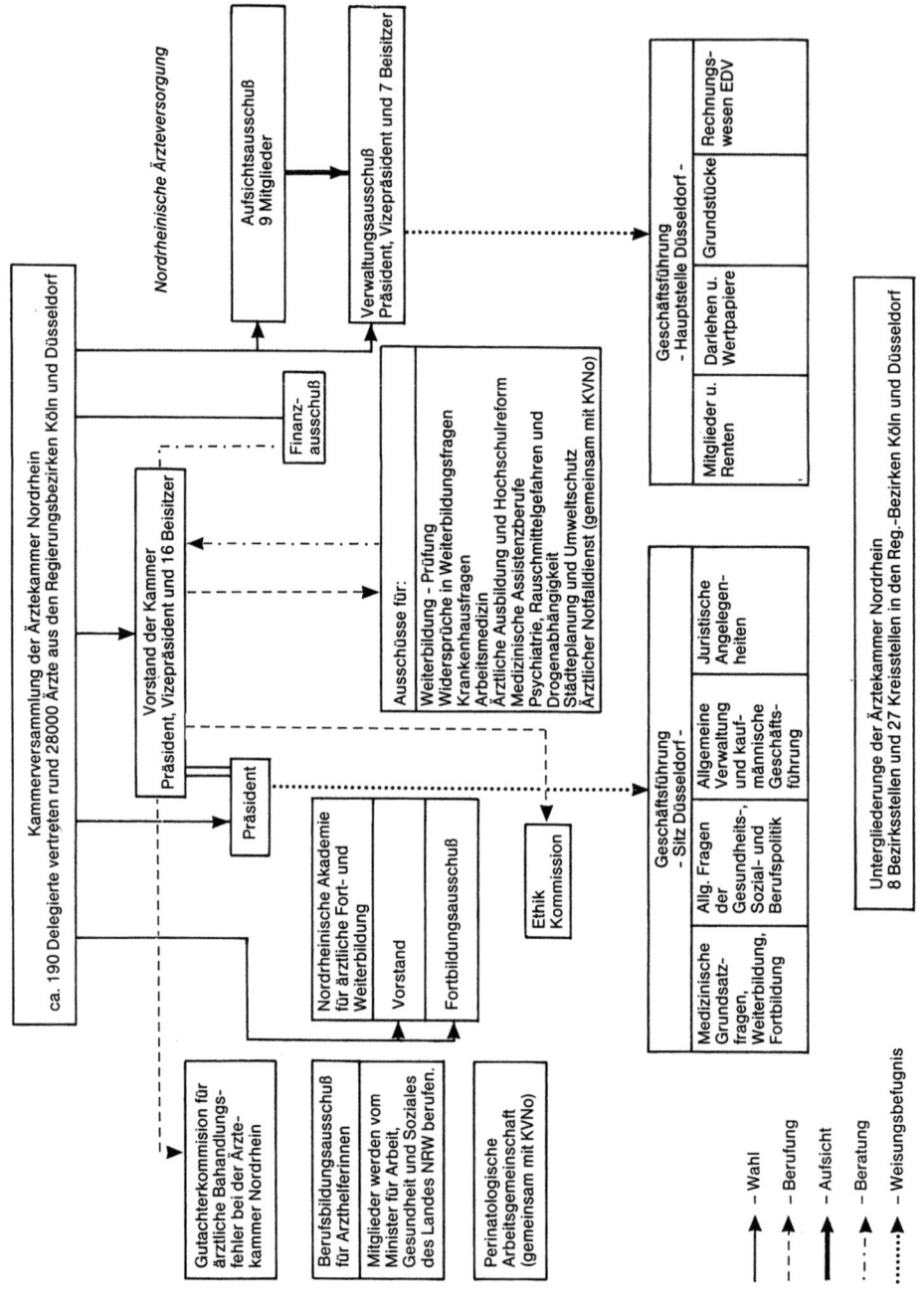

Abb. 17. Einrichtungen der Ärztekammer Nordrhein

Ausschüsse, Kommissionen und Arbeitsgemeinschaften ist, deren Arbeit Präsident und Kammervorstand ebenso zu koordinieren und zu überwachen haben wie die Tätigkeit in den Bezirks- und Kreisstellen. Abb. 17 vermittelt dazu am Beispiel der Ärztekammer Nordrhein einen wenigstens oberflächlichen Überblick.

Ähnlich sehen die Orgagramme Kassenärztlicher Vereinigungen aus. Die KV Westfalen-Lippe z.B. unterhält eine sog. Landesstelle als Geschäftsstelle des Vorstands, die zugleich Sitz der Geschäftsführung ist. Daneben bestehen 2 Verwaltungsstellen, denen jeweils 4 bzw. 7 Bezirksstellen angeschlossen sind. Damit will man bei der Betreuung der Kassenärzte so ortsnah wie möglich sein. Dennoch ist es für den einzelnen Arzt nicht immer leicht herauszufinden, an welche Stelle er sich mit welchem Anliegen zu richten hat. So ist z.B. für Zulassungs- und Arztregisterangelegenheiten die Landesstelle zuständig, für Niederlassungsangelegenheiten die jeweilige Bezirksstelle und für Abrechnungsangelegenheiten eine der beiden Verwaltungsstellen.

In den 4 Grundsäulen der sozialen Sicherung war die Selbstverwaltung von Anfang an ein konstitutives Konstruktionselement und ist es bis heute geblieben: In § 29 Sozialgesetzbuch IV hat der Gesetzgeber sich so deutlich zur Selbstverwaltung bekannt, daß er – wie auch das Bundesverfassungsgericht anerkennt – den Selbstverwaltungsgrundsatz zu einem tragenden Organisationsprinzip des bestehenden Sozialversicherungssystems erhoben hat. Daran ist immer wieder zu erinnern, wenn über Reformmodelle in der Sozialversicherung *ohne* Selbstverwaltung spekuliert wird.

Verglichen mit Renten-, Unfall- und Arbeitslosenversicherung ist das Gewicht der Selbstverwaltung in der Gesetzlichen Krankenversicherung sicher am größten: sie kann für ihre Versicherten über die Satzungen neben den gesetzlichen Regelleistungen noch Mehrleistungen anbieten, sie hat volle Finanzhoheit und im Vertragsrecht sowie in der gemeinsamen Selbstverwaltung Gestaltungs- und Entscheidungsspielräume für die Versorgung der Bevölkerung mit Gesundheitsleistungen – und damit zur Mitbestimmung des Versorgungsniveaus –, denen in den anderen Bereichen der Sozialversicherung Vergleichbares nicht gegenübersteht. Immer wieder werden jedoch auch Zweifel laut, ob die Selbstverwaltung in der GKV die ihr gebotenen Möglichkeiten auch hinreichend nutzt – und worauf solche Enthaltsamkeit zurückzuführen sein könnte.

Eine erste Überlegung in diesem Zusammenhang wird sicher bereits dem Zustandekommen und der Zusammensetzung der Selbstverwaltungsgremien in der GKV gelten müssen: allein die Gremien der Ersatzkassen sind nur mit Vertretern der Versicherten besetzt, die Bundesknappschaft ist es zu $2/3$ mit Versicherten und zu $1/3$ mit Arbeitgebern, während Vertreterversammlung und Vorstand in den Orts-, Betriebs- und Innungskrankenkassen sich paritätisch, d.h. je zur Hälfte aus Versicherten und Arbeitgebern, zusammensetzen (vgl. Abb. 18). Wann immer von „Vertretern der Versicherten" die Rede ist, handelt es sich, zumindest bei den Orts-, Betriebs- und Innungskrankenkassen, in der Regel um Vertreter der Gewerkschaften. Und damit die einzelnen Gewerkschaften bei den alle 6 Jahre stattfindenden Sozialwahlen nicht gegeneinander um die Stimmen der Versicherten wetteifern müssen, einigen sie sich untereinander auf eine „Einheitsliste", bei der dann die darauf Vorgeschlagenen als gewählt gelten.

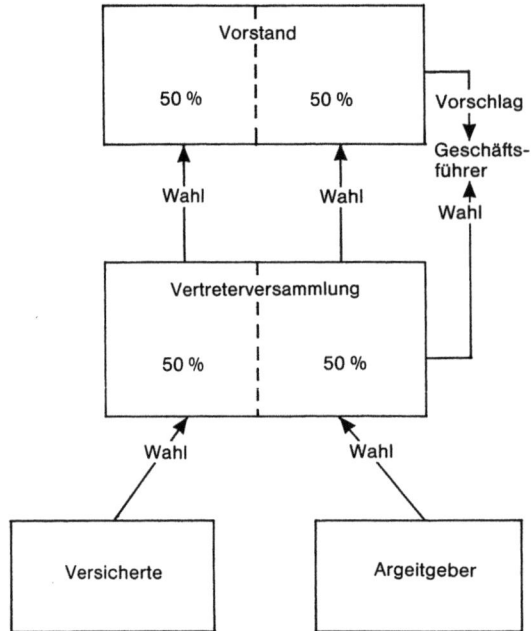

Abb. 18. Gremien der GKV

Solche „Friedenswahlen" fanden bisher bei allen seit 1953 abgehaltenen Sozialwahlen auch auf Arbeitgeberseite statt, die stets nur eine Vorschlagsliste einreichte. Frage: Erfüllt diese Praxis wirklich den Sinn der Sozialwahlen, in denen die Versicherten und ihre Arbeitgeber darüber bestimmen sollen, wer für die nächsten 6 Jahre *ihre Interessen* in den Vertreterversammlungen der GKV vertritt? Welchen Sinn haben Sozialwahlen für Versicherte, wenn ihnen ihre Kandidaten und deren Programme, falls sie solche haben sollten, nicht bekannt sind, wenn sie nicht mit ihnen diskutieren können, wenn die Gewählten während ihrer Amtszeit praktisch keiner Kontrolle unterliegen und ihre Wiederwahl mit ihrer Amtsausübung in keinem Zusammenhang steht? Der gelegentliche Hinweis auf die angebliche Kontrolle der Ehrenamtsträger durch die „entsendenden" Organisation – Gewerkschaften oder Arbeitgeberverbände – stößt ebenfalls ins Leere, wenn man allein den hohen Anteil der Pensionäre, insbesondere in den Vorständen, berücksichtigt.

So darf man sich nicht wundern, wenn die Wahlbeteiligung trotz steigender Sozialversicherungsbeiträge und beträchtlicher Zusatzbelastungen der Versicherten seit 1974 bei ca. 44% stagniert.

Eine weitere Überlegung im Zusammenhang mit Zweifeln an praktizierter Stärke der GKV-Selbstverwaltung resultiert gleichsam aus der ersten: GKV-Vorstände, die wie beschrieben zustandekommen und zusammengesetzt sind, unterliegen mangels kritischer Begleitung ihrer Politik auch keinen Handlungszwängen, wie sie etwa ärztlichen oder gar zahnärztlichen Organisationen eigen sind. Das gilt insbesondere für ihr Auftreten gegenüber dem Gesetzgeber und für ihr Verhältnis zur staatlichen Aufsicht. Eigene programmatische Konzeptionen brauchen lange Entwicklungs- und Entscheidungswege, sind im Ergebnis meist halbherzige Kompromisse und werden daher häufig auch mehr von der Verwaltung vorbereitet und öffentlich vorgetragen als von der Selbstverwaltung. Wie immer dann das Ergebnis des Gesetzgebers ausfällt: es könnte, sollte es wirklich einmal nötig werden, gegenüber der eigenen Organisation stets so dargestellt werden, daß man es so akzeptieren müsse, weil der Einfluß anderer Gruppen stärker oder/und ein anderer Kompromiß in der Selbstverwaltung nicht möglich war.

Das unterstreicht die eminent starke Stellung der Verwaltung in der GKV im Vergleich etwa zur Verwaltung in den Körperschaften der Heilberufe. Ungeachtet der Stellung des Geschäftsführers in der GKV kraft Gesetzes sind auch Verständnis und Selbstverständnis der Verwaltung hier und dort grundverschieden: Betrachten die Selbstverwaltungen der Heilberufe ihre Verwaltungen mehr oder minder als notwendiges Übel („unsere Angestellten"), so genießen sie in der GKV dank ihrer Fachkompetenzen und ihrer Tradition so große Achtung, daß auch in allen Beratungsgremien der Verbandsvorstände Mitglieder der Verwaltung vertreten sind und eigene Verwaltungsgremien – wie Kommissionen der Fachreferenten oder der Geschäftsführer – Entscheidungen der Vorstände vorbereiten. Diese Umstände und die natürlichen Schwächen der Selbstverwaltungsgremien erlauben die Feststellung, daß in der Selbstverwaltung der GKV die Entscheidungen mehr nach Fach- und Sachaspekten getroffen werden als nach (sozial- oder gesundheits-)politischen. Das braucht keineswegs (immer) von Nachteil zu sein, kann aber eine Erklärung dafür geben, weshalb sich andere Organisationen von Fall zu Fall mit ihren Anliegen beim Gesetzgeber, bei der Aufsicht oder in der Öffentlichkeit besser durchsetzen können als die GKV, und weshalb sich die GKV-Selbstverwaltung mehr oder minder damit zufriedengibt, den hauptsächlich vom Gesetzgeber und von der Rechtsprechung bestimmten Leistungskatalog zu finanzieren. Da jedoch Politiker immer wieder neue Leistungen einführen oder alte aufbessern werden – schon aus politischen Zwängen heraus –, ohne sich über deren Finanzierung den Kopf zerbrechen zu müssen, können sie auf die Selbstverwaltung in der GKV nicht verzichten.

Mit diesen kritischen Anmerkungen soll indessen lediglich angeregt werden zu überlegen, wie die Effektivität der GKV-Selbstverwaltung gesteigert und ihre Akzeptanz insbesondere bei den Versicherten verbessert werden könnte. Eine Abschaffung der Selbstverwaltung kommt nicht in Betracht, denn zur Selbstverwaltung gerade im Gesundheitswesen gibt es trotz ihrer unbestreitbaren Nachteile und Mängel keine Alternative.

8 Reform des Gesundheitswesens

Gleich im ersten Referat der folgenden Vortragsreihe wird von berufener Seite die Qualität unseres Gesundheitswesens in der Bundesrepublik Deutschland zu würdigen versucht, wobei auch schon auf bestimmte Schwachstellen und auf Möglichkeiten zu deren Überwindung hingewiesen wird. Ähnliche Berührungen mit der aktuellen Reformdiskussion werden sich aus der Sicht des jeweiligen Sektors auch in den anderen Vorträgen ergeben. Es erscheint daher geboten, die wesentlichsten Inhalte dieser Reformdiskussion schon an dieser Stelle in einem strukturierten Überblick darzustellen. Dabei kann davon ausgegangen werden, daß über die Hauptursachen der Ausgabensteigerungen, der Beitragssatzerhöhungen, der Dysfunktionen in den verschiedenen Leistungs- und Versorgungsbereichen etc. unter den Partnern und Parteien dieses Gesundheitswesens weitgehend Einigkeit besteht. Vielmehr soll deutlich zu machen versucht werden, welche Vorschläge an die einzelnen Gruppen und Einrichtungen zur (Struktur)reform dieses Gesundheitswesens gemacht werden, ohne zu sagen, von wem diese Vorschläge jeweils stammen: zu häufig ist die Etikettierung des Absenders der objektiven Prüfung des Inhalts hinderlich! Daß in eine so strukturierte Auflistung von Reformvorschlägen auch Widersprüche einfließen, ist unvermeidlich, aber vertretbar, weil ja keine Darstellung eines in sich schlüssigen Programms angestrebt wird. Die jeweilige Reihenfolge der Vorschläge ist zufällig.

8.1 Staat/öffentliche Hand

- Übernahme „versicherungsfremder Leistungen" der GKV,
- Abschaffung der Konzertierten Aktion im Gesundheitswesen,
- Unterstützung notwendiger Reformen durch gesetzliche Maßnahmen,
- äußerste Zurückhaltung bei der Ausweitung des Leistungskatalogs in der Zukunft,
- Sicherstellung der Voraussetzungen für eine regelmäßige Gesundheitsberichterstattung,
- Erarbeitung eines Programms für eine „gesamtverantwortliche Gesundheitspolitik" mit der Vorgabe von Zielen und Prioritäten bei notwendigen Anpassungen oder Änderungen,
- Einführung rechtlicher Schranken für die Rechtsschöpfung durch Rechtsprechung,
- rechtliche Auflagen zur Beachtung der Auswirkungen insbesondere höchstrichterlicher Entscheidungen für Bereiche des Gesundheitswesens.

8.2 Ambulante Versorgung durch Ärzte und Zahnärzte

- Verknüpfung des ärztlichen Honorars mit den Kosten für veranlaßte Leistungen,
- Einschränkung der Niederlassungsfreiheit durch ein Bedarfszulassungsgesetz,
- Errichtung von Lehrstühlen für Ökonomie im Gesundheits- und Sozialwesen,
- Anpassung der Studentenzahlen an den Ärztebedarf,
- Festlegung einer verbindlichen Altersgrenze für Kassenärzte zur Rückgabe der Approbation bzw. Kassenzulassung,
- Einführung einer „Gebrauchsinformation für Fachkreise" in der Arzneimittelversorgung,
- gesetzliche Regelung für ärztliche Stellungnahmen zum fachlichen Inhalt von Werbeaussagen und wissenschaftlichen Informationen über Arzneimittel,
- Verpflichtung der Ärzte zur Verordnung der preisgünstigeren Medikamente (Generika), wenn der angestrebte Erfolg auch durch sie erreicht werden kann,
- mehr Lehrstühle für präventive Zahnheilkunde,
- höhere Bewertung präventiver zahnmedizinischer Leistungen in der Gebührenordnung,
- Einführung einer flächendeckenden und systematischen Gruppenprophylaxe,
- Aufteilung der von Dentallabors an Zahnärzte zu gewährenden Rabatte zwischen Zahnärzten und Krankenkassen,
- Vorgabe eines auf den Arzt bezogenen und an der Zahl der Patienten sowie an der Fachgruppe orientierten Arzneimittelbudgets durch die GKV,
- Fort- und Weiterbildungsmaßnahmen für Ärzte zur Arzneimittelversorgung,
- Einführung von Bonus-Malus-Regelungen für Heil- und Hilfsmittel,
- Gründung eines von Kassenärzten und Krankenkassen gemeinsam betriebenen Arzneimittelinstituts für die kassenärztliche Versorgung,
- verstärkte Anstrengungen zur Vermeidung illegaler Abrechnungen durch Kassenärzte und Kassenzahnärzte,
- Veränderung der Vergütungsstrukturen in der kassenärztlichen Versorgung durch Abschaffung der Einzelleistungsvergütungen und die Einführung von diagnosebezogenen Fallpauschalen bzw. Leistungskomplexen,
- Einführung einer Weiterbildung als Voraussetzung für die Zulassung als Kassenarzt,
- Vorrang der Leistungen zur Zahnerhaltung gegenüber denen für Zahnersatz in der Vergütungsstruktur,
- Förderung des Preiswettbewerbs bei zahntechnischen Leistungen,
- Einführung einer besonderen Zulassung für den Betrieb eines vom Zahnarzt unterhaltenen Praxislabors,
- Entflechtung der Kassenärztlichen Vereinigungen als Körperschaften des öffentlichen Rechts,
- Verbesserung der Versorgung psychisch Kranker; flächendeckende psychiatrische Versorgung vor allem durch niedergelassene Ärzte,
- Aufwertung personenbezogener Leistungen des Arztes,
- generelle Verbesserung der ärztlichen Fort- und Weiterbildung,

- Erhöhung der Qualität und Effektivität in der ambulanten ärztlichen und zahnärztlichen Versorgung,
- Reduzierung des Investitionsaufwandes für diagnostisch-technische und therapeutisch-technische Leistungen in der ambulanten Versorgung,
- noch mehr Umstrukturierungen für Vergütungen ärztlicher und zahnärztlicher Leistungen über die Bewertungsmaßstäbe,
- Beschränkung des freien Zugangs zur kassenärztlichen Versorgung oder Beschränkung der Vergütung für kassenärztliche Leistungen.

8.3 Stationäre Versorgung

- Erneute Novellierung des Krankenhausfinanzierungsgesetzes,
- Abbau von Krankenhausbetten durch Wettbewerb: Krankenkassen sollen das Recht haben, die Krankenhäuser nach Effizienz und Effektivität auszuwählen,
- mehr Einfluß der Ärzteschaft und der GKV bei Planungs- und Investitionsentscheidungen,
- Entlastung der Krankenhauspflege durch Förderung der häuslichen Pflege,
- Ausweitung ambulanter Behandlungen im Krankenhaus,
- Beschränkung der medizinisch-technischen Ausrüstung von Krankenhäusern nach ihrer jeweiligen Zweckbestimmung,
- bessere Verzahnung zwischen ambulanter und stationärer Versorgung,
- Errichtung geriatrischer Abteilungen in den Krankenhäusern,
- Entflechtung und Umstrukturierung der bestehenden Nervenkrankenhäuser in überschaubare Bereiche,
- Verzahnung der ambulanten und stationären psychiatrischen Versorgung,
- Vereinbarung eines „diagnosebezogenen Honorars" mit den Kliniken,
- Verbesserung von Qualität und Effektivität in der stationären Versorgung,
- Einführung von Kontrollen zur Sicherung von Qualität, Wirksamkeit und Wirtschaftlichkeit im Krankenhaus,
- Aufstellung bundeseinheitlicher Normen und Standards für die Bedarfsbemessung und Ausrüstung im Krankenhauswesen,
- strikte Orientierung der Ausgaben für Krankenhausleistungen an der Grundlohnsummenentwicklung,
- Abschaffung der Unwirtschaftlichkeit und Ausschöpfung vorhandener Rationalisierungsreserven,
- Überführung von Krankenhausgesellschaften in Körperschaften des öffentlichen Rechts.

8.4 Arzneimittelversorgung

- Verfeinerung der Preisvergleichsliste,
- höhere Anforderungen an die Zulassung neuer Medikamente,
- Einführung einer Bonus-Malus-Honorierung für Kassenärzte im Zusammenhang mit ihrem Verordnungsverhalten,

- Auswahl der für eine vollwertige Versorgung notwendigen Arzneimittel nach Preis- und Qualitätsgesichtspunkten durch die GKV,
- direkte Verhandlungen zwischen der GKV und Herstellern oder Herstellerzusammenschlüssen von Arzneimitteln,
- bessere Wirksamkeitsnachweise für Kombinationspräparate,
- Beseitigung von Auswüchsen bei der Arzneimittelwerbung,
- Verbot der Publikumswerbung für besondere Arzneimittel,
- Reduzierung der Arzneimittelpreise,
- Einführung einer Positivliste,
- Errichtung einer Körperschaft öffentlichen Rechts für Arzneimittelhersteller,
- gesetzliche Erlaubnis an die GKV zur Einführung und Durchführung wettbewerbsfördernder Maßnahmen der Nachfrageseite.

8.5 Öffentlicher Gesundheitsdienst

- Einführung und Förderung der Gesundheitserziehung und Gesundheitsbildung in den Kindergärten und Schulen,
- mehr Motivation der Bevölkerung zur Teilnahme an Früherkennungsuntersuchungen,
- Durchführung flächendeckender Schutzimpfungen,
- Sicherstellung der Funktionsfähigkeit des ÖGD,
- Bekämpfung von Volkskrankheiten.

8.6 Gesetzliche Krankenversicherung

- Einschränkung des Leistungskatalogs für Regelleistungen,
- Ausgrenzung versicherungsfremder Leistungen,
- Trennung des Gesundheitsschutzes in eine solidarische Grund- und eine private Zusatzversicherung (Grund- und Zusatzleistungen),
- neue Abgrenzung des Personenkreises zwischen gesetzlicher und privater Krankenversicherung,
- höhere Beiträge der Rentenversicherung oder des Staates (Staatszuschüsse) zur Krankenversicherung der Rentner (wodurch die Beitragssätze der GKV um durchschnittlich 3,4% gesenkt werden könnten),
- Stärkung des Wettbewerbs unter den Gesetzlichen Krankenkassen,
- Stärkung der Prävention im ärztlichen Leistungssystem,
- Substitution des Sachleistungssystems durch ein Kostenerstattungssystem,
- gesetzliche Berechtigung zur Auswahl tatsächlich benötigter Leistungsangebote und Leistungsanbieter aus dem Gesamtangebot mit der Folge des Ausschlusses nicht benötigter Kapazitäten,
- Abschaffung des Solidarprinzips in der GKV,
- Beseitigung bestehender Wettbewerbsnachteile einzelner Kassenarten im Mitgliedschafts-, Beitrags-, Leistungs- und Kassenarztrecht,
- Entflechtung der Gesetzlichen Krankenkassen als Körperschaften des öffentlichen Rechts als ein Schritt zur „Entstaatlichung der GKV",

- Prüfung der Gesetzlichen Krankenkassen durch die Rechnungshöfe,
- Stärkung der Selbstverwaltung durch Einführung einer „Experimentierklausel" in der GKV, die die Beitragssatzstabilität untermauern, die Innovationsfreudigkeit der Selbstverwaltung stärken, neue Instrumente für die Strukturreform gewinnen und mit finanziellen „Anreizen" auch Möglichkeiten und Grenzen der Krankenkassen zu autonomen Modifikationen der Leistungen und Ausgaben testen soll,
- Ausgliederung selbstverschuldeter Risiken aus der GKV,
- Senkung der Lohnfortzahlung im Krankheitsfall auf 80% des Bruttoentgelts,
- Erhöhung der Tabak- und Alkoholsteuer zur Mitfinanzierung der GKV und PKV,
- Überprüfung der versicherungsrechtlichen Unterscheidungen zwischen Arbeitern und Angestellten,
- Überprüfung der Beitragsbemessungsgrenze,
- Verbesserung der Versorgung psychisch Kranker,
- Abschaffung der „Friedenswahlen" in der Sozialversicherung und Verkürzung der Wahlperiode auf 4 Jahre,
- Schaffung von mehr Transparenz in allen Leistungsbereichen,
- keine einseitige Belastung der GKV durch Pflegefälle,
- Entzerrung der Wettbewerbsbedingungen zwischen GKV und PKV,
- einheitliche Aufsicht für alle Kassenarten in der Krankenversicherung,
- bessere Frühförderung von Behinderten,
- Angebot von Wahltarifen durch die GKV,
- Stärkung der Finanzgrundlagen der GKV,
- Erhaltung und Weiterentwicklung des sozialen und gegliederten Systems der GKV mit seinen traditionellen Prinzipien (Solidarprinzip, Selbstverwaltungsprinzip, Sachleistungsprinzip und gegliedertes System),
- Erweiterung der Gestaltungsräume der Selbstverwaltung,
- Ordnungspolitische Neuorientierung der GKV nach der Maxime „Subsidiarität soweit wie möglich, Solidarität soweit wie nötig",
- Absage an „mehr Markt" und „mehr Staat" zur besseren Ausgabensteuerung im Gesundheitswesen,
- keine Kostenverschiebungsaktionen des Gesetzgebers mehr zu Lasten der GKV,
- Anpassung der traditionellen Prinzipien der GKV an die heutige Situation,
- Neubestimmung der Grenzlinie zwischen den künftigen Leistungen der Versichertengemeinschaft und der Selbsthilfe in Eigenverantwortung,
- gesetzliche Festlegung einer Obergrenze für Beitragssätze,
- gesetzliche Regelung eines Finanzausgleichs unter den Krankenkassen (gleichen Typs) eines Bundeslandes,
- häufigere Verweigerungen von Beitragssatzerhöhungen durch Vorstände und Vertreterversammlungen Gesetzlicher Krankenkassen,
- Freiheit der Kassenwahl auch für Arbeiter.

8.7 Versicherte

- Ausbau der Selbstbeteiligung (Einschränkung: nur bei gesundheitlicher Unbedenklichkeit, sozialer Verträglichkeit und wirksamer Steuerungsfunktion),
- strikte Ablehnung jeder Art von Selbstbeteiligung über die Beitragszahlung hinaus,
- Ersatz der pauschalen Verordnungsblattgebühr durch eine prozentuale Selbstbeteiligung bei Arzneimitteln,
- gesundheitsbewußtere Lebensführung; mehr Eigenverantwortung für die persönliche Gesundheit,
- Beitragsermäßigungen oder -rückerstattungen bei nachweislich gesundheitsbewußtem Verhalten,
- Ausdehnung der Selbstbeteiligung in der zahnmedizinischen Versorgung auch auf Parodontalbehandlung und Kieferorthopädie,
- Eigenleistung des Versicherten für jede anspruchsvollere zahnmedizinische Versorgung – besonders beim Zahnersatz,
- Förderung eines bei den Versicherten verbreiteten und wirksamen Kostenbewußtseins,
- Verbindung gesundheitsbewußten Verhaltens mit einem Bonus-Malus-System in der gesamten finanziellen Belastung.

8.8 Arbeitgeber(verbände)

- Abbau von Gesundheitsgefahren am Arbeitsplatz,
- Erarbeitung eines gemeinsamen Konzepts zur Strukturreform des Gesundheitswesens,
- Unterstützung der GKV gegenüber der Pharmaindustrie,
- Beteiligung an der Selbstverwaltung aller Kassenarten der GKV.

8.9 Gewerkschaften

- Abbau von Gesundheitsgefahren am Arbeitsplatz,
- Mitwirkung bei der Motivierung zu gesundheitsbewußterem Verhalten der Versicherten,
- Aufklärungsmaßnahmen zur stärkeren Inanspruchnahme von Vorsorge- und Früherkennungsuntersuchungen,
- verbindliches Bekenntnis zum gegliederten System der GKV.

9 Ausblick

Obwohl von allen Diskussionsteilnehmern beteuert wird, sämtliche Teilhaber am Gesundheitswesen, sowohl Leistungserbringer als auch Versicherte, müßten bei der anstehenden Strukturreform zu einer Stabilisierung des Systems beitragen, ist doch unverkennbar, daß auf der finanziellen Mehrbelastung der Versicherten – insbesondere durch Selbstbeteiligung – einer der deutlichen Schwerpunkte bei den meisten der vorgeschlagenen Reformmaßnahmen liegt. Die Ausgestaltung einer solchen Selbstbeteiligung bietet viele Möglichkeiten, die auch in den Auswirkungen und Beurteilungen zu sehr unterschiedlichen Ergebnissen führen. Daher war es schon aus dieser Sicht geboten, zur Erleichterung der sachlichen Prüfung dieses sozialpolitisch, gesundheitspolitisch, allgemeinpolitisch und nicht zuletzt ideologisch so umstrittenen Instruments nachfolgende Übersicht zu erstellen:

Vergessen wir nicht: während die 3 anderen großen Säulen unserer sozialen Sicherung nach dem 2. Weltkrieg grundlegend reformiert wurden (Rentenversicherung 1957, Unfallversicherung 1963, Arbeitslosenversicherung 1968), befindet sich allein die GKV in ihrer gesetzlichen Grundkonzeption praktisch noch im Urzustand ihrer 1883 erfolgten Einführung. Zwei großangelegte Versuche zur „Reform an Haupt und Gliedern" sind 1958/60 und 1962/63 unter dem damaligen Bundesarbeitsminister *Theodor Blank* gescheitert, gescheitert v. a. am Widerstand gegen ein durchgängiges Konzept der Selbstbeteiligung der Versicherten. Freilich haben sich die Verhältnisse inzwischen geändert – auch bei den Versicherten, und wichtige Erfahrungen wurden ebenfalls gewonnen. Aber ob sich auch die gesellschaftlichen und politischen Kräfte so gewandelt haben, daß eine Selbstbeteiligung der Versicherten über ihre GKV-Beiträge hinaus als durchschlagendes Steuerungsinstrument bei der Versorgung unserer Bevölkerung mit Gesundheitsleistungen auf Dauer durchgesetzt werden könnte, erscheint zweifelhaft. Und der dritte Anlauf zu einer wirksamen Reform der GKV bräuchte keineswegs daran zu scheitern, daß bei zusätzlichen Belastungen der Versicherten sich nicht alle Vorstellungen realisieren lassen.

Nicht minder ernsthafte Bedenken sind gegenüber jenen Praktikern, Gesundheitsökonomen und Gesundheitspolitikern zu erheben, die die derzeitigen Schwächen unseres Gesundheitswesens mit einer rigorosen Einführung von „mehr Marktelementen" beseitigen wollen. Ihnen konzediert der Tübinger Mediziner Michael *Arnold,* Mitglied des Sachverständigenrates für die Konzertierte Aktion im Gesundheitswesen, zwar, daß ihre Vorschläge auf einer hohen Abstraktionsebene der Diskussion sehr bestechend seien, aber ein gewachsenes System, das ein wesentliches Element des sozialen Lebens darstellt, zerstören und daher in der Bundesrepublik Deutschland derzeit auf erhebliche politische Widerstände stoßen würden, zumal es – gerade auch unter Berücksichtigung

Elemente der Selbstbeteiligung (*SL* Sachleistungsprinzip, *KEr* Kostenerstattungsprinzip, *LE* Leistungserbringer, z.B. Arzt, Apotheke, Optiker)[1]

	Finanzierung durch Verursachung	Risikozuschlag beim Beitragssatz	Selbstbehalt	Honorarabhängig	Absolut	Prozentual Selbstbeteiligung < 100 %	= 100 %
	(1)	(2)	(3)	(4)	(5)	(6)	(7)
I. Ausgestaltung	Nicht unmittelbar abhängig von Leistungsinanspruchnahme		Unmittelbar abhängig von der Leistungsinanspruchnahme				
1. Besonderheiten/ Anknüpfungspunkte	Zweckbindung von Alkoholsteuer, Zuckersteuer etc.	z. B. Übergewicht, Alter, etc.	die ersten „x" DM eines Quartals z. B.	Honorar minus KEr gemäß SL-Tarif (nur bei KEr mit freier Preisbildung)	feste „Gebühren"	bezieht sich auf gesamte Kosten oder	selektiver Leistungsausschluß
2. SL/KEr	–	–	SL/KEr	nur KEr	KEr SL	SL/KEr	(SL/KEr)
3. Zu verrechnen bei/ zu erheben von	„Fiskus"	Kasse	Kasse	–	Kasse Kasse/ Kasse LE	LE
4. Auch als Bonus/ Rückgewähr realisierbar	–	–	ja	–	ja	ja	–
5. Wahltarife möglich	–	(ja)	ja	–	(ja)	(nein) ja	ja
6. Höchstgrenze möglich	nein	ja	autom.	(nein)	((ja))	ja	(nein)
II. Auswirkungen							
7. Steuereffekt	nein	nein	ja	ja	ja	ja	ja
8. „Gesundheitsbewußtsein	positiv	(positiv)	eher unbedeutend	positiv	eher unbedeutend	positiv	positiv
9. Finanzierungseffekt	ja	ja	ja	nein	ja	ja	ja

Elemente der Selbstbeteiligung (SL Sachleistungsprinzip, *KEr* Kostenerstattungsprinzip, *LE* Leistungserbringer, z.B. Arzt, Apotheke, Optiker)[1] (Fortsetzung)

	Finanzierung durch Verursachung	Risikozuschlag beim Beitragssatz	Selbstbehalt	Honorarabhängig	Absolut	Prozentual Selbstbeteiligung	
						<100%	=100%
	(1)	(2)	(3)	(4)	(5)	(6)	(7)
10. Soziale Berücksichtigung möglich	nein	ja	ja	(nein)	(ja)	ja	(nein)
III. Kritik							
11. „Jetzt-erst-recht-Effekt"	–	–	ja	nein	(ja)	(nein)	nein
12. Verschleppungsgefahr	–	–	ja	(ja)	(ja)	(ja)	ja
13. Fehlsteuerung	–	–	–	ja	–	–	–
14. Administrativer Aufwand	(ja)	ja	ja	(ja)	ja	ja	nein

[1] Übersicht nach dem unveröffentlichten Manuskript eines Seminarreferats (1980) von T.U. Buchholz (†)

internationaler Erfahrungen – größte Schwierigkeiten bereiten dürfte zu beweisen, daß dies wirklich der bessere Weg sei, der auch zu besseren Ergebnissen führt (vgl. *Medikament & Meinung*, Nr. 9, vom 15. September 1987, S. 4).

Es bleibt also dabei: Soll wirklich eine Strukturreform unseres Gesundheitswesens realisiert werden, die diese Bezeichnung verdient, kann sie weder von einseitiger Lastenverteilung noch von monistischen Heilslehren oder Mechanismen erwartet werden, sondern sie ist und bleibt Gemeinschaftsaufgabe *aller* Beteiligten unter der politischen Verantwortung des Staates, der die Ziele dieser Reform nur dann erreichen wird, wenn er endlich ein klares Konzept vorlegt und den Mut hat, dieses auch gegen noch so harte Widerstände mächtiger Interessentengruppen durchzusetzen. Gelingt dies nicht in absehbarer Zeit, bleibt das Gesundheitswesen für weitere Jahrzehnte Zerreißproben gesellschaftlicher und politischer Kräfte ausgesetzt, obwohl die Erfahrungen in der Energie- oder in der Landwirtschaft eigentlich davon abschrecken sollten.

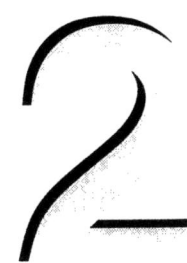
Wie gut ist unser Gesundheitswesen?

2a *Einführung* von E. H. Buchholz

2b *Referat* von Werner Chory
Staatssekretär im Bundesministerium
für Jugend, Familie, Frauen und Gesundheit

2c *Diskussionsbericht* von H. Busold

2 a Einführung

E. H. Buchholz

In der mehr als eineinhalb Jahrzehnte anhaltenden Diskussion um eine Kostendämpfung im Gesundheitswesen ist gerade von Repräsentanten der Heilberufe oft und gerne darauf hingewiesen worden, daß das Gesundheitswesen in der Bundesrepublik Deutschland einen Spitzenrang in der ganzen Welt einnimmt; als habe man damit zum Ausdruck bringen wollen, es sei eben schon immer etwas teurer gewesen, sich vom Guten das Beste zu leisten. Erst als Anfang der 80er Jahre auch das medizinische Leistungsspektrum in die kritischen Auseinandersetzungen einbezogen wurde, als immer häufiger und mehr Zweifel an der Qualität bestimmter medizinischer Leistungen laut wurden und so den Ruf nach einer „umfassenden Strukturreform" nährten, stellte sich auch immer drängender die Frage: *Wie gut ist unser Gesundheitswesen eigentlich?*

Nun ist das Gesundheitswesen nach dem Willen des Grundgesetzes bei uns zwar primär Ländersache, aber für übergeordnete Fragen gibt es dennoch Bundeskompetenz, die im Bundesministerium für Arbeit und Sozialordnung und im Bundesministerium für Jugend, Familie, Frauen und Gesundheit angesiedelt ist. Werner *Chory*, Staatssekretär im letztgenannten Ministerium, hat es übernommen, sich der Frage nach der Qualität unseres Gesundheitswesens zu stellen.

Ausgehend von der Feststellung, daß die Frage nach der Güte eines Gesundheitswesens nicht nur eine akademische, sondern eine hochaktuelle und hochpolitische ist, widmet er sich zunächst mit großer Akribie, Breite und Inhalt der Kritik am gegenwärtigen Gesundheitswesen und bezieht sich dabei auch auf den Sachverständigenrat, den Deutschen Ärztetag, die Weltgesundheitsorganisation (WHO) und v. a. auf die Bundesregierung, um sich dann dem offensichtlichen Paradoxon zuwenden zu können, inwieweit Lob und Tadel unseres Gesundheitswesens gleichermaßen berechtigt sind.

Diese Analyse führt ihn geradezu zwangsläufig zu den entscheidenden Fragen nach den gesundheitspolitischen Zielen einerseits und den Erfolgsindikatoren andererseits: „Gesundheitspolitische Ziele müssen ... in eine Reihe meßbarer Größen umsetzbar sein, die als Maßstab für die Verwirklichung der Ziele auch herangezogen werden und gleichzeitig als Erfolgsindikatoren dienen können." Welche Inhalte solche Ziele haben könnten, wird ebenso dargelegt wie die Schwierigkeiten internationaler Vergleiche, um die man sich bekanntlich auch bereits bemüht. Und als letzte Maßnahme im Rahmen dieses neuartigen Ansatzes ist die vordringliche Verbesserung der (sozial)medizinischen Datengrundlage zu nennen, die nur das Rohmaterial liefern soll für die angestrebte „kontinuierliche indikatorgeschützte Gesundheitsberichterstattung", von der u. a. auch Aufschlüsse darüber erwartet werden, welche Ursachen und Entwicklungen die Risiken in einem Gesundheitswesen verändern.

Neben solchen perspektivischen Ausführungen stellt sich Chory aber auch den aktuellen Realitäten, zumal Hörer aus dem Auditorium das Anspruchsdenken der Versicherten und den medizinisch-technischen Fortschritt als wichtige kostentreibende Faktoren herausstellen und auf das Mißverhältnis zwischen dem finanziellen Aufwand unseres Gesundheitswesens und seinem in vielen Bereichen nur mittleren Rangplatz im internationalen Vergleich hinweisen. Der Einführung marktwirtschaftlicher Elemente in das System der sozialen Krankenversicherung erteilt Chory eine glatte, dem Steuerungsinstrument der Selbstbeteiligung eine differenzierte Absage. Mehr erwartet er von Änderungen prioritärer Gesundheitsziele, etwa zugunsten des Gesundheitsverhaltens der Versicherten, der Prävention (wo bereits Modellversuche laufen) oder der häuslichen Pflege, weil, wie er anhand von Zahlen erläutert, der Weg über eine Pflegeversicherung nicht die erhoffte Hilfe bringen könne.

2b Referat

W. Chory

Einleitung

Für Ihre Einladung, hier bei Ihnen zu sprechen, möchte ich mich zunächst bedanken.

Es waren v. a. 2 Gründe, aus denen ich dieser Einladung gern gefolgt bin:

Zum einen sind es der Ruf und die Bedeutung der Universität Witten/Herdecke im Gesundheitsbereich. Zum anderen sind es aber der Aufbau, der multidisziplinäre Teilnehmerkreis aus Universität, Wissenschaft und Praxis sowie die anderen Referenten der gesamten Vortragsreihe, die insgesamt wohl eine Antwort zu der mir gestellten Frage geben sollen: „Wie gut ist unser Gesundheitswesen?".

Es wäre vermessen, wollte ich in nur 45 Minuten versuchen, diese Frage umfassend, mit Anspruch auf Vollständigkeit und Allgemeingültigkeit zu beantworten. Zur Antwort gehören auch die Beiträge der anderen Referenten, auch die Diskussionsbeiträge der Teilnehmer. Gerade dieses Zusammenspiel zwischen Politik, Verwaltung und Universität, das noch keine im Gesundheitswesen anzutreffende Selbstverständlichkeit ist, kann zu Antworten führen, die sonst nicht so leicht zustande kommen würden.

Politische Bedeutung der Fragestellung

Je einfacher und klarer eine Frage ist, desto schwieriger ist es meist, eine ebenso einfache und klare Antwort zu geben. Dies gilt auch für die Frage nach der Güte unseres Gesundheitswesens. Eine ebenso klare und prägnante Antwort könnte lauten: „Gut, aber verbesserungsfähig", oder „gut, aber zu teuer". Aber eine solche Antwort könnte wohl nicht befriedigen. Sofort müßten Zusatzfragen gestellt werden:

- Wie kann man zu einer solchen Bewertung kommen?
- Wo und vor allem wie ist das Gesundheitswesen verbesserungsfähig?
- Wo und warum ist es zu teuer?
- Wo gibt es Einsparungsmöglichkeiten, ohne daß die Qualität oder gar Leistungsfähigkeit darunter zu leiden hat?

Von einer möglichst konkreten Beantwortung der Fragen, wie gut, wie erfolgreich, wie leistungsfähig unser Gesundheitswesen auch im internationalen Vergleich tatsächlich ist, hängt ab, ob – wie vielfach gefordert – eine Weiterentwicklung oder gar eine Reform des Gesundheitswesens erforderlich ist und wenn ja, wo und wie diese aussehen könnte und sollte.

Die Frage nach der Güte eines Gesundheitswesens ist daher alles andere als nur eine akademische, sondern vielmehr eine hoch aktuelle und hoch politische. Sie ist damit ein Tagesthema vieler gesundheitspolitischer Gremien. Dazu gehört z.B. die Konzertierte Aktion im Gesundheitswesen. Die von ihr eingesetzte Sachverständigenkommission soll rechtzeitig zur Frühjahrssitzung 1987 ihr Gutachten zur Entwicklung in der gesundheitlichen Versorgung mit ihren medizinischen und wirtschaftlichen Auswirkungen vorlegen und dabei auch unter Berücksichtigung der finanziellen Rahmenbedingungen und vorhandenen Wirtschaftlichkeitsreserven Prioritäten für den Abbau von Versorgungsdefiziten oder bestehender Überversorgung entwickeln. Daraus sollen dann Vorschläge für medizinische und ökonomische Orientierungsdaten gemacht werden, die letzten Endes in den Empfehlungen der Konzertierten Aktion ihren Niederschlag finden.

Der Sachverständigenrat zur Begutachtung der gesamtwirtschaftlichen Entwicklung hat in seinem Jahresgutachten 1986 sich kritisch zur Situation unseres Gesundheitswesens geäußert. Der deutsche Ärztetag hat Mitte 1986 die gesundheits- und sozialpolitischen Vostellungen der deutschen Ärzteschaft neu formuliert. Die Weltgesundheitsorganisation hat eine Strategie „Gesundheit 2000" entwickelt, und die Mitgliedstaaten – so auch wir – haben ihr zugestimmt.

Schließlich hat die Bundesregierung in ihrer Antwort auf die Große Anfrage der Koalitionsfraktionen im Deutschen Bundestag zur „Leistungsfähigkeit des Gesundheitswesens und Qualität der gesundheitlichen Versorgung in der Bevölkerung" bereits Mitte 1985 eingehend ihre Auffassung zur Situation im Gesundheitswesen dargelegt, auf die ich mich im übrigen beziehen werde.

Darüber hinaus gibt es eine Vielzahl von Publikationen, Programmen und Vorschlägen, die sich dem gleichen Thema widmen. Sie sehen also, an Stellungnahmen und Bewertungen besteht kein Mangel, im Gegenteil. Ohne sie im einzelnen zu analysieren, läßt sich m.E. jedoch dreierlei feststellen:

1) Es gibt keine ernst zu nehmende Aussage, die unser gegenwärtiges freiheitliches und pluralistisches System der Gesundheitsversorgung insgesamt in Frage stellt.
2) Es gibt aber auch gleichzeitig keinen Zweifel, daß nicht alle Bereiche des Gesundheitswesens gleichermaßen entwickelt sind. Es gibt Problemfelder wie z.B. der Ausbau der Prävention, die Reform der psychiatrischen Versorgung sowie die Verbesserung der Versorgung und Finanzierung bei Pflegebedürftigkeit.
3) Hinsichtlich der Bewertung und Vorschläge ergibt sich jedoch kein einheitliches Bild. Das Schwergewicht der Kritik, und auch der Lösungsvorschläge, liegt auf wirtschaftlichem Gebiet. Gleichzeitig wird verstärkt eine inhaltliche medizinische Orientierung gefordert.

Situation des Gesundheitswesens in der Bundesrepublik

Allgemeines

Im Gesundheitswesen der Bundesrepublik Deutschland stehen wir gegenwärtig vor der paradoxen Situation, daß einerseits unser Gesundheitssystem, seine Leistungen und seine Erfolge gelobt und gerühmt werden. Andererseits wird aber verstärkt Kritik geübt, gar eine Strukturreform als unausweichlich gefordert. Beides, Lob und Kritik, sind insgesamt gesehen berechtigt und verständlich. Zunächst zum Lob.

Das Gesundheitswesen in der Bundesrepublik ist modern und leistungsfähig. Die Entwicklung des Gesundheitszustands der Bevölkerung ist insgesamt positiv zu werten. Diese Auffassung wird von vielen, gerade aus der Ärzteschaft, aber auch von der Wissenschaft geteilt. Diese Feststellung hat auch die Bundesregierung mehrfach gemacht.

Große Fortschritte für die Verbesserung der gesundheitlichen Situation der Bevölkerung hat gerade in den letzten Jahren die medizinische Wissenschaft ermöglicht. Die Entwicklung der Medizintechnik und bei Arzneimitteln hat dazu geführt, daß viele früher unheilbare Krankheiten geheilt, gemildert oder hinausgeschoben werden können. Darüber hinaus zeichnen sich Entwicklungen ab, die heute noch kaum vorstellbare Möglichkeiten der Krankheitsbekämpfung erwarten lassen, aber wie in den Bereichen der Zellbiologie und Gentechnik – wegen der Gefahr von Eingriffen in die menschliche Existenz – ethische und rechtliche Probleme von besonderer Tragweite aufweisen.

Unser Gesundheitswesen ist durch eine hochqualifizierte medizinische Versorgung gekennzeichnet. In unserem Land sind angemessene, allen Bürgern gleichermaßen zugängliche medizinische Versorgungsangebote vorhanden. Sie stehen in hoher Qualität, in breiter Vielfalt und großer regionaler Dichte den Menschen zur Verfügung.

Ambulante ärztliche Versorgung

Das gilt für die ambulante ärztliche Versorgung und die Versorgung mit Arzneimitteln und die hier tätigen Ärzte, Zahnärzte, Apotheker und Angehörige von anderen Heilberufen. Das Problem ist hier eher eine Über- als Unterversorgung. Um es am Beispiel der ärztlichen Versorgung in Zahlen auszudrücken. Im Jahre 1970 hatte ein Arzt 612, im Jahre 1983 403 Einwohner zu betreuen.

Die ärztliche Versorgung in der Bundesrepublik hat sich mit dem Ansteigen der Zahl der Ärzte ständig verbessert. Sie kann als z.Z. durchweg gesichert, wenn auch nicht als in jeder Beziehung ausgeglichen bezeichnet werden. Nach wie vor gibt es schlechter versorgte Bereiche, und zwar sowohl regional als auch hinsichtlich bestimmter Tätigkeitsbereiche oder Fachgebiete. Mit der zu erwartenden Zunahme der Zahl der Ärzte wird dies nicht mehr der Fall sein.

Es ist zu erwarten, daß insbesondere im Bereich der ambulanten ärztlichen Versorgung in wenigen Jahren ein über die Nachfrage hinausgehendes Ärzteangebot bestehen wird. Der Trend einer steigenden Zahl von Niederlassungen als Kassenarzt wird sich, bedingt durch die steigende Zahl der Absolventen einer ärztlichen Ausbildung und die beschränkten Tätigkeitsmöglichkeiten in Krankenhäusern, verstärkt fortsetzen. Alle Beteiligten sind sich klar darüber, daß Lösungen gefunden werden müssen, mit denen der damit verbundenen Gefahr weiterer Steigerungen der Kosten im Bereich der gesetzlichen Krankenversicherung bei Wahrung der verfassungsmäßigen Rechte des einzelnen Arztes entgegengewirkt werden kann.

Stationäre Versorgung

Das Krankenhauswesen in der Bundesrepublik Deutschland ist durch ein hohes Versorgungsniveau und die damit verbundenen Fortschritte bei der Behandlung gekennzeichnet. Auch hier stehen wir eher vor einer Über- als Unterversorgung. Kennzeichnend für die quantitative Entwicklung der stationären Versorgung sind insbesondere folgende Daten:

Die Gesamtzahl der Krankenhäuser nimmt seit Mitte der 60er Jahre ab. Sie ging seit 1970 um 12,7% zurück. Die Krankenhäuser für Akutkranke sind größer geworden und versorgen insbesondere im ländlichen Bereich ein größeres Gebiet. Bezogen auf die Bevölkerung stieg das gesamte Bettenangebot je 10 000 Einwohner von 112 (1970) auf 118,3 (1976) und ist seitdem auf 111,1 (1982) zurückgegangen.

Die Qualität der Krankenversorgung hat sich ständig verbessert. Das zeigt sich nicht nur an zahlreichen Neu- und Ersatzbauten von Krankenhäusern, an den Sanierungsmaßnahmen, der Erneuerung der apparativen Ausstattung, der besseren Unterbringung der Patienten sowie einer beträchtlichen Erhöhung des qualifizierten Personals, sondern auch an dem allgemein erreichten hohen Versorgungsniveau und den damit verbundenen Fortschritten in Diagnostik und Therapie. Als Beispiele unter vielen seien hier genannt:

- die Verbesserung der Diagnostik durch die Computertomographie,
- die Fortschritte der Intensivmedizin,
- die Verbesserung der Herzoperationen,
- die Erfolge bei Organtransplantationen,
- die Nierensteinentfernung ohne Operation durch den Nierensteinzertrümmerer,
- die Fortschritte der Herzinfarktbehandlung.

Medizintechnik

Diese Beispiele verdeutlichen, daß entsprechend den technologischen Entwicklungen in der Bundesrepublik die Ausstattung der Arztpraxen und Krankenhäuser mit moderner Medizintechnik außerordentlich hoch ist.

Die Bundesrepublik Deutschland besitzt innerhalb der Europäischen Gemeinschaft, vermutlich sogar weltweit, das dichteste medizinisch-technische

Versorgungsangebot – sowohl im Bereich konventioneller Methoden, wie Röntgenphotographie, Elektrokardiographie oder Elektronenzephalographie, als auch modernster Technologien wie der Kernspintomographie, der Lithotripsie oder der digitalen Substraktionsradiographie.

Mit 6,9 Computertomographen je 1 Mio. Einwohner – gegenüber England mit 2,2 oder den Niederlanden mit 3,2 – liegt die Bundesrepublik weit an der Spitze. Ähnliches gilt für Strahlentherapiegeräte und Nierensteinzertrümmerer, wo wir mit 30 Geräten weit vor allen anderen Staaten in der EG liegen. Lediglich die Niederlande haben insgesamt eine teilweise entsprechende Ausstattung.

Wirtschaftlichkeits- und Kostenprobleme

Anlaß zur Kritik sind in erster Linie meist wirtschaftliche Gesichtspunkte, wie z.B. bei der Stellungnahme des Sachverständigenrats zur Begutachtung der gesamtwirtschaftlichen Entwicklung 1986, und damit verbunden die Ausgabensteigerungen der letzten Zeit. Es wird befürchtet, daß diese ebenso wie die Kostenexplosion in den 70er Jahren zu Beitragssatzsteigerungen führen muß und damit auch zu einer hohen – viele meinen zu hohen – Belastung der Lohnnebenkosten und damit der Wirtschaft, was gleichzeitig eine Beeinträchtigung der Arbeitsmarktsituation bedeutet.

Um diese Kritik auf einen Nenner zu bringen: *Unser Gesundheitswesen sei gut, aber teuer, zu teuer.* Auch dies soll insbesondere anhand der Leistungsausgaben der gesetzlichen Krankenversicherung mit Zahlen belegt werden: 1960 betrug der Gesamtaufwand der Leistungsausgaben der GKV insgesamt 8965 Mio.DM, 1980 bereits 85 956 Mio.DM und 1985 108 627 Mio.DM. Dies bedeutet Steigerungsraten von 1960–1970 um 166%, 1970–1980 um 260% und von 1980–1985 immerhin noch 26%. Auch gegenwärtig, d.h. im 1.Quartal 1986, liegt die Steigerungsrate gegenüber 1985 mit 3,6% immer noch über der Entwicklung der Grundlohnsumme mit 2,4%.

In dieser Situation kann es nicht verwundern, daß die Stimmen, die eine Reform des Gesundheitswesens fordern, auch und vermehrt aus Bereichen kommen, die eigentlich nicht zum Gesundheitswesen selbst gehören: von den Arbeitgebern, der Wirtschaft, aber auch von den Gewerkschaften. Es verwundert ebensowenig, daß als Ziel der geforderten Reform genannt wird, „allen Beteiligten im Gesundheitswesen mehr Anreize und Möglichkeiten [zu] bieten, aus eigenem Interesse möglichst wirtschaftlich zu handeln." So formulierte es zumindest der von mir bereits zitierte Sachverständigenrat.

Ich unterschätze die Finanzierungs- und Kostenprobleme im Gesundheitswesen keineswegs. Ein Teil unserer gegenwärtigen Probleme dürfte auch dadurch entstanden, zumindest verschärft worden sein, daß es in der Vergangenheit diese Unterschätzung gegeben hat. Ich erwarte z.B. von den im Auftrag der Konzertierten Aktion arbeitenden Sachverständigen Vorschläge, wie, mit welchen Maßnahmen und Instrumenten die Wirtschaftlichkeit und Finanzierbarkeit des Gesundheitswesens und damit auch das Ziel der Beitragsstabilität besser erreicht werden kann.

Es gibt im Bereich der Gesetzlichen Krankenversicherung (GKV) keine Alternative zum Ziel der Beitragssatzstabilität. Dennoch geht es hier nicht um insgesamt zu wenig Mittel, sondern vielmehr darum, die vorhandenen Mittel wirksamer und wirtschaftlicher einzusetzen als bisher. Die jetzt angewandten Instrumente haben leider nicht ausgereicht, dies zu erreichen. Es wird eine der Hauptaufgaben der für die nächsten Legislaturperiode vorgesehenen Strukturreform in der gesetzlichen Krankenversicherung sein, sei es durch Maßnahmen der Selbstverwaltung, sei es durch verbesserte gesetzliche Rahmenbedingungen, diese Instrumente zu verbessern.

Ich möchte, da gegenwärtig und in den nächsten Wochen dazu Vorbereitungsgespräche in Bonn mit Verbänden und Ressorts vom federführenden Bundesminister für Arbeit und Sozialordnung geführt werden, hier nicht viel mehr dazu sagen, als daß es ein wesentlicher Inhalt dieser Strukturreform sein muß, insbesondere dort anzusetzen, wo die Gefahr gesehen wird, daß die Ausgaben über das medizinisch notwendige Maß hinausgehen. Ansatzpunkte für Überlegungen dürften z.B. beim Umfang und der Preiswürdigkeit der Arzneimitteltherapie liegen, bei der Wirtschaftlichkeit der ambulanten bzw. der stationären Versorgung, bei der mangelnden Transparenz über Leistungen und Kosten der Behandlung, aber auch bei der Notwendigkeit einer solidarischen Finanzierung von Leistungen, die sich bereits an der Grenze zum privaten Konsum befinden.

Es wäre aber falsch, die Frage nach der Qualität des Gesundheitswesens und die Frage nach der Gesundheitspolitik in Zukunft ausschließlich unter dem Gesichtspunkt der „Sanierung" zu stellen, die Antworten ausschließlich mit Finanzierungs- oder Planungsintrumenten geben zu wollen. So wichtig Fragen der Finanzierung und Wirtschaftlichkeit im Gesundheitswesen auch sind, Gesundheitspolitik darf sich nicht nur an Kostenfragen ausrichten, darf nicht zunächst nach finanziellen Auswirkungen fragen und dann erst nach der gesundheitspolitischen, medizinischen Notwendigkeit.

Ein Teil der bestehenden gegenwärtigen Probleme dürfte auch deswegen entstanden sein – zumindest verschärft worden sein –, weil die Kostenproblematik gerade in den 60er und 70er Jahren von vielen unterschätzt worden ist. Aber dieser Fehler der Vergangenheit kann nicht behoben werden, indem man heute den gleichen Fehler in umgekehrter Richtung macht. Es geht also um die richtigen Kriterien.

Kriterien der Qualität und Güte eines Gesundheitswesens

Die für ein Gesundheitswesen aufgewendeten Mittel, die Zahl der im Gesundheitswesen Tätigen, die Anzahl der zur Verfügung stehenden Einrichtungen, Krankenhäuser, Arztpraxen und Apparate sind für sich allein kein ausreichender Maßstab für die Bewertung eines Gesundheitswesens. Sie mögen ein Indiz für den Versorgungsgrad und die finanzielle Ausstattung sein und insofern auch eine unerläßliche Voraussetzung für die Leistungsfähigkeit und die Funktionstüchtigkeit eines Gesundheitswesens, aber sie sagen für sich allein genommen recht wenig, zu wenig über die *Güte* eines Gesundheitswesens aus.

Quantität ist nicht gleichbedeutend mit Qualität. Es kommt vielmehr darauf an, mit welchem medizinischen Erfolg und wie wirtschaftlich die Leistungen erbracht werden. Was aber sind dann die Maßstäbe und Indikatoren, an denen die Güte und Qualität eines Gesundheitswesens abgelesen und bewertet werden kann? Ist dies mit den Anforderungen wissenschaftlicher und politischer Art möglich, die an derartige Bewertungen zu stellen sind?

Zunächst ist davon auszugehen, daß es keine Qualität oder Leistungsfähigkeit der gesundheitlichen Versorgung an sich gibt, sondern diese nur im Hinblick auf die Ziele, die damit erreicht werden sollen und die dafür eingesetzten Mittel beurteilt werden kann. Derartige ausformulierte oder gar quantifizierte Ziele gibt es in der Bundesrepublik Deutschland nicht, noch nicht.

Die Bundesregierung hat in der von mir bereits genannten Antwort auf die Große Anfrage zur Leistungsfähigkeit unseres Gesundheitswesens ausgeführt, daß sich diese besonders darin erweist,

– wie weit und wirksam die Eigenverantwortung der Bürger gestärkt und sie zu gesundheitsbewußterem Verhalten motiviert werden;
– wie schnell und wirksam Krankheitsursachen und Risikofaktoren erkannt, bekämpft und letztlich beseitigt werden;
– in welchem Umfang Krankheiten frühzeitig erkannt und wie erfolgreich sie behandelt werden;
– wie wirkungsvoll Behinderungen abgewendet, beseitigt, gebessert, ihre Verschlimmerung verhütet und ihre Folgen gemindert werden;
– wie umfassend eine bedarfsgerechte, möglichst wohnortnahe medizinische und pflegerische Betreuung sichergestellt ist;
– wie schnell und wie allgemein eine Umsetzung des medizinischen Fortschritts in der Praxis der ambulanten und stationären Versorgung erfolgt;
– mit welchem Erfolg körperlich, geistig und seelisch Behinderte in das berufliche und soziale Leben eingegliedert werden;
– wie sehr die Bevölkerung mit der Qualität und Quantität der gesundheitlichen Versorgung zufrieden ist;
– mit welchem Aufwand die beschriebenen gesundheitlichen Ziele erreicht werden.

Diese allgemeinen Umschreibungen sind ebenso wie die allgemeine Aufgabenstellung der Gesundheitspolitik – nämlich die Erhaltung und Förderung der Gesundheit sowie im Krankheitsfall deren bestmögliche Wiederherstellung – Aussagen, auf die man sich ohne größere Schwierigkeiten einigen kann, aber sie sind noch keine Indikatoren, die zu einer Bewertung führen können, und genügen auch nicht den Anforderungen, die an reine rationale und überprüfbare Gesundheitspolitik zu stellen sind. Gesundheitspolitische Ziele müssen vielmehr in eine Reihe meßbarer Größen umsetzbar sein, die als Maßstab für die Verwirklichung der Ziele auch herangezogen werden und gleichzeitig als Erfolgsindikatoren dienen können.

Zur Frage der Ziele hat z.B. Prof. Henke, ein Mitglied des Sachverständigenrates für die Konzertierte Aktion, folgendes ausgeführt:

Da es keinen anerkannten Gesundheitsindex gibt, ist es üblich, den Gesundheitsstand der Bevölkerung an einer Reihe von Einzelindikatoren zu messen. Die WHO-Definition der Gesundheit als „Zustand des uneingeschränkten körperlichen, seelischen und sozialen Wohlbefindens" und nicht einfach als „Abwesenheit von Krankheit und Gebrechen" wird zwar einerseits als sehr modern angesehen, anderseits wegen ihres hohen Anspruchs und der schwierigen Konkretisierung des seelischen und sozialen Wohlbefindens als Erfolgsmaßstab politischer Interventionen abgelehnt. Sie findet partiell ihren Niederschlag im Krankheitsbegriff der Sozialversicherung. Mit Hilfe des versicherungsrechtlichen Krankheitsbegriffs wird nämlich die körperliche und soziale Funktionstüchtigkeit eines Menschen zu umschreiben versucht. Die Weiterentwicklung eines (funktionalen) Krankheitsbegriffs steht auch im Vordergrund neuerer wissenschaftlicher Bemühungen um eine Spezifizierung des Gesundheitszustandes.

Daß derartige Erfolgsindikatoren nicht nur wissenschaftliche „Fingerübungen" sind, sondern sehr wohl auch zu einem politisch wirksamen Bewertungsinstrument führen, zeigt ein Vergleich mit der Wirtschafts- und Konjunkturpolitik. Dort hat man sich auf einen Kanon von Zielen geeinigt (§ 1 Stabilitätsgesetz), an dem sich die Diskussion und die Beurteilung der wirtschaftlichen Lage orientiert.

In der Gesundheitspolitik fehlt es bisher an einem entsprechenden magischen Vieleck, obwohl es durchaus vorstellbar ist, übergreifende Ziele der Gesundheitspolitik zu konkretisieren, ohne gleichzeitig komplexe Zielhierarchien durchstrukturieren zu müssen. Die Steigungsrate des Bruttosozialprodukts oder die Arbeitslosenquote sind Größen – auch im Bewußtsein der Öffentlichkeit –, die als Bewertungsmaßstab für den jeweiligen Bereich gelten können.

Angesichts dieser Vergleiche liegt es zwar nahe, auch für die Gesundheitspolitik die Ausgabensteigerungen der GKV oder gar die Höhe der Beitragssätze als maßgebenden Indikator heranzuziehen. Dies wäre jedoch einseitig und würde auch der von mir beschriebenen Aufgabenstellung der Gesundheitspolitik nicht entsprechen.

Inhaltliche Ziele der Gesundheitspolitik sollten sich vielmehr auf folgende Variablen beziehen:

1) vermeidbaren Tod hinausschieben,
2) Erleichterung von vermeidbarem Schmerz,
3) Krankheit bekämpfen und verhüten,
4) Funktionstätigkeit wiederherstellen.

Um dies zu erreichen, lassen sich wiederum für das Versorgungssystem folgende Ziele unterscheiden:

– eine bedarfsgerechte Gesundheitsversorgung für alle Bürger, unabhängig von Wohnort, Einkommen und sozialem Status;
– die bestmögliche Qualität der Gesundheitsversorgung für alle Bürger;
– eine Kontrolle der Gesundheitsausgaben;
– die Aufrechterhaltung eines Maximums an Wahlfreiheit für Patienten und Leistungsanbieter.

Politische Bedeutung von Wertmaßstäben und Zielen

Die politische Relevanz einer derartigen Vorgehensweise wird auch dadurch unterstrichen, daß z.B. der von mir schon mehrfach genannte Sachverständigenrat für die Konzertierte Aktion medizinische Orientierungsdaten erarbeitet, die dann Grundlage für Vorschläge der Konzertierten Aktion abgeben sollen.

Umfassender ist der Auftrag, der einer Arbeitsgruppe des Bundesministeriums für Jugend, Familie, Frauen und Gesundheit (BMJFFG) und Verbänden der Deutschen Ärzteschaft gegeben wurde, eine Materialgrundlage für Vorschläge für „prioritäre Ziele des Gesundheitswesens" zu erstellen, die Anfang 1987 zur Diskussion gestellt werden soll.

Um nicht mißverstanden zu werden: Ich meine nicht, daß derartige Ziele und Indikatoren Planungsvorgaben im Sinne eines zentralisierten, staatlichen Gesundheitswesens sein könnten, nach denen sich z.B. Mittelvergabe, Finanzierung, Personalausstattung usw. richten. Dies wäre mit den Prinzipien eines freiheitlichen Gesundheitssystems nicht vereinbar und auch ausgesprochen wirklichkeitsfremd. Aber es sind sozusagen Richtungsfeuer für die Ausrichtung lang- und mittelfristiger Weichenstellungen im Gesundheitswesen – und deren Bewertung.

Auch im internationalen Bereich wird vermehrt ein solcher Weg eingeschlagen. Ich nenne dafür prägnante Beispiele:

– die *WHO-Strategie* „Gesundheit für alle", die in 38 Zielen die Aufgaben und Ziele einer Gesundheitspolitik bis zum Jahr 2000 aufführt;
– die unter der Überschrift „Gesundheitsförderung – Krankheitsvorbeugung" formulierten „Ziele für die Nation" für 1981, die vom *amerikanischen* Gesundheitsministerium herausgegeben wurden;
– das „Leitbild 86" der *„Schweizerischen* Gesellschaft für Sozial- und Präventivmedizin", das ebenfalls für die Gesundheitsförderung und Prävention in der Schweiz quantifizierte Ziele nennt.

Vergleicht man die Inhalte dieser Strategien, wird deutlich, daß das Schwergewicht in allen übereinstimmend bei der Verbesserung der Gesundheitsförderung und der Prävention, also der Verhütung von Krankheiten liegt.

Ziele, die sich – wenn auch unterschiedlich in den Zahlenangaben, aber übereinstimmend im Inhalt – sowohl bei der WHO als auch in den amerikanischen und schweizerischen Papieren finden, wie z.B. die Senkung der Säuglingssterblichkeit, die Senkung der Sterblichkeiten an Herz-Kreislauf-Erkrankungen und Krebs, die Verlängerung der Lebenserwartung, die Verringerung der Unfallhäufigkeit im Straßenverkehr wie auch im Haushalt, die Minderung der Zahl der Selbstmorde, um nur einige zu nennen, werden nicht oder nur sehr begrenzt mit den Mitteln des kurativen Systems, sondern in erster Linie durch eine Verstärkung und Verbesserung präventiver Maßnahmen erreicht werden können.

Bei der Senkung von Herz-Kreislauf-Erkrankungen und Krebs wird es dabei z.B. darum gehen, die Zahlen der Raucher zu verringern, gesunde Ernährungsweisen zu fördern, übermäßigen Alkoholkonsum zu verhindern, Bewegungsmangel zu vermeiden, körperliche Aktivitäten zu fördern, einen erhöhten Blutdruck zu verringern; kurz das Gesundheitsverhalten des einzelnen zu verbessern. Bei der Beeinflussung falscher gesundheitsschädigender Verhaltensweisen, was insbesondere im Erwachsenenalter äußerst schwierig ist, wird es entscheidend sein, besonders Kinder und Jugendliche frühzeitig und richtig anzusprechen und sie zu einem gesundheitsgerechten Verhalten zu motivieren.

Ich gehe davon aus, daß die „prioritären Gesundheitsziele", die gegenwärtig in der Bundesrepublik erarbeitet werden, bezogen auf die Ausgangslage bei uns, vor dem Hintergrund der hier bestehenden Möglichkeiten sehr konkrete Aussagen darüber enthalten werden, was realistischerweise bei uns als Ziel angestrebt werden kann und durch welche Maßnahmen es zu erreichen ist.

Ein solches Vorgehen ist auch in der Bundesrepublik Deutschland nicht völlig neu. Als Beispiel möchte ich hier die im Rahmen des Programms der Bundesregierung „Forschung und Entwicklung im Dienste der Gesundheit" geförderte deutsche Herz-Kreislauf-Präventionsstudie, die DHP, nennen. Langfristiges Ziel dieser Studie ist die Senkung von Herz- und Kreislauferkrankungen sowie – dadurch bedingt natürlich – eine Verminderung der Gesamtsterblichkeit in der Gemeindebevölkerung gegenüber der gleichaltrigen bundesdeutschen Durchschnittsbevölkerung. Dies soll durch den Abbau und die Eindämmung der Risikofaktoren Bluthochdruck, Rauchen, Übergewicht und Bewegungsmangel bei den Einwohnern der Studiengemeinden erreicht werden. Bei dem Ansatz der DHP handelt es sich um den gemeindebezogenen Einsatz einer umfassenden Strategie, in den der Bürger über einen Zeitraum von 8 Jahren in seinen verschiedenen Lebensbereichen angesprochen und zu gesundheitsfördernden Verhaltensweisen motiviert werden soll. Es sollen dabei verallgemeinerungsfähige Maßnahmen entwickelt und angewendet werden, mit denen die kardiovaskulären Risikofaktoren unter den Lebensbedingungen unserer Bevölkerung wirkungsvoll gesenkt werden können.

Ich bin bewußt in dieser Breite auf diese Problematik „Ziele" eingegangen, weil es sich dabei um einen für unser weitgehend verrechtlichtes und überwiegend auf Einzelleistungen abgestelltes Gesundheitswesen neuartigen Ansatz handelt, der noch nicht besonders bekannt und auch noch weit davon entfernt ist, allgemein akzeptiert zu werden.

Diesen Ansatz halte ich jedoch auch deswegen für notwendig, weil er geeignet scheint, den bestehenden Interessengegensatz zwischen medizinischer Orientierung einerseits und ökonomischer Orientierung andererseits im Gesundheitswesen wenn auch nicht aufzuheben, so doch zumindest teilweise rational zu lösen.

In einer Zeit, in der nicht alles, was medizinisch möglich, auch gleichzeitig notwendig und finanzierbar ist, erscheint mir diese Vorgehensweise geeignet, um zu einer stärkeren inhaltlichen, medizinischen und gesundheitlichen Orientierung der Gesundheitspolitik zu kommen. Die Beispiele USA und Schweiz zeigen, daß dieser Weg auch und gerade in Ländern mit einem freiheitlichen System möglich und notwendig ist.

Voraussetzung für einen Erfolg ist allerdings, daß diese Ziele und Indikatoren nicht vom Staat vorgegeben, sondern im Konsens mit möglichst allen Beteiligten bestimmt werden und gleichzeitig auch der politische Wille zur Erreichung dieser Ziele besteht.

Notwendige Datengrundlagen

Konzept und Wille bedürfen allerdings auch der faktischen Untermauerung. Die umfassende Beurteilung und Bewertung eines Gesundheitswesens erfordert ausreichende, möglichst genaue, verifizierbare und valide Datengrundlagen. Es besteht Einvernehmen, daß die gegenwärtig in der Bundesrepublik Deutschland verfügbaren Datengrundlagen für gesicherte Aussagen über die gegenwärtige Situation und die zukünftige Entwicklung unseres Gesundheitswesens noch nicht ausreichen. Die Bundesregierung ist daher bemüht, auch im Rahmen des Programms „Forschung und Entwicklung im Dienste der Gesundheit" eine indikatorgestützte Gesundheitsberichterstattung als kontinuierlichen Bestandteil des Gesundheitswesens aufzubauen. Auch dies erfordert die Mitwirkung aller Beteiligten, so auch der Kassen und der Länder. Diese Berichterstattung wird sich auf bestehende Datenkörper sowie abgeschlossene und laufende Untersuchungen stützen können. Es gibt im Gesundheitswesen – z.B. bei den Kassen oder bei den Gesundheitsämtern, aber auch in der Gesundheitssystemforschung – noch viele Datensammlungen, die noch intensiver und systematischer ausgewertet und genutzt werden können. Dennoch werden neue Erhebungen unvermeidlich sein.

Der Aufbau einer Gesundheitsberichterstattung ist allerdings ein langwieriger und langsamer Prozeß, zumal wenn es nicht bei einer Eintagsfliege, einer einmaligen Veröffentlichung bleiben soll, sondern ein kontinuierliches, vielfach verwendbares Instrument geschaffen werden soll. Dies im Konsens zu erreichen, dauert seine Zeit und kostet Geld. Dies ist auf jeden Fall schwieriger, als die journalistische, populär-wissenschaftliche Erstellung eines Buches über die „Gesundheit der Nation", das vor wenigen Wochen mit einem verhältnismäßig großen Presseecho erschienen ist. So interessant eine solche Veröffentlichung auch als Anstoß zu bewerten sein mag – und damit identifiziere ich mich keineswegs mit dem Inhalt und den Empfehlungen im einzelnen, noch möchte ich wesentliche methodische Mängel übersehen – die Gesundheitsberichterstattung muß mehr sein als eine augenblickliche Momentaufnahme; sie muß ein von vielen Seiten genutztes und nutzbares gesundheitspolitisches Instrument werden.

Abschließende Bewertung

Nach allen diesen Vorworten, Einschränkungen und Relativierungen will ich zum Schluß noch einmal auf die gestellte Grundfrage zurückkommen: Wie gut ist unser Gesundheitswesen? Was hat es bereits erreicht?

Auch unter Bezugnahme auf Aussagen der Bundesregierung ist auf der Grundlage verfügbarer Datenuntersuchungen folgendes festzustellen:

1) Der Gesundheitszustand einer Bevölkerung ist ebensowenig wie die Gesundheit des einzelnen eine objektiv meßbare und feststellbare Größe. Hinzu kommt, daß es keine einheitliche und allgemein akzeptierte Gesundheitsdefinition gibt. Der Gesundheitsbegriff der WHO wird teilweise als zu utopisch abgelehnt.

Dennoch lassen sich zum Gesundheitsdurchschnitt unserer Bevölkerung aufgrund von Indikatoren Aussagen machen.

Die Entwicklung des Gesundheitszustandes der Bevölkerung ist positiv zu werten. Er hat sich im Vergleich der letzten Jahrzehnte verbessert. Belege dafür sind der Anstieg der durchschnittlichen Lebenserwartung sowie die insgesamt als günstig zu beurteilende Entwicklung der Sterblichkeit an allen Todesursachen.

Die mittlere Lebenserwartung ist in der Bundesrepublik Deutschland in den letzten 100 Jahren für Männer von 36 auf rund 70 Jahre, der Frauen von 38 auf rund 77 Jahre gestiegen. Im internationalen Vergleich von 27 Industrieländern nimmt hier die Bundesrepublik Deutschland Platz 17 ein. Günstiger liegen z.B. die Schweiz, die Niederlande und die skandinavischen Länder außer Finnland, schlechter liegen die ost- und südosteuropäischen Länder (außer Griechenland) sowie Portugal. Dieser Anstieg der mittleren Lebenserwartung und der 1965 einsetzende Rückgang der Geburten haben jedoch zu großen Veränderungen im Altersaufbau der Bevölkerung geführt. So stieg beispielsweise der Anteil von Menschen über 65 Jahre in der Bevölkerung der Bundesrepublik von 9,4% im Jahr 1950 auf 14,6% im Jahr 1983 an. Da ein hohes Alter das quantitativ bedeutsamste Risiko für viele Erkrankungen ist, geht mit der Zunahme älterer Menschen auch eine erhebliche Veränderung des Krankheitsspektrums in der Bevölkerung einher.

Die Säuglingssterblichkeit, d.h. die Sterblichkeit im 1. Lebensjahr, die oft als ein wichtiger Indikator der gesundheitlichen Gesamtsituation angesehen wird, betrug 1960 noch 33,8 auf 1000 Lebendgeborene; 1982 waren es nur noch 10,2. Im internationalen Vergleich der europäischen Länder nimmt auch hier die Bundesrepublik Deutschland einen mittleren Platz ein. Der zunächstgenannte gegenwärtige Anstieg der mittleren Lebenserwartung verteilt sich daher sehr ungleichmäßig auf die Altersquoten. Stieg die Lebenserwartung eines neugeborenen Kindes seit der Jahrhundertwende bis heute um mehr als 25 Jahre, so betrug der entsprechende Zuwachs für den 20jährigen nur noch 10 und für den 60jährigen noch 3 Jahre.

2) Internationale Vergleiche können nur sehr begrenzt zur Beurteilung und Bewertung der Güte eines Gesundheitswesens herangezogen werden, da bestehende Unterschiede im Gesundheitszustand oft auch auf unterschiedliche Lebens- und Arbeitsbedingungen und nur begrenzt auf das Gesundheitssystem zurückzuführen sein dürften. Dennoch, dort, wo ein internationaler Vergleich möglich ist, drängt sich der Eindruck auf, daß – trotz aller Verbesserungen und Bemühungen – unter den in der Bundesrepublik Deutschland gegebenen Möglichkeiten der Gesundheitszustand der Bevölkerung nicht die Güte erreicht hat, die bei der allgemein gegebenen Lebensqualität und auch der Qualität der gesundheitlichen Versorgung hätte erreicht werden können. Verbesserungen sind daher notwendig und möglich.

Hinsichtlich des Anteils der Gesundheitsausgaben am Bruttosozialprodukt sowie bei der Versorgungsdichte sowohl im stationären wie im ambulanten Bereich liegt die Bundesrepublik im internationalen Vergleich in der Spitzengruppe, bei den Ergebnisindikatoren jedoch meist nur im Mittelfeld.

3) Das Gesundheitswesen der Bundesrepublik ist modern und leistungsfähig. Es steht qualitativ auf einem hohen Niveau. Vergleicht man allerdings Indikatoren wie Lebenserwartung und Sterblichkeit mit den aufgewendeten personellen und finanziellen Ressourcen, bleibt festzustellen, daß unser Gesundheitswesen noch besser, noch leistungsfähiger, noch wirtschaftlicher sein könnte.

Diese Verbesserungen zu erreichen, erfordert die gemeinsame Anstrengung einer Vielzahl von Beteiligten. Ich betrachte die heutige Veranstaltung und diese ganze Veranstaltungsreihe als einen Beitrag dazu, diese Verbesserungen auch zu erreichen.

2c Diskussionsbericht

H. Busold

Am Vorabend der Strukturreform der Gesetzlichen Krankenversicherung konnte es nicht überraschen, daß in der sich anschließenden Diskussion die Auseinandersetzung um systemimmanente Steuerungsmängel und strukturelle Schwächen des Gesundheitssystems einen breiten Raum einnahm.

Nach Auffassung einer Reihe von Teilnehmern stoßen die vorhandenen Steuerungsmechanismen angesichts eines weitverbreiteten Anspruchsdenkens auf seiten sowohl der Versicherten als auch der Leistungsanbieter an ihre Grenzen. So würden z.B. im zahnärztlichen Bereich Einkommenseinbußen infolge einer Absenkung der Prothetikhonorare kompensiert durch Mehrleistungen im konservierenden Bereich und hier speziell bei Überkronungen. Diese Feststellung konnte der Direktor der AOK für den Ennepe-Ruhr-Kreis, K. H. *Wolff*, in dieser Form jedoch nicht gelten lassen:

> Ich kann im Augenblick die Zahlen, die hier für den zahnärztlichen Bereich genannt wurden, nicht bestätigen, weil es auch einfach zu früh ist. Wir haben ja im Bereich der Prothetik eigentlich 2 Dinge verändert. Im Rahmen der Selbstverwaltung hat man einmal zum Zweck der Umsteuerung in die Gebührenordnung eingegriffen, und am 1. April diesen Jahres wurde versucht, über den Bundesausschuß für Zahnärzte und Krankenkassen die Ausgaben für die Prothetik in den Griff zu bekommen. Aber die Zeitspanne ist zu kurz. Wir haben nämlich mit der praktischen Umsetzung eigentlich erst Mitte des Jahres begonnen, so daß man noch nicht sagen kann, welche Auswirkungen das hat. Aber ich würde es einmal insoweit bestätigen wollen, daß man erstaunlicherweise Leistungen auch mit der Gebührenordnung steuern kann. Ähnliches geschieht ja auch in den letzten Jahrzehnten auf dem Sektor der Medizintechnik. Wir haben ja nicht umsonst, etwa im ärztlichen Bereich, seit Jahren die Laborleistungen pauschalieren müssen, weil sie sonst vielleicht in den Bereich des Unbezahlbaren gegangen wären.

In den nachfolgenden Diskussionsbeiträgen wurden noch einmal die aus der Sicht einiger Teilnehmer entscheidenden Strukturmängel des Gesundheitswesens aufgegriffen und in ihren Wirkungen auf die medizinische Versorgung und die zukünftige Ausgabenentwicklung verdeutlicht. So seien es vor allem strukturelle Faktoren, die bei den Beteiligten im Gesundheitswesen ein Anspruchsdenken erzeugten. Nicht zuletzt die Verrechtlichung von Ansprüchen habe dazu geführt, daß der Patient nicht mehr als Partner auftrete, sondern als Berechtigter, und zwar in doppelter Hinsicht. Zum einen sei er insofern ein Berechtigter, als er nach der Reichsversicherungsordnung Anspruch auf medizinische Hilfe habe oder – wie es von anderer Seite pointierter formuliert wurde – „alle Segnungen der Medizin genießen könne". Zum anderen sei die Rolle des Berechtigten aber auch so zu verstehen, daß der Patient mit der inneren Einstellung an das Gesundheitswesen herantrete, an den Vorteilen des Systems teilhaben zu wollen. Das eigentliche Problem sei demnach, daß die Solidargemeinschaft der Krankenkassen mit einer Anspruchshaltung der beteiligten Gruppen, mit einem „Habenwollen" konfrontiert werde, vor dem sie sich nicht retten könne. Dieser Sichtweise schloß sich auch AOK-Direktor *Wolff* an und bemerkte: „Wir geraten ja in einen Teufelskreis, gerade was das Anspruchsverhalten unserer Mitglieder betrifft. Je mehr wir unter Kostendruck die Beiträge hochschrauben müssen, um so mehr fördern wir in diesem Kreis natürlich auch das Anspruchsdenken."

Die Auswirkungen des Fortschritts auf dem Gebiet der Medizintechnik kristallisierten sich im Verlauf der Diskussion als ebenfalls kostentreibend heraus. Der besondere Wirkungsmechanismus sei, wie ein Krankenhausarzt am Beispiel der Entwicklungstendenzen im Bereich der Transplantationschirurgie aufzuzeigen versuchte, dadurch gekennzeichnet, daß sich mit den medizinischen Möglichkeiten auch die vorherrschende Denk- und Arbeitsweise in der Medizin verändere. Kostengünstigen und stärker auf den ganzen Menschen bezogenen Behandlungsmethoden werde zunehmend eine geringere Priorität eingeräumt als den diagnostischen und therapeutischen Möglichkeiten der technisierten Medizin. Unberücksichtigt bleiben dabei die Folgekosten des technischen Fortschritts. Die Dynamik dieser Entwicklung werde aber erst dann in ihrer ganzen Tragweite erkennbar, wenn man sie in Zusammenhang mit dem Anspruchsdenken der Versicherten und der rechtlichen Verpflichtung der Krankenkassen betrachte, alle medizinischen Möglichkeiten auch flächendeckend zur Verfügung zu stellen.

Das offenkundige und auch im Vortrag zum Ausdruck gebrachte Mißverhältnis zwischen finanziellem Aufwand für das Gesundheitswesen und dem mittleren Rangplatz, den es hinsichtlich der wenigen verfügbaren Ergebnisindikatoren im internationalen Vergleich der europäischen Länder einnehme, verweise „auf strukturelle Mängel, und zwar bis in die Definition hinein" (Dr. *Schily*, Vorstand des Universitätsvereins Witten/Herdecke). So seien viele Rechtsbegriffe zu unbestimmt, als daß die Juristen im Rahmen der Rechtsauslegung darauf festgelegt werden könnten.

Ein Vertreter der Krankenkassen führte das hohe Ausgabenniveau auf eine beachtliche Ausweitung des Leistungsangebotes durch den Gesetzgeber und die Rechtsprechung zurück. Kritisiert wurde auch die in der Vergangenheit praktizierte Politik der „Verschiebebahnhöfe": dabei seien der Gesetzlichen Krankenversicherung zugunsten der Renten- und Arbeitslosenversicherung beträchtliche Zusatzlasten auferlegt worden.

In seiner Replik ging Staatssekretär *Chory* ausführlich auf die von verschiedenen Seiten beleuchteten Steuerungsmängel im Gesundheitswesen ein. Dabei ließ er keinen Zweifel daran aufkommen, daß er der Forderung einiger Gesundheitsökonomen nach verstärkter Einführung marktwirtschaftlicher Elemente in das System der sozialen Krankenversicherung äußerst skeptisch gegenüberstehe. Im Verhältnis zwischen Leistungserbringer auf der einen und Patient auf der anderen Seite sei ein Markt nicht herstellbar. So zeigten auch die in der Vergangenheit schon praktizierten Selbstbeteiligungsregelungen keineswegs die gewünschten Steuerungseffekte. Im stationären Sektor habe die Kostenbeteiligung weder einen Einfluß auf die Inanspruchnahme der Krankenhausbehandlung noch auf die Verweildauer. „Hinsichtlich der stationären Versorgung mag es sein, daß die Patienten, wenn man ihnen 5,00 DM abverlangt, einen Teil der Kosten tragen, aber eine Steuerungsfunktion kann dies nicht haben, denn welcher Patient liegt deshalb länger oder kürzer im Krankenhaus?" Als Patient – so fuhr Staatssekretär *Chory* fort – befinde man sich hier in völliger Abhängigkeit von den Entscheidungen des verantwortlichen Arztes.

Die Schwierigkeit einer Wirkungsanalyse der Selbstbeteiligung besteht nach Einschätzung von Staatssekretär *Chory* v. a. im Bereich der ambulanten Versorgung. Je nach Höhe der Selbstbeteiligung könne sich hier eine Steuerung über den Preis für finanziell schwächer gestellte Bürger als gesundheitspolitisch kontraproduktiv erweisen. Aber auch unter Kostengesichtspunkten sei es nicht wünschenswert, daß ein medizinisch begründeter Arztbesuch hinausgeschoben werde, denn eine zu späte Inanspruchnahme des Arztes könne letztlich erhebliche (Mehr)kosten verursachen.

Gesondert zu betrachten sei die Implementation von marktähnlichen Anreizen im Bereich der Arznei-, Heil- und Hilfsmittel. Gegenwärtig dominiere bei vielen Patienten noch die Vorstellung, daß teure Arzneimittel auch qualitativ höherwertig seien mit der Folge, daß diese vom Arzt unter dem Druck des Patienten auch verschrieben würden. Die Wirkung einer prozentualen Selbstbeteiligung könne u. U. darin bestehen, daß der Arzt in Einklang mit dem Eigeninteresse des Patienten an geringer finanzieller Belastung dann die preiswerten Medikamente verordne. Unter diesen Prämissen könne sich durchaus, was die Ausgaben der Krankenkassen für Arzneimittel betrifft, etwas Positives entwickeln. Wie schon im Bereich der ambulanten Versorgung stößt nach Auffassung von Staatssekretär *Chory* das Instrument der Selbstbeteiligung auch im Arzneimittelsektor schnell an seine Grenzen. So sei eine erhöhte Selbstbeteiligung für einkommensschwache und/oder chronisch kranke Patienten mit unzumutbaren Belastungen verbunden.

Ein Vertreter der Ortskrankenkassen machte an dieser Stelle deutlich, daß eine eventuelle Härtefallregelung für die Betroffenen einen höchst unerwünschten Nebeneffekt hätte, denn wer die Härtefallregelung in Anspruch nehmen wolle, müsse auch seine finanziellen Verhältnisse offenbaren. Dies sei vom Schamgefühl der Bürger her äußerst unangenehm.

In seinen weiteren Ausführungen betonte Staatssekretär *Chory* den aus seiner Sicht bedeutsamen Stellenwert der Prävention bei dem Versuch, die Dynamik der Ausgabenentwicklung im Gesundheitswesen in den Griff zu bekommen. Er wandte sich gegen eine zu pessimistische Einschätzung präventiver Maßnahmen im Hinblick auf die zu erwartende Aufwands-Erfolgs-Relation:

Ich muß offen gestehen, ich verspreche mir doch etwas von der Prävention, auch wenn deren Auswirkung kurzfristig nicht so groß ist und sie zunächst nicht so viel Geld spart. Wir versuchen, mit der Herz-Kreislauf-Studie herauszufinden, inwieweit sich dadurch Einsparungsmöglichkeiten ergeben, und ich glaube, das würde auch etwas bewirken im Hinblick auf die Patienten, die dann im Alter unter Multimorbidität leiden. Ich glaube, daß viel von dem, was später die sehr hohen Kosten verursacht, schon in den früheren Jahren angelegt ist.

Da man die Möglichkeiten, die die Medizin biete, niemandem verwehren könne, müsse man versuchen, das Gesundheitsverhalten der Menschen als einem möglichen Verursachungsfaktor von Erkrankungen zu ändern. Anlaß zu begrenztem Optimismus gebe die Tatsache, daß die Sensibilität der Bevölkerung gegenüber Gesundheitsgefährdungen aus der Umwelt gestiegen und eine zunehmend gesundheitsgerechtere Lebensgestaltung der Menschen zu beobachten sei.

Hinsichtlich der geplanten Strukturreform kann nach Auffassung von Staatssekretär *Chory* nicht ausgeschlossen werden, daß neben einer stärkeren Gewichtung präventiver Maßnahmen auch der Ansatz verfolgt werde, den Versicherten über Steuerungsmechanismen wie der Selbstbeteiligung eine möglichst schonende Inanspruchnahme der Gesundheitsleistungen beizubringen. Darüber hinaus sei auch eine Einwirkung auf die Heilberufe denkbar. „Man wird", dessen war sich Staatssekretär *Chory* sicher, „an mehreren Stellen anzusetzen versuchen. Der große Wurf ist noch nie gelungen, und ich kann mir auch nicht vorstellen, daß er im Gesundheitswesen quasi wie ein Geniestreich gelingen könnte."

Um die Folgekosten innovativer Entwicklungen auf dem Gebiet der Medizintechnik kontrollieren zu können, bedarf es nach Einschätzung von Staatssekretär *Chory* der Festlegung entsprechender vorrangiger Gesundheitsziele. So sei es denkbar, „Prävention" oder „häusliche Pflege" mit einer höheren Priorität zu belegen als Aufwendungen für den technischen Fortschritt. Hiermit solle aber keine Abkopplung von der technischen Entwicklung angestrebt werden, sondern höchstens eine zahlenmäßige Begrenzung bestimmter medizintechnischer Geräte, um eine wirtschaftlichere Einsatzmöglichkeit zu erreichen.

Erörtert wurde zum Schluß noch ein weiterer Schwerpunkt aktueller Reformbemühungen, und zwar die Frage der Gestaltung einer Pflegeversicherung. Hierbei griff Staatssekretär *Chory* die von der Kassenseite geäußerte Befürchtung auf, daß bei einer mangelhaften Konzeption der durchaus für notwendig erachteten Pflegeversicherung der z. Z. bei 90% liegende Anteil der in den Familien betreuten Pflegebedürftigen sinken könnte, weil man dann gegen ein Versicherungssystem Ansprüche geltend machen könne. Bei dem Gesetzentwurf der Bundesregierung habe man sich leiten lassen von der Situation und den Bedürfnissen der Pflegebedürftigen. Bisher gebe es alternativ zu der Möglichkeit eines Krankenhausaufenthaltes nur die Grundentscheidung einer Einweisung in ein Altenpflegeheim, in dem die Betroffenen auf Dauer verbleiben würden. Da die Akzeptanz einer Heimunterbringung auf seiten der Betroffenen in den letzten Jahren gesunken sei, setzte man auf eine Verbesserung der häuslichen Pflegebedingungen. So sollte den Pflegenden zu eigener Erholung einmal im Jahr für 4 Wochen eine entsprechende Ersatzkraft gestellt werden. Für die nicht minder bedrückende Situation der stationär betreuten und in den meisten Fällen von der Sozialhilfe abhängigen Pflegebedürftigen bahnt sich aber nach Aussagen von Staatssekretär *Chory* noch keine Veränderung zum Positiven an. Selbst der 7 Mrd. DM kostende Lösungsvorschlag des „Deutschen Vereins für öffentliche und private Fürsorge" würde die Zahl der Sozialhilfeempfänger in Heimen nur von 70% auf 50% senken, weil über die Erstattung der Pflegekosten hinaus noch Belastungen verblieben, die viele mit ihrer Rente nicht bezahlen könnten.

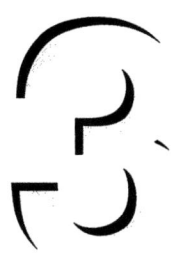

Heilberufskammern – Garanten für Berufsheil?
Organisation, Aufgaben, Bedeutung,
aktuelle Probleme

3a *Einführung* von E. H. Buchholz
3b *Referat* von Gerhard Vogt
    Geschäftsführer der Ärztekammer Nordrhein
3c *Diskussionsbericht* von H. Busold

3a Einführung

E. H. Buchholz

Seit Jahrzehnten ist der erste Kontakt der frisch approbierten Ärzte, Zahnärzte und Apotheker mit ihrer jeweiligen Kammer „unangenehm", wie *Vogt* einräumt, auch heute noch. Haben die Kammern keine Möglichkeit, diesen bedauernswerten Zustand zu ändern, oder fehlt es ihnen an der nötigen Motivation? Denn daß die Kammern für ihre Mitglieder Institutionen von großem Gewicht sind, steht außer Frage.

Kammern sind klassische Einrichtungen der Selbstverwaltung und stehen somit – „janusgesichtig" – zwischen Staat und Angehörigen des jeweiligen Berufsstandes, sind also einerseits der „verlängerte Arm des Staates" und gelten zugleich als offizielle Interessenvertretungen der „kammerfähigen" Berufsstände gegenüber dem Staat. Darin liegt ein unbestreitbares Spannungsfeld, das sich in der praktischen Zusammenarbeit zwischen Kammern und Staat sehr unterschiedlich auswirken kann.

Schon der gesetzlich fundierte Aufgabenkatalog der Kammern dokumentiert eindrucksvoll deren große Bedeutung für die Kammerangehörigen: vom Start in den Beruf über die Fort- und Weiterbildung oder die Berufsgerichtsbarkeit bis in den Ruhestand und über den Tod hinaus, denn die Heilberufskammern sind auch verantwortlich für die berufsständischen Versorgungswerke.

Pflichtmitgliedschaft, Finanzhoheit und Aufgaben von großer Tragweite stellen auch entsprechende Anforderungen an ein demokratisches Wahlverfahren und an die daraus hervorgegangenen Organe. Und in eben diesen Bereichen hat es in den letzten Jahren – insbesondere aus den Kreisen der jüngeren Kammerangehörigen – Kritik und Versuche gegeben, die zuweilen in der Tat etwas „verkrusteten Strukturen" wirksam aufzulockern. Ob das den Staat veranlaßt, die fortschreitende Einengung des Gestaltungsspielraums der Heilberufskammern einzustellen?

Andererseits müssen sich die Kammern aber auch fragen lassen, ob sie im einen oder anderen Gestaltungsspielraum ohne staatliche Mithilfe nicht überfordert sind: So etwa, wenn *Dr. Bublitz* zwar die zu befürchtende Qualifikationsminderung neu ausgebildeter Zahnärzte im Blick auf eine künftige Zahnärzteschwemme beklagt, aber nichts sagt über die bedenklich mangelhafte Teilnahme bereits praktizierender Zahnärzte an der Fortbildung. Und die Heilberufskammern müssen sich ebenso fragen lassen, ob sie auch streng genug darauf achten, daß sich ihre Aktivitäten im Rahmen des ihnen zustehenden Aufgabenkataloges halten. Daß die gesundheits- und sozialpolitische Bedeutung der Heilberufskammern in der Öffentlichkeit nicht immer die verdiente Würdigung erfährt, ist leider zutreffend; aber es ist fraglich, ob dem damit abgeholfen werden kann, daß z.B. Präsident *Friese* dafür eintritt, die Apothekerkammern hätten die dauerhafte wirtschaftliche Existenzsicherung der öffentlichen Apotheken als ihr zentrales Anliegen zu verfolgen.

Unter dem Aspekt der Einhaltung der Kammeraufgaben nach Gesetz und Satzung erscheint schließlich auch die im Diskussionsbericht skizzierte „Kooperation" der Zahnärztekammer Westfalen-Lippe mit der Zahnmedizinischen Fakultät der privaten Universität Witten/Herdecke bedenkenswert: „Verschränkungsphänomene", wie sie hier aufgezeigt werden, lassen begründete Zweifel zu, inwieweit die Kammer dieses Engagement – so sehr es in Witten/Herdecke begrüßt wird – vereinbaren kann mit ihrer Verpflichtung zur Gleichbehandlung aller Universitäten ihres Kammerbezirks.

3b Referat

G. Vogt

Das Wortspiel in dem mir gestellten Vortragsthema, nämlich die Verknüpfung der Begriffe „Heilberufskammern" und „Berufsheil" ist sicherlich nicht ohne hintergründige Absicht entstanden. Denn angesichts der allgemeinen Diskussion in der interessierten Öffentlichkeit und unter den Insidern des Gesundheitswesens ist zunächst einmal ein dickes Fragezeichen hinter das Wort „Berufsheil" zu setzen. Zu wessen Heil arbeiten die Heilberufskammern, wäre da zu fragen: zum Heil der Allgemeinheit, der Angehörigen der Heilberufe oder der sonst Beteiligten im Gesundheitswesen, etwa der Sozialversicherungsträger? Ich will mich bemühen aufzuzeigen, daß letztlich alle Genannten ein „Heil" von den Heilberufskammern erwarten und nach Lage der Dinge auch erwarten dürfen. Ich möchte heute also ein bißchen Ehrenrettung für die Heilberufskammern wagen.

Vielen Angehörigen der Heilberufe fallen die Heilberufskammern zunächst einmal unangenehm auf. Kaum haben sie ihre Approbation als Arzt, Zahnarzt, Tierarzt oder Apotheker erworben, beginnen bereits Melde- und Beitragspflichten zur jeweiligen Kammer, und fast immer trifft das den jungen Menschen, dem hier Pflichten auferlegt werden, unvorbereitet. Hier setzt bereits erste Kritik an. In den meisten Hochschulen erfahren die angehenden Ärzte, Zahnärzte, Tierärzte und Apotheker nämlich nichts oder allenfalls herzlich wenig über ihre berufsständische Selbstverwaltung. Um so mehr ist zu begrüßen, daß die Universität Witten/Herdecke hier und heute auch insoweit ihrem Ruf und ihrer selbstgewählten Verpflichtung als Alternative zur staatlichen Hochschule nachkommt und die jungen Hochschulabsolventen auf diesen Bereich ihres Lebens vorbereitet.

Die Heilberufskammern sind Bestandteil der berufsständischen Selbstverwaltung, wie wir sie auch für andere freie Berufe haben. Ich nenne nur die Rechtsanwaltskammern, Notarkammern, die Kammern der Wirtschaftsprüfer und Steuerberater, der Architekten. In einen größeren Zusammenhang gestellt, sind die berufsständischen Kammern Bestandteil einer weitverbreiteten körperschaftlichen Selbstverwaltung, wie wir sie u.a. kennen als

- kommunale Selbstverwaltung, praktiziert in Städten, Gemeinden, Gemeindeverbänden und Kreisen,
- Selbstverwaltung der Wirtschaft mit Industrie- und Handelskammern, Landwirtschaftskammern und ähnlichem,
- kulturpolitische Selbstverwaltung in körperschaftlich organisierten Hochschulen,
- Selbstverwaltung der Sozialversicherungsträger mit Krankenkassen, Berufsgenossenschaften und Rentenversicherungsträgern.

Selbstverwaltung in diesem Sinne ist freie und verantwortliche Regelung der eigenen Angelegenheit durch die Betroffenen selbst in genossenschaftlicher Form. Der Staat als übergeordnetes und zumeist von den Problemen des Alltags weit entferntes Organ soll in die Angelegenheiten der Bürger und der Gruppierungen von Bürgern nur insoweit hineinregieren, als dies aus Gründen des Gemeinwohls unumgänglich ist. Im Sinne einer Subsidiarität soll er den Betroffenen soviele Aufgaben wie irgend möglich zur eigenen Erledigung zuweisen in der Erwartung, daß die Nähe zu den Problemen und die genauere Kenntnis praktischer und theoretischer Zusammenhänge auch praxisnahe und gerechte Entscheidungen der Selbstverwaltung hervorbringt. Selbstverwaltung ist also der Versuch – der in historischer Sicht überwiegend durchaus gelungene Versuch –, zentrale Staatsgewalt, die sich u. U. nur am grünen Tisch der Bürokratie ausdrücken kann, in bestimmten Lebensbereichen durch den Sachverstand der Betroffenen zu ersetzen oder wenigstens zu ergänzen.

Selbstverwaltung kann – so betrachtet – als unerläßlicher Bestandteil einer Demokratie definiert werden, weil sie breiten Kreisen der Bevölkerung Mitentscheidungsrechte einräumt. Gleichzeitig aber – und das ist die Kehrseite, auf die ich schon hier aufmerksam mache, – ist so praktizierte Selbstverwaltung im Zusammenhang mit der Delegation staatlicher Aufgaben ein funktional unerläßlicher Bestandteil der jeweiligen Staatsverfassung geworden. Staatsaufsicht über die Selbstverwaltungsorgane sichert die Rechtmäßigkeit ihrer Handlungen. Die Aufsicht beschränkt sich jedoch auf die Überwachung, daß die Kammern Gesetz und Satzung, also höherrangiges Recht nicht verletzen. Die Aufsicht bezieht sich nicht auf Zweckmäßigkeitsfragen. In Nordrhein-Westfalen führt der Minister für Arbeit, Gesundheit und Soziales die Rechtsaufsicht über die Heilberufskammern.

Die Wurzeln der Selbstverwaltung kann man bis in das klassische Griechenland mit seinen Stadtstaaten zurückverfolgen. Im Mittelalter kann man auf Kaufmannsverbindungen, Zünfte und Innungen, Deichverbände, Wasser- und Waldgenossenschaften hinweisen. Mit der Aufklärung setzten sich, besonders in Preußen, Tendenzen durch, die die Selbstverwaltung im heutigen Sinne einleiteten. Besonders sind hier der Reichsfreiherr Karl von Stein (1757–1831) und Karl August Freiherr von Hardenberg (1750–1822) mit ihren sogenannten Stein-Hardenberg-Reformen zu nennen, mit denen ein Übergang vom Absolutismus zu einem mehr liberalen Staatsverständnis eingeleitet wurde. In den folgenden Jahrzehnten wurde Selbstverwaltung v.a. von den hierdurch betroffenen Bürgern als Ausdruck des Widerstandes gegen Klassengegensätze und eine zu starke Zentralgewalt empfunden.

Parallel zur kommunalen Selbstverwaltung entwickelte sich die berufsständische Selbstverwaltung. Besonders bei den Ärzten, die ich hier pars pro toto erwähne, geht sie auf eine jahrtausendealte Tradition zurück. Bei allen natürlichen Gegensätzen zwischen den einzelnen Berufsangehörigen, oder vielleicht sogar trotz dieser Gegensätze, entwickelte sich schon im Altertum ein Zusammengehörigkeitsgefühl der Jünger des Asklepios, das sich in bestimmten Zusammenschlüssen und in der Aufstellung von Berufsregeln manifestierte. Der sog. hippokratische Eid ist, so betrachtet, die erste uns überlieferte und allgemein bekannte Berufsordnung, die das Verhalten des Arztes zu seinen Berufskollegen und seinen Patienten regelte. Zusammenschlüsse von Ärzten erfolgten aber nicht nur, um Standards für ein einheitliches berufsethisches Verhalten herbeizuführen, sondern auch, um sich nach außen zu schützen. Denn Ärzte sind und waren seit jeher Objekt der Zuneigung ihrer Patienten zumeist nur dann, wenn sie diese zu deren Zufriedenheit heilten oder persönlich betreuten.

Wurden Heilungserwartungen enttäuscht – egal ob objektiv zu Recht oder zu Unrecht –, so mußten sich die Ärzte auch schon früher gegen Angriffe, Schadensersatzforderungen und Honorarausfälle wehren. Im 19. Jahrhundert schließlich entstanden überall in Deutschland die sog. Ärztevereine als freiwillige Zusammenschlüsse. In einzelnen süddeutschen Ländern, z. B. in Baden, bestand schon damals eine öffentlich-rechtliche Ärztekammer. Im Jahre 1873 schlossen sich die Ärztevereine zum Deutschen Ärztevereinsbund zusammen und veranstalteten in Wiesbaden den ersten Deutschen Ärztetag. Parallel dazu verlief eine Entwicklung, die die Einheit des ärztlichen Berufes herstellte und die Erteilung einer einheitlichen Approbation für alle bisherigen Sparten der Humanmedizin (Wundärzte, Augenärzte, Geburtshelfer, Zahnärzte) vorschrieb.

Das weit entwickelte kollegiale Zusammengehörigkeitsgefühl der Ärzte führte in den 20er Jahren dieses Jahrhunderts zur Forderung mehrerer Deutscher Ärztetage nach Schaffung einer Reichsärztekammer als staatlicher Selbstverwaltungskörperschaft. Diese Forderung wurde dann allerdings erst von der NS-Regierung erfüllt, und dies auch nur in pervertierter Form. In der Reichsärztekammer gab es nämlich statt demokratischer Selbstverwaltung ein diktatorisches Führerprinzip und einen zentralen Bürokratismus von Berlin aus, der in alle Winkel des Reiches durchgriff. Das hatten die Deutschen Ärztetage natürlich nicht gewollt.

Erst nach 1945 sind dann in den einzelnen Bundesländern nacheinander demokratisch organisierte Ärztekammern sowie die Kammern der Zahnärzte, Tierärzte und Apotheker konstituiert worden. Grundlage hierfür sind Gesetze der Bundesländer, die aufgrund von Absprachen untereinander praktisch inhaltsgleich sind. Das Heilberufsgesetz für das Land Nordrhein-Westfalen, von dem ich bei meinen weiteren Ausführungen ausgehe, können Sie hier bei mir erhalten. Seit dem Zusammenbruch gibt es nun also in jedem Bundesland je eine Ärztekammer, Zahnärztekammer, Apothekerkammer und Tierärztekammer. Nur in Nordrhein-Westfalen haben wir je 2 Kammern für die Landesteile Nordrhein und Westfalen-Lippe.

Ich möchte mich nun den heutigen Funktionen der Heilberufskammern zuwenden. In ihnen spiegelt sich die Entstehungsgeschichte und die unterschiedliche Interessenlage des Staates und des jeweiligen Berufsstandes wider. Ich spreche immer von einer Janusgesichtigkeit der Kammern:

- Auf der einen Seite sind sie der verlängerte Arm des Staates. Der Gesetzgeber hat ihnen eine Reihe von Aufgaben übertragen, die die Kammern anstelle des Staates wahrzunehmen haben. Sie dienen einer gewissen Disziplinierung der Mitglieder und einer Reglementierung des Werbeverhaltens ebenso wie der Berufsaufsicht.
- Auf der einen Seite haben die Heilberufskammern gegenüber Staat und Gesellschaft die beruflichen Belange der Berufsangehörigen wahrzunehmen.

Sie haben also deren recht verstandene berufliche Interessen zu vertreten. Diese Interessenvertretung bezieht sich allerdings nur auf den Berufsstand insgesamt, nicht auf einzelne Berufsangehörige. Der einzelne Arzt, der von seiner Ärztekammer etwa bei einem Arbeitsrechtsstreit eine Rechtsvertretung gegenüber seinem Arbeitgeber erwartet, muß enttäuscht und an einen Anwalt verwiesen werden. Ebenso ist es selbstverständlich, daß sich dieses berufspolitische Mandat tatsächlich nur auf Fragen der Gesundheits-, Sozial- und Berufspolitik beziehen kann und kein allgemeinpolitisches Mandat ist. Dies ist durch Rechtsprechung wiederholt klargestellt worden.

Die Heilberufskammern arbeiten – so erscheint es auf den ersten Blick – also in einem Spannungsfeld, in dem die Belange der Allgemeinheit gegenüber den organisierten Interessen des Berufsstandes auszutarieren sind. Ich persönlich sehe in diesem Spannungsfeld jedoch keine Problematik. Denn nach meiner Überzeugung ist berufsständische Politik gegen die Interessen des Allgemeinwohls weder zulässig, noch wäre sie politisch durchsetzbar. Mit anderen Worten: Die Kammern haben die Interessen der von ihnen vertretenen Berufsstände mit allen rechtlich geeigneten Mitteln zu vertreten. Sie bedienen sich dabei nicht nur des persönlichen Gesprächs und des Schriftverkehrs mit politischen Parteien, Parlamentsgremien, Ministern und Ministerialbeamten, sondern gehen im Rahmen ihrer PR-Arbeit auch an die Öffentlichkeit: Mit eigenen Zeitschriften, mit Pressemeldungen und Pressekonferenzen. Die Erfolgsaussichten sind dabei desto größer, je sachverständiger die Kammern sich zu Sachfragen argumentativ äußern können und je mehr ihre Forderungen und Meinungen mit dem Allgemeinwohl und den allgemeinen Grundlinien der staatlichen Politik in Einklang zu bringen sind. Die Gerichte haben den Kammern sogar ausdrücklich zugestanden, in besonderen Fällen bei der Interessenwahrnehmung auch Maßnahmen gegen den Staat zu ergreifen, wenn dabei der Grundsatz der Verhältnismäßigkeit gewahrt bleibt und nicht die schutzwürdigen Interessen Dritter verletzt werden.

Die Aufgaben der Kammern als verlängerter Arm des Staates sind im Heilberufsgesetz im einzelnen festgelegt. Um sie erfüllen zu können, hat der Gesetzgeber den Kammern die Rechtsnatur von Körperschaften öffentlichen Rechts verliehen mit der Möglichkeit, für die Mitglieder autonom rechtsverbindliche Normen zu erlassen, denen ein jeder kraft Gesetzes unterworfen ist. Allerdings bedürfen solche Normen der ausdrücklichen Genehmigung durch die staatliche Aufsichtsbehörde, wie überhaupt der Staat darüber zu wachen hat, daß die Kammern Gesetz und Satzung nicht verletzen. Die Kammern sind also im Rahmen ihrer Rechtssetzung an höherrangiges Recht (Grundgesetz, Bundesgesetze, Landesgesetze einschließlich der Landesverfassung) gebunden.

Von ihrer Bedeutung her möchte ich die Aufgaben der Heilberufskammern wie folgt ordnen:

1) Wichtigste Aufgabe ist der Erlaß einer Berufsordnung, in der die Rechte und Pflichten der Mitglieder gegenüber Patienten und Berufskollegen geregelt sind. Hier geht es vornehmlich um die ethische Grundhaltung, die traditionsgemäß von den Angehörigen der Heilberufe erwartet wird. Es geht um Schweigepflichten, Kooperationsverpflichtungen, um Werbeverbote, Fragen

der Honorierung der beruflichen Leistungen, die Erstattung von Gutachten und ähnliches.
2) Die Kammern haben für die „Erhaltung eines hochstehenden Berufsstandes zu sorgen" und die Erfüllung der Berufspflichten zu überwachen. Hier handelt es sich praktisch um eine Art von Gewährleistungsauftrag für die ärztliche, zahnärztliche, tierärztliche und Apothekenversorgung überhaupt – unbeschadet der Sondervorschriften für die Kassenärztliche Versorgung der sozialversicherten Patienten.
3) In Erfüllung dieses Gewährleistungsauftrags haben die Ärztekammern und Zahnärztekammern für den ärztlichen Notfalldienst im ambulanten Bereich außerhalb der üblichen Sprechstundenzeiten zu sorgen. Sie erfüllen diese Aufgabe in Zusammenwirken mit den Kassenärztlichen Vereinigungen. Jeder niedergelassene Arzt und jeder niedergelassene Zahnarzt ist grundsätzlich verpflichtet, am Notfalldienst teilzunehmen.
4) Bei den Ärztekammern hat das Weiterbildungswesen eine besondere Bedeutung. Die Aufgaben des Staates für die Heranbildung des Arztes enden nämlich mit dem Medizinstudium und der staatlichen Approbation. Die Weiterbildung zum Spezialarzt ist Aufgabe der Ärztekammern. Sie haben dafür unter Beachtung staatlicher Rahmenvorschriften als autonomes Satzungsrecht Weiterbildungsordnungen erlassen, die eine Weiterbildung in z.Z. 28 Gebieten, 18 Teilgebieten und 17 Bereichen erlauben. Die Weiterbildung in Gebieten dauert 4–6, in Teilgebieten in der Regel 2 Jahre und in Bereichen bis zu 3 Jahren. Die Weiterbildungsordnungen legen die Definition der Spezialitäten, das curricular zu erwerbende Wissen und Können sowie die Einzelheiten der vor der Ärztekammer abzulegenden Prüfung fest. Die Weiterbildung selbst vollzieht sich in der Regel in abhängiger Stellung als Assistenzarzt an staatlich zugelassenen Krankenhausabteilungen unter Leitung erfahrener Ärzte, die hierzu von der Ärztekammer ermächtigt werden. Allein bei der Ärztekammer Nordrhein finden z.Z. jährlich mehr als 1000 Facharztprüfungen vor entsprechend fachlich zusammengesetzten Prüfungsausschüssen statt. Die Durchfallquote liegt bei mehr als 10%. Ein ähnliches Weiterbildungswesen gibt es auch bei den Tierärztekammern und in kleinerem Ausmaß bei den Zahnärzten, demnächst wohl auch bei den Apothekerkammern.
5) Alle Heilberufskammern haben darüber hinaus die Aufgabe, die berufliche Fortbildung ihrer Mitglieder zu fördern. Bei dieser Fortbildung geht es – im Unterschied zur curricular geregelten Weiterbildung zum Spezialisten – darum, das einmal erworbene und abgeprüfte Wissen stets auf dem neuesten, gesicherten Stand von Wissenschaft und Praxis zu halten und den Patienten stets so schnell wie möglich zukommen zu lassen. In der Literatur spricht man von einer Halbwertszeit des medizinischen Wissens von 6–7 Jahren. Das bedeutet, die Richtigkeit dieser Angabe unterstellt, daß innerhalb dieser Frist die Hälfte des ärztlichen Wissens und Könnens nicht mehr dem neuesten Erkenntnisstand entspricht und der Entwicklung anzupassen ist. Dementsprechend hoch ist die in Gesetz und Berufsordnung dem einzelnen Arzt, Zahnarzt, Tierarzt und Apotheker auferlegte Fortbildungsverpflichtung zu bewerten, und dementsprechend hoch auch die Verpflich-

tung der Kammern, die Fortbildung zu fördern. Alle Ärztekammern haben z. B. inzwischen eigene Akademien für die Fortbildung errichtet. Hierbei ist allerdings anzumerken, daß das Gesetz und die Berufsordnung es den einzelnen Heilberufsangehörigen überlassen, in welcher Form sie ihrer Fortbildungspflicht nachkommen. Das Angebotsspektrum und die Zahl der Veranstalter ist gerade bei Ärzten sehr groß, und jeder kann sich das für ihn Geeignete selbst auswählen. Er kann im übrigen zwischen Fortbildung durch Zeitschriften und Bücher, Videofilme, Vorträge, Seminare und Symposien frei wählen. In der Regel kann also niemand gezwungen werden, gerade eine bestimmte Veranstaltung zu besuchen. Wer allerdings einen Behandlungsfehler begeht und sich dabei Mängel in der ärztlichen Fortbildung vorwerfen lassen muß, steht vor Gericht in einer schwierigen Position.

6) Aufgabe der Heilberufskammern ist es weiterhin, den öffentlichen Gesundheitsdienst zu unterstützen, Gutachten für die zuständigen Behörden zu erstatten oder Sachverständige namhaft zu machen, Streitigkeiten zwischen Berufsangehörigen oder mit Dritten zu schlichten. Die Ärztekammern haben ferner besondere Gutachterkommissionen für ärztliche Behandlungsfehler errichtet, die Vorwürfen von Patienten bezüglich einer möglichen ärztlichen Fehlbehandlung in entsprechenden Sachverständigengremien nachgehen.

7) Zu diesen im Heilberufsgesetz festgelegten Aufgaben treten schließlich solche, die den Heilberufskammern aufgrund anderer Spezialgesetze übertragen worden sind. Zuerst ist hier das Berufsbildungsgesetz zu nennen, mit dem den Heilberufskammern jeweils für ihren Bereich die Durchführung des Ausbildungswesens der Mitarbeiter der freiberuflich tätigen Kammerangehörigen übertragen wurde: der Arzthelferinnen, Zahnarzthelferinnen, Tierarzthelferinnen und Apothekenhelferinnen. Diese Ausbildung vollzieht sich im „dualen System", also durch eine vorwiegend praktische Unterweisung der Auszubildenden bei den freiberuflichen Kammerangehörigen einerseits und begleitendem Unterricht an den staatlichen Berufsschulen andererseits. Etwa in der Mitte der Ausbildungszeit und an deren Ende sind Zwischen- und Abschlußprüfungen vor Prüfungsausschüssen der Kammer abzulegen. Die Kammern wachen auch über die Eignung der Ausbilder sowie die korrekte Vertragsgestaltung und -anwendung bei den Lehrverhältnissen.

Ferner sind die Kammern z. B. zuständig für die Prüfung der qualitativen Voraussetzungen bei Anwendung des Strahlenschutzrechtes (Röntgenverordnung, Strahlenschutzverordnung) sowie demnächst auch damit zusammenhängenden Qualitätssicherungsmaßnahmen. Die meisten Ärztekammern haben darüber hinaus auf freiwilliger Grundlage weitere Aufgaben der Qualitätssicherung übernommen, so z. B. eine regelmäßige Perinatalerhebung, die der Erkennung der Ursachen der Säuglings- und auch Müttersterblichkeit sowie der Beseitigung von deren Ursachen dienen soll. Die Ärztekammer Nordrhein hat darüber hinaus als Pilotprojekt in Absprache mit der Krankenhausgesellschaft Nordrhein-Westfalen ab 1987 Qualitätssicherungsmaßnahmen auf dem Gebiet der Chirurgie eingeleitet.

Erwähnt seien weiterhin die Erteilung von Fachkundenachweisen für betriebsärztliche Tätigkeiten aufgrund des Arbeitssicherheitsgesetzes, die

Durchführung der Gerätesicherheitsverordnung für medizinisch-technische Geräte sowie Maßnahmen bei der Beseitigung von Sondermüll aus ärztlichen, zahnärztlichen und tierärztlichen Praxen sowie Apotheken. Die Kammern empfinden sich ferner als Auskunftstellen gegenüber Öffentlichkeit und Bevölkerung über viele ihr Arbeitsgebiet betreffende Fragen. Bei den Ärztekammern gehört dazu beispielsweise, Spezialisten für bestimmte diagnostische und therapeutische Verfahren namhaft zu machen, unter denen der Anfragende – ohne Eingriff in die freie Arztwahl – dann einen Arzt seines Vertrauens wählen kann. Die Ärztekammern sehen sich also insoweit durchaus als kooperativer Partner von Patient und Arzt, wie das die Ärztekammer Nordrhein z. B. in einem weitverbreiteten Aufkleber zum Ausdruck gebracht hat.

Natürlich sind auch die Kammern ihrerseits auf Kooperation untereinander angewiesen. So haben sich alle Heilberufskammern auf Bundesebene auf freiwilliger Grundlage zu Arbeitsgemeinschaften zusammengeschlossen (Bundesärztekammer, Bundeszahnärztekammer, Deutsche Tierärzteschaft, Bundesapothekerkammer). Diese nicht öffentlich-rechtlichen Bundesorganisationen koordinieren die Arbeiten der Länderkammern, vertreten die Belange der Berufsstände auf Bundesebene gegenüber dem Gesetzgeber, der Bundesregierung sowie den Medien. Die Bundeskammern geben ferner einheitliche Empfehlungen für die Gestaltung der Normen der einzelnen Kammern. So ist es z. B. der Arbeit der Bundesärztekammer und ihrer Hauptversammlung, des alljährlich stattfindenden Deutschen Ärztetages, zu verdanken, daß aufgrund seiner Empfehlungen die Berufsordnungen und Weiterbildungsordnungen der Ärztekammern praktisch inhaltsgleich sind und einheitlich weiterentwickelt werden; damit werden insoweit auch einheitliche Rechts- und Lebensverhältnisse in allen Teilen des Bundesgebietes gewährleistet.

Außerdem gibt es Zusammenschlüsse der verschiedenartigen Heilberufskammern auf Landesebene. Die 8 Ärztekammern, Zahnärztekammern, Tierärztekammern und Apothekerkammern in Nordrhein-Westfalen haben z. B. eine eigene Arbeitsgemeinschaft gebildet, die gegenüber dem Landtag, der Landesregierung und der Öffentlichkeit gemeinsame Belange vertritt.

Selbstverständlich gibt es auch eine enge Kooperation der Kammern mit den im Gesundheitswesen bestehenden weiteren Zusammenschlüssen, so etwa der Ärztekammern und Zahnärztekammern mit den Kassenärztlichen Vereinigungen als öffentlich-rechtliche Selbstverwaltungseinrichtungen für die Sicherstellung und Abrechnung der ambulanten kassenärztlichen und kassenzahnärztlichen Versorgung. Darüber hinaus arbeiten die Kammern jeweils in ihren Arbeitsgebieten mit den vielen auf freiwilliger Mitgliedschaft beruhenden Verbänden zusammen: Den Interessenvertretungen aller Art, wie etwa bei den Ärzten dem Hartmannbund (Verband der Ärzte Deutschlands), dem NAV (Verband der niedergelassenen Ärzte Deutschlands), dem Marburger Bund (Verband der angestellten und beamteten Ärzte Deutschlands), bei den Zahnärzten dem freien Verband deutscher Zahnärzte oder der APDA, sowie den zahlreichen wissenschaftlichen Fachgesellschaften und Berufsverbänden. Eine enge Zusammenarbeit gibt es ferner mit den Zusammenschlüssen der Freiberufler in anderen Sparten der Gesellschaft (Bundesverband der Freien Berufe und Landesverbände der Freien Berufe).

Durch derartige Zusammenschlüsse auf Bundes- und Landesebene oder durch derartige Kooperationen mit anderen Organisationen werden die Rechte und Pflichten des einzelnen Kammermitglieds jedoch nicht berührt. Der einzelne Arzt, Zahnarzt, Tierarzt oder Apotheker hat es bei seinen Rechtsbeziehungen allein mit „seiner" Kammer zu tun; er ist nur ihren Normen und gegebenenfalls Verwaltungsakten unterworfen. Er muß sich gegebenenfalls auch gegenüber seiner Kammer gegen den Vorwurf, durch bestimmtes Handeln oder Unterlassen seine Berufspflichten verletzt zu haben, verantworten.

Liegt nach Meinung der Kammer ein solcher Verstoß gegen Berufspflichten vor, so kann sie ihr Mitglied hierauf durch mahnende Bescheide der Organe hinweisen. Bei schwereren Fällen kann ein berufsgerichtliches Verfahren beantragt werden. Die Berufsgerichte sind staatliche Gerichte; in Nordrhein-Westfalen sind sie der Verwaltungsgerichtsbarkeit angeschlossen. Die Kammern haben vor dem Berufsgericht die Stellung eines Anklägers, der Arzt kann sich seinerseits durch einen Rechtsanwalt vertreten lassen. Je nach erwiesener Schuld verhängen die Berufsgerichte gestufte Strafen: Verwarnung, Verweis, Geldbuße, Entziehung des passiven Berufswahlrechts, Feststellung der Berufsunwürdigkeit. Berufsgerichtliche Bestrafung kann allerdings nur insofern stattfinden, als nicht bereits andere Strafen der staatlichen Gerichtsbarkeit für denselben Sachverhalt ausgesprochen wurden. Es gilt der Grundsatz „ne bis in idem". In jeden Einzelfall muß also der sog. berufsrechtliche Überhang geprüft und festgestellt werden.

Außerhalb des Katalogs von Ordnungsaufgaben haben die Heilberufskammern eigene Fürsorge- und Versorgungseinrichtungen für ihre Mitglieder errichtet. Ihnen gehören entsprechend dem gesetzlichen Auftrag freiberuflich und im Angestelltenverhältnis tätige Mitglieder pflichtgemäß an. Angestellte können sich nach § 9 AVG von der Mitgliedschaft bei der BfA befreien lassen. Die berufsständischen Versorgungswerke haben sich inzwischen als solide finanziert und damit besonders leistungsfähig erwiesen. Sie sind der gesetzlichen Rentenversicherung ebenbürtig, wenn nicht sogar hinsichtlich ihres Leistungsspektrums überlegen. Sie arbeiten nach einem anderen versicherungstechnischen Verfahren als die gesetzliche Rentenversicherung, ihre Finanzierung ist vielmehr der der Lebensversicherung ähnlich.

Als Leistungen zahlen die Versorgungswerke Renten bei Berufsunfähigkeit, Altersrenten, Renten an Hinterbliebene, also an Witwen, Witwer und Waisen. Außerdem finanzieren sie Rehabilitationsmaßnahmen zur Erhaltung oder Wiederherstellung der Berufsfähigkeit ihrer Versicherten.

Die Kammern unterhalten außerdem eigene Hilfswerke, aus denen bedürftige Ärzte und ihre Angehörigen in Notfällen Leistungen erhalten können. Nachdem die meisten Mitglieder jedoch Ansprüche auf Leistungen der Versorgungswerke haben, sind die Fürsorgeleistungen stark zurückgegangen.

Ich komme jetzt zu den Beziehungen des einzelnen Arztes, Zahnarztes, Tierarztes oder Apothekers zu seiner Kammer. Nach dem Gesetz besteht Pflichtmitgliedschaft. Jeder approbierte Arzt, Zahnarzt, Tierarzt, Apotheker ist kraft Gesetzes – ob er will oder nicht – Mitglied der für ihn zuständigen Kammer. Die Mitgliedschaft richtet sich nach dem Tätigkeitsort. Ist der Heilberufsangehörige nicht als solcher berufstätig, so gehört er gleichwohl der Kammer an, und zwar der für seinen Wohnort zuständigen. Dem approbierten Heilberufsangehörigen steht derjenige gleich, der z.B. als Ausländer eine befristete Berufsausübungserlaubnis erhalten hat. Die Mitgliedschaft in den Versorgungswerken folgt nicht voll der Mitgliedschaft in den Kammern. Hier gibt es vielmehr im Wege der Zusammenarbeit über die Landesgrenzen hinweg Befreiungstatbestände, die eine Mitgliedschaft auch bei anderen Einrichtungen ermöglichen.

Der einzelne Arzt, Zahnarzt, Tierarzt oder Apotheker ist verpflichtet, sich bei der für ihn zuständigen Kammer unaufgefordert zu melden und einen Meldevordruck auszufüllen. Dabei muß er auch die wichtigsten Urkunden über seine Qualifikation (Approbation, Promotionsurkunde, Urkunde über akademische Titel) im Original vorlegen. Er muß sich ferner an den Kosten seiner Kammer durch Zahlung von Kammerbeiträgen beteiligen, die wiederum durch eine gesonderte, von der Aufsichtsbehörde zu genehmigende Beitragsordnung festgesetzt sind. Die Beiträge für die Alters- und Hinterbliebenenversorgungswerke werden neben den Kammerbeiträgen gesondert erhoben.

Der einzelne Heilberufsangehörige steht seiner Kammer nicht schutzlos gegenüber und ist selbstverständlich auch vor Willkür geschützt. Sofern die Kammer durch Verwaltungsakt in seine Rechtssphäre eingreift, kann der Arzt hiergegen nach der Verwaltungsgerichtsordnung Widerspruch einlegen und, wenn diesem nicht abgeholfen wird, Klage vor den Gerichten der Verwaltungsgerichtsbarkeit erheben. Damit wird also auch im Innenverhältnis zu den Mitgliedern die Gesetzmäßigkeit der Arbeit der Kammern gewährleistet.

Zur Erfüllung ihrer vielfältigen Aufgaben haben die Kammern vom Gesetz vorgeschriebene Organe. Es sind dies in Nordrhein-Westfalen

- die Kammerversammlung,
- der Kammervorstand,
- der Kammerpräsident.

Daneben bestehen noch besondere Verwaltungsorgane für die berufsständischen Versorgungswerke.

Die Kammerversammlung ist das Legislativorgan der Kammer. Sie beschließt die Satzung und Änderungen dazu, ferner die Berufsordnung, die Weiterbildungsordnung und die Beitragsordnung, wobei jeweils, wie schon erwähnt, die Genehmigung der Aufsichtsbehörde erforderlich ist. Danach haben diese Ordnungen für die Ärzte dieselbe Rechtsverbindlichkeit wie Gesetze des Bundes und des Landes. Natürlich muß sich das Satzungsrecht im Rahmen der geltenden staatlichen Rechtsordnung halten. Die Kammerversammlung beschließt ferner alljährlich den Haushaltsplan und die Höhe der Beiträge für die Mitglieder. Nach Ablauf des Haushaltsjahres und Prüfung der Jahresrechnung hat sie über die Erteilung der Entlastung an den Vorstand zu befinden. Mit der Finanzkontrolle befaßt sich ein Finanzausschuß.

Die Kammerversammlung wird in Urwahl von allen Mitgliedern der Kammern gewählt, wobei auf je 150 Ärzte 1 Delegierter zu wählen ist. Die Wahlen erfolgen aufgrund von Listen, die interessierte Mitglieder aufstellen und zu einem wesentlichen Teil berufsorientierte Gruppierungen widerspiegeln. Jetzt und früher gab es auch immer wieder Gruppierungen, die sich mit ihren Listen als oppositionell oder unabhängig bezeichneten und damit nach ihrer Wahl kontroverse Auffassungen gegen die in ihren Augen etablierten Kräfte in den Organen durchsetzen wollen. Dies ist, jetzt wie in der Vergangenheit, ein normaler demokratischer Vorgang. Die ärztliche Selbstverwaltung lebt auch in dieser Hinsicht von Meinungsvielfalt, die sich u. a. ständig zwischen Jung und Alt, zwischen Mitgliedern und unterschiedlichen politischen Grundauffassungen vollzieht.

Die Kammerversammlung wählt zu Beginn ihrer jeweils 4jährigen Amtszeit den Präsidenten, den Vizepräsidenten und die Beisitzer des Vorstandes. Der Vorstand führt die Geschäfte der Kammer nach Maßgabe der Satzung. Der Präsident erledigt die laufenden Geschäfte der Kammer und führt die Beschlüsse des Kammervorstands aus. Er führt zugleich den Vorsitz in der Kammerversammlung und im Vorstand. Im Falle der Verhinderung wird der Präsident vom Vizepräsidenten vertreten.

Die meisten Kammern haben neben ihrer Hauptverwaltung an ihrem Sitz noch Untergliederungen. Bei der Ärztekammer Nordrhein bestehen z. B. 27 Kreisstellen und 8 Bezirksstellen. Diese Untergliederungen sind unselbständig und weisungsgebunden. Sie dienen dem besseren Kontakt des Mitglieds mit seiner Kammer. Das ist besonders bei einer so großen Kammer wie der Ärztekammer Nordrhein wichtig, die inzwischen weit mehr als 30 000 Mitglieder hat.

Abschließend gestatten Sie mir bitte noch einige Worte zur politischen Bewertung der Heilberufskammern. Je stärker sie in Politik und Öffentlichkeit in Erscheinung treten, desto mehr müssen sie naturgemäß auch auf politischen Widerstand stoßen. Kritik gibt es zunächst überhaupt an ihrer Existenz. Die einen halten sie für ein Relikt überholter ständestaatlicher Vorstellungen. Andere behaupten, sie seien aus dem Geist des Nationalsozialismus hervorgegangen. Beides ist unzutreffend, wenn Sie sich meiner einleitenden Worte über die Entstehung der Zusammenschlüsse der Heilberufe und die Solidarisierung der Berufsstände erinnern wollen. Mit ihrem heutigen Aufgabenspektrum, in dem die Wahrnehmung des Gemeinwohls von Mal zu Mal immer stärker zum Ausdruck kommt, sind sie ein aktuelles Instrument moderner Staatsführung geworden, bei der in demokratischer Weise die Willensbildung der Berufsangehörigen berücksichtigt wird.

Zu beklagen ist allerdings, daß der Gestaltungsspielraum der Selbstverwaltung desto enger wird, je mehr der Staat den Kammern nicht nur Aufgaben zuweist, sondern zugleich auch Rahmenbedingungen aufstellt, unter denen diese Aufgaben zu erledigen sind. Es ist dahr die dringende Bitte an den Gesetzgeber geboten, sich hier mehr zurückzuhalten und bestehende Einschränkungen des Spielraums der Selbstverwaltung zurückzunehmen. Sonst könnte die Selbstverwaltung der Heilberufskammern über kurz oder lang ebenso reduziert werden wie dies z. B. schon bei der Selbstverwaltung der Sozialversicherungsträger der Fall ist und wie sich eine Entwicklung bei der Selbstverwaltung der Kassenärzte und Kassenzahnärzte in den Kassenärztlichen Vereinigungen anbahnt.

Kritik gibt es hin und wieder am Gedanken der Pflichtmitgliedschaft zu den Heilberufskammern. Aber gerade sie ist unverzichtbar, wenn verhindert werden soll, daß sich einzelne Ärzte, Zahnärzte, Tierärzte und Apotheker, denen Berufsvergehen vorgeworfen werden, der Berufsaufsicht und Berufsgerichtsbarkeit entziehen. Die Berufsstände selbst müssen Interesse an der Erhaltung der Pflichtmitgliedschaft haben, weil nur so die Mehrheit derjenigen, die ihre Berufspflichten sorgfältig und ohne Anstände erfüllen, vor dem berufsschädigenden Fehlverhalten von Einzelpersonen oder kleinen Gruppen geschützt werden kann. Gerade anläßlich der teilweise sehr lautstark verbreiteten öffentlichen Vorwürfe gegen einzelne Angehörige der Heilberufe wegen Betrugs und Falschabrechnung gegenüber der Gesetzlichen Krankenversicherung sei auch hier klargestellt, daß die Kammern Fehlverhalten nicht mit dem Mantel der Kollegialität zudecken – weder dürfen noch wollen. Ein solches „Unter-den-Teppich-Kehren" erlaubt weder die halbstaatliche Funktion der Kammern noch die recht verstandene Wahrung der beruflichen Belange der Mitglieder.

Schließlich ist in letzter Zeit erneut die Frage aufgeworfen worden, ob die berufsständischen Kammern überhaupt berechtigt sein dürfen, die Interessen ihrer Mitglieder wahrzunehmen. Ein im Sommer verabschiedetes Papier der Arbeitsgemeinschaft der Sozialdemokraten im Gesundheitswesen (ASG) beispielsweise möchte den Heilberufskammern dieses Recht streitig machen. Dies muß aber auf entschiedenen Widerspruch der betroffenen Berufsgruppen stoßen, weil damit ein Eckpfeiler der berufsständischen Selbstverwaltung beseitigt würde. Ausgehöhlt würde die Selbstverwaltung auch, wenn in ihre Organe – wie das früher einmal vorgeschlagen worden war – Vertreter anderer Kräfte, etwa der Gewerkschaften, aufgenommen würden. Es ist zu hoffen, daß die Bundesländer, die das Recht der Heilberufskammern bisher über Landesgrenzen und über unterschiedliche politische Mehrheiten hinweg einheitlich gestaltet haben, auch solchen Vorstellungen eine Absage erteilen.

Die Stärke der berufsständischen Selbstverwaltung – lassen Sie mich das abschließend so zusammenfassen – ruht auf 4 Säulen:

1) einem genügend großen Gestaltungsrahmen für die Erfüllung der Aufgaben,
2) dem Sachverstand der Mitglieder,
3) dem Engagement der Mitglieder bei den Wahlen für die Organe der Selbstverwaltung und bei ihrer täglichen Arbeit im Beruf,
4) der fundierten Argumentation und der Überzeugungskraft der Vertreter der Kammer.

Will man Tendenzen zu einem autoritären Versorgungsstaat entgegenwirken, ist die politische Sicherung eines Selbstverwaltungssystems gerade auch im Gesundheitswesen unverzichtbar, das neben der unmittelbaren Staatsverwaltung selbständige Funktionsbereiche aufrecht erhält, die durch die Betroffenen ohne vermeidbaren Dirigismus und Perfektionismus selbst gesteuert werden. Staat und Selbstverwaltung können, ja müssen Partner in einem demokratisch bestimmten Gemeinwesen sein. Selbstverwaltung ist nicht Selbstzweck, sondern Ordnungselement unserer Gesellschaft. Ich meine, es hat nicht nur heute, sondern auch für die Zukunft seine Berechtigung.

3c Diskussionsbericht

H. Busold

In seinen ergänzenden Ausführungen unterstrich *Dr. Bublitz* als Vorstandsmitglied der Bundeszahnärztekammer und Präsident der Zahnärztekammer Hamburg noch einmal den rechtlichen Status der (Zahn)ärztekammern auf Landes- und Bundesebene. Danach handelt es sich bei den Landesorganisationen um Körperschaften öffentlichen Rechts, die auf Gesetz beruhen und durch Zwangsmitgliedschaft gekennzeichnet sind. Die jeweiligen Zusammenschlüsse der Landes(zahn)ärztekammern zur Bundes(zahn)ärztekammer unterliegen demgegenüber keiner Staatskontrolle, sondern fungieren als reine Interessenvertretungen in der Rechtsform eines eingetragenen Vereins.

Des weiteren ging *Dr. Bublitz* auf 2 aus seiner Sicht besonders erwähnenswerte Aufgabenbereiche der Zahnärztekammern ein. Neben der Betreuung und Gestaltung des Ausbildungswesens für die Hilfsberufe (Zahnarzthelferin, zahnmedizinische Fachhelferin) widmeten sich die Zahnärztekammern „mit großer Begeisterung", so *Dr. Bublitz*, der Förderung der Volksgesundheit. Die Bemühungen um Prophylaxe könnten sich hierbei auf beachtliche Ergebnisse der Ursachenforschung stützen. In diesem Zusammenhang verwies *Dr. Bublitz* auch auf die in Kooperation mit den Krankenkassen gebildeten Landesarbeitsgemeinschaften zur Förderung der Jugendzahnpflege bzw. der oralen Gesundheit.

Als eine die zukünftige Versorgungsqualität beeinträchtigende und deshalb sehr problembehaftete Entwicklung erweist sich nach Aussagen von *Dr. Bublitz* die Überauslastung von Ausbildungsstellen für Zahnärzte. Die Folge sei eine Qualifikationsminderung des ausgebildeten Arztes bzw. Zahnarztes. Mit höchster Priorität müsse demnach die sich ankündigende Zahnärzteschwemme verhindert werden.

Dr. Königsbeck, Vizepräsident der Zahnärztekammer Westfalen-Lippe, nutzte als Veranstaltungsbesucher die Gelegenheit, um die Aufmerksamkeit auf einige bedeutsame, wenn auch vielleicht weniger bekannte Entwicklungen im Bereich des Kammerbezirks Westfalen-Lippe zu lenken. Schon bisher sei die Beratungsfunktion der Zahnärztekammer gegenüber den Kammerangehörigen im frühestmöglichen Stadium wahrgenommen worden, d. h. schon während des Studiums im Rahmen der Berufskundevorlesung. Durch die enge Kooperation mit der Universität Witten/Herdecke habe man den Aktionsradius der Selbstverwaltung zum Nutzen des Berufsnachwuchses noch erweitern können. Die offizielle Vertretung der Zahnärztekammer Westfalen-Lippe in der Fakultätsversammlung der Zahn-, Mund- und Kieferklinik durch den Präsidenten der Zahnärztekammer sei in der Bundesrepublik Deutschland ohne Beispiel. *Dr. Königsbeck* verwies auch auf die Fördergemeinschaft der Zahn-, Mund- und Kieferklinik, in der die Kammer als Mitglied fungiere. Viele Zahnärzte seien darüber hinaus Mitglieder in Fakultätsausschüssen. Diese einmalige organisatorische Einbindung ermögliche es der Kammer, die Heranbildung des Berufsnachwuchses mitzugestalten.

Als einen dem Ausbildungskonzept der Universität Witten/Herdecke entgegenkommenden Aspekt wertete *Dr. Königsbeck* die im Unterschied zu den Ärzten vorhandene Möglichkeit für Zahnärzte mit Fachgebietsbezeichnungen, im Rahmen der gesamten Zahnheilkunde tätig werden zu können. Die Weiterbildung selbst erfolge auf den Gebieten der Kieferorthopädie, der Oralchirurgie, der Parodontologie – letzteres ausschließlich in Westfalen-Lippe – sowie auf dem Gebiet des Öffentlichen Gesundheitsdienstes.

Abschließend rechtfertigte *Dr. Königsbeck* noch die Mitgliedschaft der Ärzte- und Zahnärztekammern in den Landesverbänden sowie der Bundes(zahn)ärztekammer im Bundesverband der freien Berufe. Angesichts einer Reihe gemeinsamer Probleme sei eine gemeinsame Vertretung dieser Interessen im politischen Raum nur bei entsprechendem Zusammenschluß aller Freiberufler auf Verbandsebene möglich.

Herr *Friese*, Präsident der Bundesapothekerkammer, setzte sich in seinem Diskussionsbeiträg zunächst mit der volkswirtschaftlichen Bedeutung des Kammerwesens und der im Widerspruch hierzu stehenden mangelnden Würdigung der Kammertätigkeit in der Berufsöffentlichkeit auseinander. Als symptomatisch für den Stellenwert, der den Kammern in der öffentlichen Diskussion beigemessen werde, bezeichnete *Friese* die Reaktionen des Gesetz- und Verordnungsgebers auf den Contergansskandal. Über eine Änderung des Arzneimittel- und Apothekengesetzes sowie über entsprechende Betriebsordnungen für pharmazeutische Hersteller, Großhändler und Apotheken habe man versucht, dem Sicherheitsgedanken mehr Geltung zu verschaffen, mögliche Beiträge seitens der Apothekerkammern aber völlig ignoriert.

Nach Ansicht von Herrn *Vogt* stellt die zunehmende Überfrachtung mit Aufgaben, die originär dem Staat oblägen, auch für die Ärztekammern ein Problem dar. Der hierdurch bedingten volkswirtschaftlichen Entlastung der öffentlichen Hand stünden Mehrkosten auf seiten der Kammern gegenüber. Die notwendige Erhöhung der Kammerbeiträge könne so den Eindruck einer „Sondersteuer" für Angehörige der Heilberufe entstehen lassen, bemerkte *Vogt*. Er kritisierte darüber hinaus Ansätze einer Kompetenzbeschneidung der Ärztekammern. So obliege der Erlaß von Normen für das Ausbildungswesen nicht mehr den Kammervorständen und -versammlungen, sondern einem Berufsbildungsausschuß, der paritätisch mit Vertretern der Gewerkschaften und der Kammern besetzt sei und dem auch – allerdings ohne Stimmrecht – Lehrer angehörten. Dieser Ausschuß treffe die Entscheidungen an der satzungsgebundenen, kompetenten Organschaft der einzelnen Kammern vorbei.

Was die Frage der Autonomie der Apothekerkammern betrifft, so machten die Ausführungen von Präsident *Friese* deutlich, daß auch in dieser Hinsicht das Verhältnis zum Staat nicht ganz spannungsfrei ist. „Die Kammern werden sich wehren müssen, wenn aufgrund politischer Zweckmäßigkeit der Gestaltungsspielraum – sprich Kreativität, Autonomie usw. – innerhalb des Kammerwesens verkümmern sollte." Als längst überfällig bezeichnete Präsident *Friese* die Übertragung der Nachtdienst- und Notfallregelung sowie der Zuständigkeit für den Bereich der Weiterbildung auf die Apothekerkammern.

Im Anschluß an diese mehr allgemeinen Betrachtungen ging Präsident *Friese* thesenhaft auf die ökonomische Problemsituation der öffentlichen Apotheken als Gegenstand der Kammertätigkeit ein. Die vom Jahre 1980 an erkennbaren wirtschaftlichen Existenznöte der Apotheken zeigten sich am Verhältnis der Zahl der Neugründungen und Schließungen von 2:1 im Jahre 1985. In aller Regel erfolge die Schließung aus wirtschaftlichen Gründen.

Aus der Sicht der Kammern sind für die gravierende wirtschaftliche Verschlechterung 3 Gründe veranwortlich:

1) Die Vorratshaltung einer Durchschnittsapotheke umfasse 10000–12000 verschiedene Präparate, um eine rechtzeitige und optimale Therapie zu gewährleisten. Darüber hinaus sei eine Versorgung mit nichtvorrätigen Arzneimitteln aufgrund einer hervorrangenden Logistik innerhalb kürzester Frist möglich. Gerade die seit 1980 zunehmende Zahl von Generika habe aber zu einer beträchtlichen Erhöhung der Lagerhaltungskosten und damit der Kapitalbindung geführt. So gebe es heute allein 323 Nachahmerprodukte des Antirheumatikums Voltaren.
2) Durch Auflagen des Staates und des Verordnungsgebers erhöhten sich auch die Personalaufwendungen, denn es müsse zunehmend qualifiziertes und damit kostenträchtiges Personal beschäftigt werden.
3) Eine Anpassung der Preisspannenverordnung von 1978 habe der Verordnungsgeber bisher nicht für notwendig erachtet. Dies wiege um so schwerer, als dem Leistungsbereich der Arzneimittelprüfung kein entsprechend ausgewiesenes Honorar zugeordnet sei.

Um die Gefahren anzudeuten, die aus dem Einfluß wirtschaftlicher Faktoren auf den Handlungs- und Entscheidungsspielraum des Apothekers resultieren können, griff Präsident *Friese* auf ein Sprichwort aus dem 17. Jahrhundert zurück:

Ein wirtschaftlich schlechtgestellter Apotheker ist vom Grundsatz her ein gefährdeter Apotheker, denn der Apotheker, der eine öffentliche Apotheke leitet, befindet sich in einem Zwitterdasein zwischen Heilberuf und Kaufmann. Der Gesetzgeber möchte ihn sicherlich zu 90% als Heilberufler und zu 10% als Kaufmann sehen. Dies bedeutet, er soll wirtschaftlich so gestellt sein, daß er auch entgegen der betriebswirtschaftlichen Logik geneigt ist, einen Kaufwunsch abzulehnen.

Dieses letztgenannte Argument erhält ein besonders Gewicht im Hinblick auf die Beratungsfunktion des Apothekers gegenüber dem Patienten. Nach Einschätzung von Präsident *Friese* wird der Bereich der Selbstmedikation als primäres Beratungsgebiet nicht zuletzt wegen der anhaltenden Kostendämpfungsdiskussion von z.Z. 20% der Apothekenumsätze auf 30–40% wachsen und damit auch die Bedeutung einer von betriebswirtschaftlichen Erwägungen losgelösten Beratungstätigkeit zunehmen. Zentrales Anliegen der Apothekerkammern sei infolgedessen die Durchsetzung einer dauerhaften wirtschaftlichen Existenzsicherung der öffentlichen Apotheken.

Die Bemühungen der Kammern richteten sich aber auch darauf, der zunehmenden Intransparenz des Arzneimittelmarktes entgegenzuwirken. Das von den Kammern und Apothekervereinen getragene Zentrallabor in Eschborn sowie das Arzneibüro in Frankfurt leisteten hierzu als primäre Anlaufstelle für Auskunftssuchende einen wesentlichen Beitrag.

Abschließend brachte Präsident *Friese* noch die Besorgnis der Kammern zum Ausdruck, daß in der Diskussion um die Bedeutung der Generika der Qualitätsaspekt zunehmend vernachlässigt werde zugunsten des Preisaspektes. „Wir leben mit einer Schwemme von Nachahmerprodukten, die nicht an die Qualität des Originalproduktes heranreichen." Mitverantwortlich hierfür sei das letztmalig im Jahre 1976 novellierte Arzneimittelgesetz, das lediglich eine Prüfung der Wirksamkeit, Unbedenklichkeit und pharmazeutischen Qualität des Arzneimittels vorsehe, nicht aber eine Prüfung der Bioverfügbarkeit und Bioäquivalenz. Ein Nachahmerprodukt könne also durchaus den Wirkstoff des Originalprodukts enthalten, ohne daß zugleich ein identisches Wirkprofil sichergestellt sei. Wenn sich die Kammern so nachdrücklich für die Qualitätssicherung von Arzneimitteln engagierten, so geschehe dies v. a. auch im Interesse der Patienten.

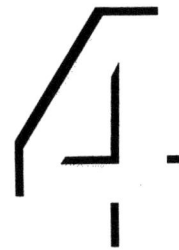 Kassen(zahn)ärztliche Vereinigungen: freiberufliche Gewerkschaften, Kartelle – oder was sonst?
Die ambulante kassen(zahn)ärztliche Versorgung. Gesetzliche Grundlagen, Entwicklung, Probleme, Perspektiven

4a *Einführung* von E. H. Buchholz

4b *Referat* von Dr. Ulrich Oesingmann
Vorstandsvorsitzender der Kassenärztlichen Vereinigung Westfalen-Lippe

4c *Diskussionsbericht* von H. Busold

4a Einführung

E. H. Buchholz

Die Kassenärztlichen und Kassenzahnärztlichen Vereinigungen (KVen und KZVen) sind neben den Kammern die zweite Gattung der Selbstverwaltung der Heilberufe und wie jene Körperschaften des öffentlichen Rechts. Während jedoch im Zusammenhang mit den Heilberufskammern die Begriffe „Kassen" oder „Krankenkassen" gar nicht vorkamen, stehen sie hier bereits in der Bezeichnung und charakterisieren damit die KVen und KZVen als Einrichtungen der sog. gemeinsamen Selbstverwaltung – eben zwischen Kassen(zahn)ärzten und Gesetzlichen Krankenkassen.

Was also ist ein Kassen(zahn)arzt? Welche Rechte und Pflichten hat er? Und was sind Kassen(zahn)ärztliche Vereinigungen? Gewerkschaften, Genossenschaften oder gar Kartelle (Aufnahmeantrag, Gebietszuweisungen, gleichartiges Verhalten, Sanktionen bei Verhaltensabweichungen u. a.)?

Antworten und Vergleiche ergeben sich natürlich in erster Linie aus den Aufgaben und Grenzen der Kassen(zahn)ärztlichen Vereinigung im System der kassen(zahn)ärztlichen Versorgung: Abschluß von Verträgen mit den Krankenkassen, Sicherstellung der ambulanten (zahn)ärztlichen Versorgung der Versicherten, Verteilung der Gesamtvergütung an die Kassen(zahn)ärzte u.a. Da zum Sicherstellungsauftrag aber auch die Gewährleistungspflicht gehört, hinter der sich die Überwachung der Kassen(zahn)ärzte bei der Ausübung ihrer kassen(zahn)ärztlichen Tätigkeit durch die KVen und KZVen verbirgt, ist damit auch zugleich ein permanentes Konfliktfeld institutionalisiert.

Die Zulassung als Kassen(zahn)arzt (Unter- oder Überversorgung), Honorarverträge, Bewertungsmaßstäbe (z.B. nach Einzelleistung, Kopf- oder Fallpauschale), Leistungsstrukturen (z.B. das Verhältnis medizintechnischer zu persönlichen ärztlichen Leistungen, das Verordnungsverhalten und insbesondere natürlich die Wirtschaftlichkeitsprüfung führen immer wieder zu Reibungskonflikten in den Beziehungsfeldern KV-Kassenarzt, KV-Krankenkasse und KV-Krankenkassenverband. Es ist sicher auch eine Qualifizierung unseres Gesundheitswesens, wenn der Geschäftsführer des Bundesverbandes der Betriebskrankenkassen, *Schmeinck*, in der Diskussion den KVen und KZVen ausdrücklich bescheinigt, daß KVen und KZVen bisher ihre Aufgaben „ohne größere Reibungsverluste" hätten lösen können – trotz der „Zielkonflikte in bezug auf die Interessenvertretung nach innen einerseits und der Arbeit in der gemeinsamen Selbstverwaltung andererseits". Um so ernster ist seine Befürwortung zu werten, ob dies angesichts der gegenwärtigen Polarisierungen in Zukunft auch noch gelingen werde.

Tatenlos wollen jedoch die Partner der gemeinsamen Selbstverwaltung einer negativen Entwicklung – zumindest im Rahmen dieser Veranstaltung – nicht zusehen und zeigen dabei nicht nur weitgehende Übereinstimmung in der

Situationsanalyse, sondern auch bemerkenswerte Ansätze zu selbstkritischer Einschätzung der eigenen Positionen: So etwa, wenn *Dr. Oesingmann* zwar vehement die Rückkehr zur Einzelleistungshonorierung fordert, andererseits aber ausdrücklich einräumt, daß im Falle einer weiteren Zunahme der Arztzahlen zu Regulierungsmechanismen – wie Teilpauschalierungen – für bestimmte Therapiebereiche gegriffen werden müsse oder zu honorarbegrenzenden Maßnahmen für bestimmte Leistungen; oder wenn *Dr. Albers* sich zum Imageverlust der Zahnärzteschaft in der Öffentlichkeit bekennt und den stark von materiellen Interessen geprägten Lebensstil insbesondere der jüngeren Zahnärzteschaft beklagt; und wenn schließlich *Schmeinck* aufgrund neuester Untersuchungen für die Kassenseite einräumt, daß die Versicherten im Grunde nur ein funktionierendes System erwarteten, echte Betroffenheit lediglich in besonderen Fällen – wie der Selbstbeteiligung oder der Leistungsverweigerung – zeigten, und wenn er klarstellt, daß es eine absolute Schmerzensschwelle für die Höhe der Beitragssätze oder der Lohnnebenkosten in unserem System nicht gibt.

Sollten die Partner dieser gemeinsamen Selbstverwaltung in der Tat – ohne einschneidende Regulierungen des Gesetzgebers – die Kraft aufbringen, unser Gesundheitswesen wenigstens in den sie betreffenden Sektoren ohne systemverändernde Maßnahmen und ohne Qualitätseinbuße zu reformieren?

4b Referat

U. Oesingmann

Als ich die Einladung zu diesem Referat übernahm, stand ich vor der Frage, wer der Adressat meines Vortrags sein würde. Einerseits handelt es sich um einen Vortragszyklus im Rahmen einer Universitätsvorlesung vor Studenten, die mit der Materie noch nicht vertraut sind und deshalb einiger grundlegender Äußerungen und Informationen bedürfen.

Andererseits ist das Forum mit hochkarätigen Fachleuten aus der gesetzlichen Krankenversicherung besetzt, die historische und erläuternde Darstellungen über die ambulante kassenärztliche Versorgung nicht brauchen. Diesen Teilnehmerkreis spricht primär die Diskussion der aktuellen Probleme und Perspektiven an.

Um beiden Adressaten gerecht zu werden, habe ich beide Aspekte in meinem Referat berücksichtigt. Zunächst werde ich deshalb einen kurzen Überblick über die Geschichte und den derzeitigen Stand des Kassenarztrechts geben.

Im Anschluß daran greife ich schwerpunktmäßig einige der gegenwärtigen Probleme im Bereich der ambulanten kassenärztlichen Versorgung auf und stelle dazu meine Meinung dar. Diese Probleme werden uns genügend Stoff für die anschließende Diskussion geben.

Überblick über die ambulante kassenärztliche Versorgung

Geschichte des Kassenarztrechtes

Auch im Bereich des Kassenarztrechtes gilt der Grundsatz, daß wer die Geschichte nicht kennt, die Gegenwart nicht verstehen und die Zukunft nicht gestalten kann. Die geschichtliche Entwicklung des heutigen Kassenarztrechts hier zu beleuchten ist auch deshalb notwendig, weil nur oder v.a. vor diesem Hintergrund verständlich wird, warum die Kassenärzteschaft gewisse Positionen mit allem Nachdruck verteidigen muß.

Als Beginn des Kassenarztrechtes kann man das Jahr 1881 nennen, in dem Kaiser Wilhelm I. in seiner Thronrede die später als „kaiserliche Botschaft" bekannt gewordene Absichtserklärung zur Einführung einer Sozialversicherung bekanntgegeben hat. Im Jahre 1883 wurde das 1. reichseinheitliche Krankenversicherungsgesetz beschlossen. Hierin waren noch keine Bestimmungen über das Verhältnis zwischen den Krankenkassen und den die Versorgung sicherstellenden Ärzten enthalten. Das Verhältnis zwischen Patient, Kasse und Arzt war ein Dreiecksverhältnis, in dem zwischen Kasse und dem einzelnen Arzt direkte Vertragsbeziehungen bestanden. Durch die Privatverträge zwischen Arzt und

Krankenkasse waren die Krankenkassen in einer wirtschaftlich stärkeren Position und konnten eigenständig entscheiden, mit welchem Arzt sie Verträge abschließen wollten und welche Bedingungen hierfür gelten sollten.

Die Unterlegenheit der Ärzte gegenüber den Krankenkassen führte zu einer Gegenbewegung bei den Ärzten, die sich organisierten, um damit den Krankenkassen als gleich starker Partner gegenübertreten zu können. Zu diesem Zwecke wurde im Jahr 1900 der Leipziger Verband gegründet, der später nach seinem 1. Vorsitzenden „Hartmannbund" genannt wurde. Ziel war von Anfang an die Einführung der Einzelleistungsvergütung und die freie Zulassung und Teilnahme an der Versorgung der sozialversicherten Patienten. Der Zusammenschluß zu Verbänden führte zu einer Verhärtung der Positionen und zu ständigen Auseinandersetzungen.

Im Jahre 1913 wurde kurz vor einem bevorstehenden großen Ärztestreik unter Mitwirkung von Regierungsvertretern zwischen Ärzten und Kassenverbänden das sog. „Berliner Abkommen" geschlossen. Hierin war u. a. festgelegt, daß die Krankenkassen nicht mehr selbst entscheiden konnten, wieviele Ärzte für die Behandlung der Kassenversicherten zugelassen wurden. Auch konnten die Krankenkassen nicht mehr frei entscheiden, welche Ärzte ihre Versicherten behandeln durften. Für die Teilnahme an der Kassenversorgung mußte zwar der interessierte Arzt weiterhin einen Einzelvertrag mit der Krankenkasse schließen, dieser Vertrag bedurfte jedoch der Zustimmung eines paritätisch besetzten Vertragsausschusses.

Nach dem Auslaufen des Berliner Abkommens erließ die Reichsregierung im Jahre 1923 eine „Verordnung über Ärzte und Krankenkassen", die die wesentlichen Bestimmungen des Berliner Abkommens fortschrieb. Außerdem wurden die Ansätze zu einer gemeinsamen Selbstverwaltung zwischen Krankenkassen und Ärzten weiter ausgebaut, wie z. B. durch die Schaffung eines Reichsausschusses für Ärzte und Krankenkassen. Durch die wirtschaftliche Depression in Deutschland im Jahre 1931 geriet die soziale Krankenversicherung in finanzielle Schwierigkeiten. Unter dem Druck dieser Verhältnisse kamen die Spitzenorganisationen der Ärzte und Krankenkassen zu einem Kompromiß, der über eine Notverordnung des Reichspräsidenten verbindlich wurde. Das historisch bedeutsame Element dieser Notverordnung war die durch die Einführung des Kopfpauschalsystems notwendig gewordene Errichtung von Kassenärztlichen Vereinigungen. Denn diese hatten die Aufgabe, die vereinbarten Pauschalen von den Kassen anzufordern und an die Ärzte zu verteilen. Aus dem ursprünglichen Dreiecksverhältnis zwischen Arzt, Patient und Kasse wurde ein Vierecksverhältnis, in dem die Kassenärztliche Vereinigung mit eingebunden wurde. Mit den Kassenärztlichen Vereinigungen wurden Selbstverwaltungskörperschaften errichtet, die im Gegensatz zu den bis dahin bestehenden freien Verbänden nur noch die Aufgabe hatten, die wirtschaftlichen Interessen der Kassenärzte zu vertreten.

Während der Zeit der nationalsozialistischen Herrschaft in den Jahren 1933–1945 wurden die Kassenärztlichen Vereinigungen zentralistisch organisiert mit einer Kassenärztlichen Vereinigung Deutschlands (KVD) an der Spitze, die im Reichsgebiet Verwaltungsstellen unterhielt. Während der Kriegsjahre wurde das Vergütungssystem so abgeändert, daß auch dem Arzt gegenüber eine Fallpauschale gezahlt wurde.

In den Nachkriegsjahren bis 1955 bestanden in den einzelnen Besatzungszonen bzw. den daraus hervorgehenden Ländern verschiedene Vergütungsregelungen. Diese Vergütungssysteme im Zusammenhang mit der *Verhältniszahl* von 1:600 führte zu großer Unzufriedenheit unter den Kassenärzten und den nichtzugelassenen Ärzten. Die Verhältniszahl bedeutete, daß in der Regel auf z. B. 600 Versicherte ein Kassenarzt zuzulassen war. Das Gesetz über das Kassenarztrecht vom August 1955 sorgte für einheitliche gesetzliche Regelungen im Bundesgebiet. Hiermit war eine völlige Neuregelung des Kassenarztrechtes verbunden, das in den wesentlichen Bestandteilen noch heute gilt und die Aufgaben von Kassenärzten und Kassenärztlichen Vereinigungen regelt. Wichtige Punkte dieses Gesetzes waren:

- das Naturalleistungs- oder Sachleistungsprinzip blieb bestehen,
- die Kassenärztlichen Vereinigungen blieben ebenfalls bestehen und wurden zu Körperschaften des öffentlichen Rechtes gemacht mit einer Kassenärztlichen Bundesvereinigung als Spitzenorganisation,
- durch die Einführung eines obligatorischen Schiedsverfahrens wurden Ärztestreiks ausgeschlossen,
- die Kassenärztlichen Vereinigungen hatten mit den Krankenkassen Gesamt- bzw. Mantelverträge abzuschließen.

Die im Gesetz noch enthaltene Verhältniszahl wurde durch das Urteil des Bundesverfassungsgerichts vom März 1960 über die Zulassungsfreiheit aufgehoben. Damit und mit dem in den Folgejahren vereinbarten Übergang von der Pauschal- zur reinen Einzelleistungsvergütung waren die wesentlichen Forderungen erfüllt, die die Kassenärzteschaft seit Beginn für eine qualifizierte ambulante medizinische Versorgung erhoben hatte.

In die Zeit zwischen 1960 und 1977 fällt eine Vielzahl von Änderungen des Krankenversicherungsrechtes mit Auswirkungen auf das Kassenarztrecht. So wurden u. a. in diesem Zeitraum eingeführt:

- Mutterschaftsvorsorge,
- Krebsfrüherkennungsmaßnahmen für Männer und Frauen,
- Früherkennungsmaßnahmen für Kinder,
- sonstige Hilfen,
- große Psychotherapie,
- Übernahme von Rehabilitationsmaßnahmen durch die Krankenkassen.

Diese Leistungsausweitungen und die zunehmend bessere Versorgung der Versicherten brachten einen enormen Kostenanstieg im Gesundheitswesen mit sich, den die Regierung im Jahre 1977 durch das Krankenversicherungsweiterentwicklungsgesetz und das Krankenversicherungskostendämpfungsgesetz (KVKG) begrenzen wollte. Die Jahre ab 1977 bis heute kann man deshalb als Ära der Kostendämpfung bezeichnen. Es folgten noch weitere Kostendämpfungsgesetze, die letztendlich zu einer Verbürokratisierung und damit Einschränkung der Handlungs- und Therapiefreiheit des Kassenarztes führten. Trotz dieser einschneidenden Maßnahmen wurden letztlich keine befriedigenden Ergebnisse im Sinne einer Ausgabendämpfung erreicht.

Lassen Sie mich aber die Beurteilung dieser Maßnahmen für den letzten Teil meines Referates zurückstellen. Zuvor will ich noch kurz das heutige System der kassenärztlichen Versorgung und insbesondere die Rolle der Kassenärztlichen Vereinigungen darstellen.

Das System der kassenärztlichen Versorgung

Die ambulante medizinische Versorgung der Versicherten der Gesetzlichen Krankenkassen erfolgt über die Kassenärztlichen Vereinigungen mit Hilfe der in den Kassenärztlichen Vereinigungen zusammengeschlossenen niedergelassenen Kassenärzte.

Die Kassenärztliche Vereinigung besitzt hierfür den sog. Sicherstellungsauftrag. Wo ausschließlich durch zugelassene (niedergelassene) Ärzte die Sicherstellung nicht möglich ist, können zusätzlich Krankenhausärzte an der kassenärztlichen Versorgung beteiligt oder zu ihr ermächtigt werden. Dies gilt mit Einschränkungen auch für ärztlich geleitete Einrichtungen. Die gesetzlich krankenversicherten Patienten haben Anspruch auf Sachleistungen (Naturalleistungen), d. h. nicht auf Kostenersatz.

Im System der kassenärztlichen Versorgung besteht das sog. Vierecksverhältnis: Der Behandlungsanspruch des Patienten ergibt sich nicht aus dem unmittelbaren Behandlungsvertrag mit dem Arzt, sondern leitet sich aus den Mitgliedschaftsverhältnissen zu seiner Krankenkasse ab. Als Vertragspartner der Krankenkassen tritt an die Stelle des einzelnen Kassenarztes die Gesamtheit der Kassenärzte in der Form der Kassenärztlichen Vereinigung als deren genossenschaftlicher Zusammenschluß. Hieraus entsteht das Vierecksverhältnis zwischen Kassenarzt/Kassenärztlicher Vereinigung/Krankenkasse und Versicherten.

Die Krankenkassen zahlen an die Kassenärztliche Vereinigung im RVO-Bereich eine Gesamtvergütung mit befreiender Wirkung zur Erfüllung des Sachleistungsanspruchs ihrer Versicherten. Die Kassenärztliche Vereinigung sorgt für die Sicherstellung und ordnungsgemäße Versorgung der Versicherten im Rahmen der abgeschlossenen Verträge und verteilt das von den Krankenkassen entrichtete Honorar über einen Honorarverteilungsmaßstab an ihre Kassenärzte.

Der Vollständigkeit halber sei noch angemerkt, daß nach dem KVKG auch von einem Fünfeckverhältnis gesprochen werden kann, weil die Landesverbände der RVO-Krankenkassen weitgehend die Rolle des Verhandlungspartners gegenüber der Kassenärztlichen Vereinigung übernommen haben.

Bestimmendes Element des Systems der kassenärztlichen Versorgung ist die gemeinsame Selbstverwaltung von Ärzten und Krankenkassen. Dieses Prinzip ist in der Reichsversicherungsordnung verankert und zeigt sich v. a. im Vertrags- und Schlichtungswesen und in der Verabschiedung gemeinsamer Richtlinien zur Durchführung der kassenärztlichen Versorgung. Auch die Zulassungs- und die Prüfungsinstanzen im RVO-Bereich sind paritätisch besetzt.

Der Bundesausschuß der Ärzte und Krankenkassen hat die Aufgabe, die zur Sicherung der kassenärztlichen Versorgung erforderlichen Richtlinien für eine ausreichende, zweckmäßige und wirtschaftliche Versorgung der Kranken aufzustellen. Hierzu gehören v. a. die Einführung neuer Untersuchungs- und Heilmethoden, die Gewährung ärztlicher Sachleistungen und die Verordnung von Heil- und Hilfsmitteln. Daneben hat dieser Ausschuß Richtlinien über den Umfang und die Durchführung von Früherkennungsmaßnahmen zu beschließen. Die vom Bundesausschuß verabschiedeten Richtlinien bedürfen zu ihrem Inkrafttreten einer Genehmigung des Bundesministeriums für Arbeit und Sozialordnung. Danach sind sie für Kassenärzte und Krankenkassen aufgrund von Satzungsbestimmungen verbindlich.

Soweit nicht durch Gesetz oder Verordnung geregelt, bestimmen Verträge zwischen den Ärzten und Krankenkassen die Durchführung der kassenärztlichen Versorgung. Kommt ein Vertrag über die kassenärztliche Versorgung nicht zustande, so hat das für jede KV zu errichtende Landesschiedsamt den Versuch zu machen, eine Einigung der Partner herbeizuführen. Aufgrund dieser Schiedsamtsregelung kann kein vertragsloser Zustand eintreten, so daß auch Kampfmaßnahmen wie Streiks nicht möglich sind. Im Falle einer Nichteinigung der Vertragspartner hat das Schiedsamt selbst zu entscheiden.

Aus der Teilnahme an der kassenärztlichen Versorgung erwachsen dem Kassenarzt Pflichten und Rechte. Zu seinen Pflichten gehört, die Versorgung der Kassenpatienten persönlich und nach den Geboten einer wirtschaftlichen und notwendigen Diagnose und Behandlung vorzunehmen. Diese Verpflichtung zur Wirtschaftlichkeit betrifft nicht nur seine eigene Leistung, sondern auch die von ihm veranlaßten Leistungen, wie insbesondere die Verordnung von Arzneimitteln, soweit ihm ein Einfluß darauf möglich ist.

Der Kassenarzt ist Freiberufler und insoweit nicht an Weisungen der Krankenkassen bzw. der Kassenärztlichen Vereinigungen in seiner medizinischen Tätigkeit gebunden. Er hat allerdings alle für ihn geltenden Regelungen und Normen des Kassenarzt- bzw. Vertragsrechts zu beachten.

Meine sehr verehrten Damen und Herren, Sie werden verstehen, daß ich Ihnen hier nur einen groben Überblick über das System der kassenärztlichen Versorgung vermitteln kann. Bevor wir zu den Problemen und Perspektiven des Systems kommen, möchte ich kurz auf die Rolle der Kassenärztlichen Vereinigung eingehen, da mein Thema hierauf explizit Bezug nimmt und zudem die KVen in letzter Zeit Gegenstand mancher Angriffe gewesen sind.

Die Kassenärztlichen Vereinigungen sind aufgrund gesetzlicher Vorgaben errichtet und haben gegenüber den Krankenkassen die Versorgung ihrer Versicherten nach Gesetz, Satzung und Vertrag sicherzustellen und gleichzeitig die Gewähr dafür zu übernehmen, daß die kassenärztliche Versorgung den gesetzlichen und vertraglichen Erfordernissen entspricht. Hieraus leiten sich mehrere Aufgaben ab.

Der Sicherstellungsauftrag bedeutet, daß die Kassenärztliche Vereinigung genügend Ärzte sowohl nach Anzahl wie nach benötigten Qualifikationen zur Versorgung der Versicherten zur Verfügung zu stellen hat. Soweit dies in Ausnahmefällen nicht durch zugelassene Kassenärzte möglich ist, muß Krankenhausärzten und ggf. ärztlich geleiteten Einrichtungen die Teilnahme an der kassenärztlichen Versorgung ermöglicht werden. Inhalt der Gewährleistungspflicht der KV ist, die Beachtung und Einhaltung der die kassenärztlichen Versorgung regelnden Normen durch die Kassenärzte zu garantieren. Dies bedeutet eine Überwachung der Kassenärzte bei der Ausübung ihrer kassenärztlichen Tätigkeit. Hierzu gehören insbesondere die Verpflichtung der KV zu Überprüfung der wirtschaftlichen Behandlungs- und Verordnungsweise und der Sicherstellung einer ausreichenden Qualität der abgerechneten Leistungen. Darüber hinaus hat die Kassenärztliche Vereinigung die von den Kassen empfangene Gesamtvergütung nach einem Honorarverteilungsmaßstab unter den Kassenärzten aufzuteilen. Zur Durchsetzung der kassenärztlichen Pflichten ihren Mitgliedern gegenüber hat die KV über das Disziplinarrecht Möglichkeiten, Sanktionen auszusprechen. Diese reichen über Verwarnung, Verweis, Geldbußen von maximal DM 20 000 bis zum Anordnen des Ruhens der Zulassung für maximal 6 Monate. Diese Sicherstellungs- und Gewährleistungsverpflichtung gegenüber den Krankenkassen stellt jedoch nur eine Seite der Aufgaben einer KV dar. Mindestens genauso wichtig ist die Wahrnehmung der Rechte der Kassenärzte gegenüber den Krankenkassen. Dieses Mandat bezieht sich nicht nur auf berufspolitische Interessenvertretung der Gesamtheit der Kassenärzte, sondern auch auf die Wahrnehmung der Interessen einzelner Ärzte gegenüber den Krankenkassen. Zwischen Kassenarzt und Kasse bestehen keine Rechtsbeziehungen, so daß sich Krankenkassen auch in Einzelfragen immer an die zuständige KV und nicht direkt an den betroffenen Arzt wenden müssen.

Der Sicherstellungs- und Gewährleistungsauftrag mit der Überwachungsverpflichtung gegenüber dem Kassenarzt einerseits und der Auftrag zur Interessenwahrnehmung gegenüber den Krankenkassen andererseits zeigen, daß die Kassenärztlichen Vereinigungen eine z.T. schwierig zu erfüllende Doppelaufgabe besitzen. Ich möchte die KV deshalb unter diesem Aspekt als janusköpfig bezeichnen. Vielleicht resultiert hieraus auch ein Großteil der v. a. von Kassenärzten selbst gegen die kassenärztliche Selbstverwaltung und damit die KVen vorgebrachten Kritik. Denn sicherlich ist es für den einzelnen Arzt nicht immer einfach einzusehen, daß er von seiner Kassenärztlichen Vereinigung mit Richtlinien oder sonstigen Maßnahmen beschwert wird, während er andererseits in ihr seine Interessenvertretung sehen soll. Gewerkschaften und freie Ärzteverbände haben es in dieser Beziehung sicherlich einfacher, da sie nur für die Interessen ihrer Mitglieder kämpfen können, ohne nach innen auf die Mitglieder disziplinierend bzw. regulierend wirken zu müssen.

Dennoch halte ich die KV als Körperschaft mit ihren heutigen Aufgaben für eine wesentliche Errungenschaft für die Kassenärzte, die hierdurch die Möglichkeit haben, in Form einer Genossenschaft über ihre eigenen Belange als Kassenärzte zu entscheiden. Hieraus ergibt sich auch automatisch die Beantwortung der mir gestellten Frage „Kassenärztliche Vereinigung: freiberufliche Gewerkschaften, Kartelle – oder was sonst?" Kassenärztliche Vereinigungen sind eine besondere Organisationsform, die sich mit diesen Begriffen nicht charakterisieren läßt, allerdings Elemente von beiden enthält. Von einer Gewerkschaft hat die KV die Aufgabe der wirtschaftlichen Interessenvertretung ihrer Mitglieder gegenüber den Krankenkassen, wobei sie aber den Vorteil besitzt, daß durch die Zwangsmitgliedschaft ein hundertprozentiger Organisationsgrad gegeben ist. Dagegen stehen ihr keinerlei Kampfmaßnahmen zur Verfügung. Begriffe aus der Marktformenlehre der Volkswirtschaft wie Kartell treffen auf die KV nicht zu.

Ich persönlich glaube allerdings nicht, daß diese Art von Katalogisierung weiterführt und neue Erkenntnisse bzw. Konsequenzen für Veränderungen ziehen läßt. Entscheidend scheint mir bei der Kassenärztlichen Vereinigung zu sein, daß es sich hier um eine Genossenschaft mit einer Selbstverwaltung handelt, in der Ärzte durch gewählte Vertreter ihre Interessen selbst artikulieren, anstatt der Herrschaft von Funktionären ausgeliefert zu sein.

Resümierend über das gegenwärtige System der ambulanten Versorgung darf ich deshalb auf 4 Essentials hinweisen, die Herr Dr. Fiedler, Hauptgeschäftsführer der Kassenärztlichen Bundesvereinigung (KBV), in einem Aufsatz veröffentlicht hat und die ich voll unterstreiche: Die tragenden Pfeiler des Systems unserer kassenärztlichen Versorgung sind:

1) die freiberufliche Tätigkeit des Kassenarztes,
2) der Sicherstellungs- und Gewährleistungsauftrag der Kassenärztlichen Vereinigungen für eine bedarfsgerechte und wirtschaftliche kassenärztliche Versorgung,
3) der genossenschaftliche Zusammenschluß der Kassenärzte in den Kassenärztlichen Vereinigungen,
4) die gemeinsame Selbstverwaltung der Ärzte und Krankenkassen einschließlich der ihr gegebenen Vertragsfreiheit.

An diesen wesentlichen Punkten muß sich aus Sicht der Kassenärzte jeder Vorschlag messen lassen, der auf eine Änderung im System der kassenärztlichen Versorgung abzielt.

Aktuelle Probleme und Perspektiven

Meine sehr verehrten Damen und Herren, mit meinen letzten Ausführungen bin ich bereits von der Beschreibung des gegenwärtigen Systems zu den Problemen und Perspektiven gekommen, die uns Verantwortliche aus den Krankenversicherungen und den KVen gegenwärtig belasten. Es ist eigentlich nur mit einem gewissen Unverständnis zu registrieren, daß – und das zeigen viele Befragungen von Patienten – der einzelne mit der kassenärztlichen Versorgung sehr zufrieden ist, so wie er sie in der Betreuung durch seinen Hausarzt erfährt. Im starken Kontrast dazu steht die veröffentlichte Meinung über die kassenärztliche Versorgung. Hier steht im Vordergrund der Anstieg der Ausgaben, der fast stets als Kostenanstieg apostrophiert wird. Gestatten Sie mir diese Zwischenbemerkung: Ich persönlich halte den Begriff „Ausgabenanstieg" für richtiger, weil in dem Begriff „Kostenanstieg" stets die Notwendigkeit mitschwingt, diese zu reduzieren, weil sie z.T. überflüssig sind. Im Bereich der kassenärztlichen Versorgung ist dies nicht richtig, da alle Ausgaben auch entsprechenden Nutzen stiften, wobei man überlegen muß, ob in Einzelbereichen nicht gespart werden kann. Doch nun zurück zur Kostendämpfung. Ich werde diesen Begriff auch hier verwenden, da er als Terminus technicus anzusehen ist.

Neben der Kritik an dem Kostenanstieg wird dem bestehenden System vorgeworfen, daß es mit dem Einsatz von Medizintechnik zu großzügig umgeht, die Prävention gegenüber der Behandlung vernachlässigt – Stichwort: Reparatur statt Gesunderhaltung –, und daß die Struktur der Leistungen verfälscht sei. Hierunter wird im Regelfall verstanden, daß die persönlichen, zuwendungsintensiven Leistungen des Arztes, wie Gespräche, Beratungen, Hausbesuche, zu wenig im Vergleich zu diagnostischen und technischen Leistungen erfolgen. Ich will hier jetzt keine Diskussion beginnen mit dem Ziel, die einzelnen Argumente in der Kostendämpfungsdiskussion zu widerlegen bzw. Erklärungen für den Ausgabenanstieg zu suchen. Aber ich glaube, daß dennoch zu einigen dieser Punkte Bemerkungen nötig sind.

Die Kostendämpfungsdiskussion krankt in meinen Augen v. a. daran, daß hier zum Vergleich nur wirtschaftliche Daten herangezogen werden. Ich kann keine Rechtfertigung dafür sehen, warum für die medizinische Versorgung nur z. B. 8, 10 oder 12% des Bruttosozialproduktes bzw. ein entsprechender Anteil an den Grundlöhnen aufgewendet werden soll. Umgkehrt wird eher ein Schuh daraus: Wenn festgelegt würde, in welchem Ausmaß ambulante kassenärztliche Versorgung stattfinden soll, so ließe sich daraus auch eine entsprechende Begrenzung festschreiben. Bisher verlief aber die Entwicklung immer umgekehrt, so daß die medizinisch-technische Entwicklung den Versicherten sofort in vollem Umfang zugute kommen sollte. Dies halte ich für nach wie vor richtig und notwendig. Nur wenn man dies akzeptiert, kann man die Ausgaben für ärztliche Versorgung nicht an ökonomische Größen wie z. B. die Entwicklung der Grundlöhne koppeln, denn bei Gesundheitsleistungen handelt es sich um ein superiores Gut. Dieser Terminus stammt aus der Volkswirtschaft und bedeutet, daß superiore Güter mit zunehmendem Einkommen verstärkt nachgefragt werden. Im Gegensatz dazu sinkt der Anteil von inferioren Gütern (z. B. Lebensmittel) mit zunehmendem Einkommen. Ich stelle deshalb die These auf, daß die Ausgabenentwicklung in der Gesetzlichen Krankenversicherung und insbesondere im Bereich der ambulanten Versorgung nicht anhand von ökonomischen Kriterien beurteilt werden kann, wenn nicht gleichzeitig der Umfang der medizinisch gewünschten Versorgung politisch vorgegeben wird.

Ein anderer Grund für den Ausgabenanstieg in der Krankenversicherung ist die sich verschlechternde demographische Entwicklung. Der Anteil der älteren Menschen an der Gesamtbevölkerung nimmt zu. Verlängerte Lebenserwartungen kann man positiv und als Verdienst der medizinischen Wissenschaft sehen, aber sie haben eine ökonomische Kehrseite.

Der wachsende Anteil älterer Menschen an der Gesamtbevölkerung bedeutet einen wachsenden Anteil Kranker und damit in der Regel dauernd Behandlungsbedürftiger. Der Anteil der Rentner in der Gesetzlichen Krankenversicherung stieg in den Jahren 1970–1984 um mehr als 11%. In derselben Zeit kürzte die Rentenversicherung ihren Beitrag an die Gesetzliche Krankenversicherung für die Krankheitskosten der Renten von ursprünglich 17% über 11,8% auf heute 7,3%. Diese Entwicklung muß sich natürlich in den Beitragssätzen der Aktivversicherten niederschlagen. So lag 1970 der Anteil vom Gesamtbeitrag der Aktivversicherten für die Krankenversicherung der Rentner bei 0,8%, während er 1983 schon 3,6% betrug. Auch in den nächsten Jahren ist mit einer ähnlichen Entwicklung zu rechnen, so daß allein deshalb mit einer Zunahme der Ausgaben in der Krankenversicherung zu rechnen ist.

Besondere Probleme wirft die Arztzahlentwicklung auf. Von Jahr zu Jahr nimmt die Zahl der Ärzte zu. Nach einer Prognose des Zentralinstituts für die kassenärztliche Versorgung muß bis 1990 mit 100 000 neu approbierten Ärzten gerechnet werden. Bis zum Jahre 1991 werden es, selbst wenn sich bis dahin nicht mehr Kassenärzte jährlich neu niederlassen als bisher, allein wegen der rückläufigen Zahl der ausscheidenden Kassenärzte rund 77 000 sein.

Diese Entwicklung birgt nicht nur ein quantitatives Problem in sich. Aufgrund der übergroßen Zahl an Medizinstudenten hat die praktische Ausbildung an den Universitäten in den letzten Jahren erheblich gelitten. Die Folge ist, daß die frisch approbierten Ärzte über keine hinreichende praktische Erfahrung verfügen. Wegen der Stellenknappheit im Krankenhaus besteht hier auch keine Aussicht auf Besserung. Viele junge Ärzte müssen sich deshalb niederlassen, ohne die von ihnen gewünschte und auch notwendige praktische Erfahrung im Krankenhaus gesammelt zu haben. Daraus erwächst eine erhebliche Gefahr für die Qualität in der ambulanten kassenärztlichen Versorgung.

Aber bereits der jetzige Zugang an Kassenärzten wirkt sich auf die Ausgaben für kassenärztliche Versorgung aus, denn durch deren Tätigkeit nimmt v.a. der diagnostische Aufwand zu, weil die Arbeitsweise des jungen Kassenarztes noch durch seine Krankenhaustätigkeit geprägt ist. Hierbei hat er gelernt, neue und aufwendigere Methoden in größerem Umfange einzusetzen, als dies bei den niedergelassenen Ärzten der Fall ist. Zudem benötigt er wegen unzureichender Erfahrung zur eigenen Absicherung mehr Untersuchungen. Dabei ist eine unwirtschaftliche Verhaltensweise nicht unbedingt zu unterstellen. Dennoch führt diese andere Art von Diagnostik und Therapie zu Ausgabenerhöhungen.

Die zunehmende Zahl von niedergelassenen Ärzten kann auch zu einem Wettbewerb um den Patienten führen, der mit Hilfe von großzügigen Leistungsgewährungen ausgetragen wird. Auch deshalb erscheint es notwendig, den Zustrom an jungen Kassenärzten zu „kanalisieren". Die kassenärztliche Bedarfsplanung muß auf eine neue Grundlage gestellt werden, um einer drohenden ärztlichen Überversorgung zu begegnen. Dabei geht es nicht nur um quantitative sondern v.a. um qualitative Aspekte. So muß zukünftig das Verhältnis zwischen Allgemein- und Gebietsärzten verbessert werden, um eine zahlenmäßige Ausgewogenheit sowohl zwischen Allgemein- und Gebietsärzten wie auch bei Gebietsärzten untereinander herzustellen.

Ein weiteres Problem betrifft schließlich die wirtschaftliche Situation des Kassenarztes und damit die Investitionsfähigkeit der Kassenpraxis. Angesichts aller Prognosen für die nächsten Jahre kann mit ziemlicher Sicherheit vorausgesagt werden, daß die wirtschaftliche Situation der Kassenärzte sich verschlechtern wird. Dies gefährdet die Investitionskraft. Der Kassenarzt könnte auf Dauer nicht mehr in der Lage sein, die notwendigen Investitionen vorzunehmen, um mit der medizinischen Entwicklung Schritt halten zu können. Dann würde die Versorgung durch ambulante Ärzte schlechter und müßte in den aufwendigeren stationären Bereich z.T. verlagert werden.

Nicht zuletzt auch mit dem Ziel, mehr Ärzten ein Auskommen in der Kassenarztpraxis zu erlauben, bereitet die Kassenärztliche Bundesvereinigung gegenwärtig in Abstimmung mit den Krankenkassenverbänden eine Reform des einheitlichen Bewertungsmaßstabes (EBM) vor. Diese Reform soll mehreren Zielen dienen, v.a. aber die unausgewogene Struktur in der Bewertung zwischen zuwendungsintensiven und delegierbaren ärztlichen Leistungen neu zu gewichten. Dies Vorhaben ist schwierig, da hiervon die Arztgruppen in verschiedener Weise betroffen werden und das Gesamtprojekt als Nullsummenspiel zu sehen ist, d.h. eine Gruppe kann nur das zusätzlich bekommen, was andere Gruppen an Honorar aufgeben müssen. Ich glaube aber, daß dieses Vorhaben, das einen enormen Arbeitsaufwand bei den Betroffenen sowie eine immense Überzeugungsarbeit im berufspolitischen Raum erfordert, den Schweiß der Edlen wert ist. Wir können einfach nicht mit einer überholten Gebührenordnung den heutigen Verhältnissen gerecht werden. Da die Überarbeitung an der neuen Gebührenordnung noch nicht abgeschlossen ist, möchte ich hierauf nicht näher eingehen.

Lassen Sie mich zum Abschluß meines Referates noch auf die neuerdings sehr moderne Kritik von sog. neoliberalen Ökonomen am System der kassenärztlichen Versorgung und insbesondere auch an der Rolle der Kassenärztlichen Vereinigung eingehen.

Diese Ökonomen schlagen ein ganzes Bündel von Maßnahmen vor. Ansatzpunkt aller ihrer Überlegungen ist die Stärkung des Wettbewerbs und das Einführen von mehr Marktelementen in die ambulante Versorgung. Besonders Herr Professor Oberender vertritt die radikale These, daß der Sicherstellungsauftrag der KV ersatzlos gestrichen werden sollte und die KV insgesamt aufzulösen sei. Als Konsequenz ergibt sich daraus, daß der einzelne Arzt wieder wie vor dem Berliner Abkommen von 1913 in die Rolle des ökonomisch Schwachen abgedrängt wird, der mit der ihm gegenüber mächtigen Krankenkasse Einzelverträge schließen muß. Daß wir dies aus berufspolitischen Gründen und im wohlverstandenen Interesse unserer Patienten ablehnen müssen, haben meine vorherigen Ausführungen gezeigt.

Hinter der These „Abschaffung der KVen und Einzelverträge mit den Kassenärzten" muß die Idee stehen, daß die Honorare im gegenwärtigen System zu hoch sind und daß ein Abschmelzen zumindest gleiche, wenn nicht sogar noch bessere Leistungen erbringt. Ich möchte meine Vorbehalte gegen diesen Vorschlag in die Form einiger Fragen kleiden, deren Beantwortung Sie mir bitte ersparen. Gegebenenfalls könnten wir in der Diskussion hierauf gerne zurückkommen:

- Wird die freie Arztwahl für den Versicherten eingeschränkt, wenn die Kassen nur gewisse Ärzte zur Behandlung zulassen?
- Sind die „billigsten" Ärzte die besten?
- Wonach bestimmt die Krankenkasse, wieviele Ärzte sie zur Behandlung zuläßt?
- Kann der „billige" Arzt die notwendige Praxisausstattung finanzieren?
- Wer prüft die Wirtschaftlichkeit der Behandlungs- und Verordnungsweise?
- Wie ist zu verhindern, daß die so von den Kassen ausgewählten Kassenärzte in den Geruch kommen, eine zweitklassige Medizin („Kassenmedizin") betreiben zu müssen?

Bei Beantwortung dieser Fragen wird deutlich, daß der Vorschlag das bewährte System zum Schaden von Patient und Arzt zerstört und daß ihn daher sowohl Krankenkassen im Sinne ihrer Versicherten wie auch KVen nur strikt ablehnen können.

Lassen Sie es mich mit diesen Fragen bewenden und mein Referat abschließen. Ich glaube, daß wir genügend Stoff zur Diskussion vor uns haben.

4c Diskussionsbericht

H. Busold

Zu Beginn der Diskussion führte *Dr. Albers*, stellvertretender Vorsitzender der Kassenzahnärztlichen Bundesvereinigung, die Konsequenzen der in den letzten Jahren erfolgten Ausweitung des Sachleistungskatalogs in der Gesetzlichen Krankenversicherung durch Rechtsprechung und Gesetzgebung für den Bereich der kassenzahnärztlichen Versorgung vor Augen. Da v. a. die teure Spätbehandlung, der Zahnersatz, im zahnärztlichen Bereich erhebliche Kosten verursache, liege der Anteil der Krankenkassenausgaben für Zahnersatz mittlerweile über den Gesamtausgaben für Frühbehandlung und konservierend-chirurgische Behandlung.

In der Frage eines drohenden Überangebotes an Zahnärzten wandte sich *Dr. Albers* gegen den Einsatz dirigistischer Maßnahmen, wie z. B. der Zulassungssteuerung im Rahmen der Bedarfsplanung zum jetzigen Zeitpunkt. Die Zahl der im Jahre 1986 zugelassenen Kassenzahnärzte bewege sich in einer Größenordnung, die für die Erfüllung des Sicherstellungsauftrags notwendig sei. Unter diesem Gesichtspunkt könne man deshalb auch noch nicht von einer Zahnärzteschwemme sprechen. Für die im Vergleich zu den Kassenärzten günstigere Situation bei den Kassenzahnärzten machte *Dr. Albers* die Angebotsverknappung bei den Ausbildungsstellen Anfang der 50er Jahre verantwortlich. Mit der Beseitigung des Berufsstandes der Dentisten wurden damals zugleich die dentistischen Institute geschlossen. In den nächsten Jahren kann nach Auffassung von *Dr. Albers* jedem Zahnarzt nach Ableistung seiner 2jährigen Vorbereitungszeit ohne Bedenken die Kassenzulassung erteilt werden. Der Gesetzgeber sei aber schon jetzt zum Handeln aufgerufen. Durch geeignete Maßnahmen, wie z. B. einer Reduzierung des Studienplatzangebotes, müßten frühzeitig die Weichen zur Vermeidung einer zukünftigen Zahnärzteschwemme gestellt werden. Die Gefahr einer Überversorgung droht nach Ansicht von *Dr. Albers* auch noch von einer anderen Seite, nämlich aufgrund des starken Zugangs von Zahnärztinnen und Zahnärzten in die Bundesrepublik Deutschland aus dem europäischen Ausland, insbesondere aus Dänemark und den Niederlanden. Hierdurch könnten in absehbarer Zeit wesentlich größere Probleme entstehen, als nach den Hochrechnungen der Bundesregierung, der Krankenkassen und auch der Kassenzahnärztlichen Vereinigung zu erwarten wären. In einem Exkurs äußerte sich *Dr. Albers* auch zu den Gründen des Imageverlustes der Zahnärzteschaft in der Öffentlichkeit und der hierdurch bedingten Schwächung der Verhandlungsposition der KZV gegenüber den Krankenkassen. In diesem Zusammenhang folgten einige sehr kritische Töne gegen den nach Auffassung von *Dr. Albers* stark von materiellen Interessen geprägten Lebensstil der jüngeren Zahnärztekollegen. In den Jahren wirtschaftlicher Prosperität sei der Öffentlichkeit das Ausmaß des erreichten Wohlstands der Zahnärzte überdeutlich vor

Augen geführt worden. Dies erschwere nun die Arbeit der KZV, wenn sie sich in den Honorarverhandlungen für wirtschaftliche Verbesserungen einsetze.

Aus der Sicht des Bundesverbandes der Betriebskrankenkassen zeichnete ihr Geschäftsführer *Schmeinck* ein z. T. etwas anderes Bild von den Entwicklungen und aktuellen Problemen im ambulanten Versorgungsbereich. Einleitend wies er darauf hin, daß das System der ambulanten Versorgung eine unterschiedliche Bewertung erfahre, je nachdem, ob es aus der Perspektive der Versicherten oder aus dem Blickwinkel der Funktionäre heraus beurteilt werde. Die Auswertung vorliegender Informationen lasse den Schluß zu, daß die Versicherten der Betriebskrankenkassen – unberührt von aktuellen Diskussionen um das Kassenarztrecht – im Grunde nur ein funktionierendes System verlangten. Betroffenheit äußerte sich allenfalls dann, wenn in Form von Selbstbeteiligung finanzielle Belastungen drohten oder wenn die Krankenkassen in einigen Fällen die Leistungsgewährung ablehnten. Die Versicherten richteten ihr kritisches Augenmerk z. Z. nur auf einige ganz wenige Leistungen. Diese umfaßten die Bereiche Zahnersatz, Heil- und Hilfsmittel sowie Kuren. Von deren Bewertung hänge nach Auffassung von *Schmeinck* die Zufriedenheit der Versicherten mit dem System der ambulanten Versorgung ab. Für die Verbandsfunktionäre der Krankenkassen ergebe sich jedoch auf der Grundlage eigener Beurteilungskriterien eine differenzierte Sichtweise.

Nach seiner persönlichen Einschätzung hat das Kassenarztrecht und damit auch die Rolle der Kassenärztlichen und -zahnärztlichen Vereinigung in der Vergangenheit mehr oder weniger funktioniert. *Schmeinck* wertete es als eine immerhin erstaunliche Leistung der KVen und KZVen, daß Zielkonflikte in bezug auf die Interessenvertretung nach innen einerseits und der Arbeit in der gemeinsamen Selbstverwaltung andererseits bisher ohne größere Reibungsverluste ausgetragen worden seien. In jüngster Zeit werde dieser Prozeß aber möglicherweise aufgrund unterschiedlicher Interpretationen des Freiheitsbegriffes und dadurch bedingter Polarisierungen erschwert. Angesichts der anstehenden Probleme im Bereich der ambulanten Versorgung stelle sich außerdem die Frage, ob die KVen und KZVen den zukünftigen Aufgaben gewachsen seien. So leide das Gesundheitssystem in nahezu jedem Leistungsbereich an Überversorgung. Das gelte auch für den ärztlichen und zahnärztlichen Bereich. *Schmeinck* räumte ein, daß die Festlegung einer exakten Grenze erhebliche Schwierigkeiten bereite. Dennoch könne man aber behaupten, daß die Grenze zum Bereich der Überversorgung unmerklich überschritten worden sei. Den KVen und KZVen sei es nicht gelungen, vor dem Hintergrund des obenerwähnten Zielkonfliktes vermutlich auch gar nicht möglich, hier entsprechend den Erfordernissen des Gesamtsystems steuernd einzugreifen. *Schmeinck* konstatierte in diesem Punkt aber auch ein Versagen der Krankenkassen, ohne allerdings auf die verschiedenen Gründe näher einzugehen. Besondere Sorgen bereite den Krankenkassen die Ausgabenentwicklung. In diesem Zusammenhang gelte es, die Vorstellung zu korrigieren, es gäbe eine Schmerzschwelle im System, bei der die Beitragssätze bzw. die Lohnnebenkosten an die Grenze des Erträglichen stießen. Diese Auffassung werde durch historische Vergleiche widerlegt. Beispielhaft zitierte *Schmeinck* ein Pamphlet von 1911, in dem vor einer weiteren Beitragssatzerhöhung gewarnt wurde. Damals habe die Akzeptanzschwelle, so

Schmeinck, bei einem Beitragssatz von 2% gelegen. Daraus könne gefolgert werden, daß nicht die absolute Beitragssatzhöhe für die Forderung nach Beitragssatzstabilität maßgebend sei.

Es müsse aber zur Kenntnis genommen werden, daß die Bemühungen um eine Stukturreform, so diffus die Vorschläge z. T. auch wirkten, nicht unwesentlich vom Motiv der Kostendämpfung bestimmt seien.

Einen dringenden Handlungsbedarf sehen die Krankenkassen nach Aussagen von *Schmeinck* in bezug auf die Entwicklung der Ärztezahlen. *Schmeinck* widersprach hier dem stellvertretenden Vorsitzenden der Kassenzahnärztlichen Bundesvereinigung und betonte die Notwendigkeit einer Zulassungsbeschränkung auch im Bereich der kassenzahnärztlichen Versorgung. Abgesehen davon, daß die GKV unter den bestehenden Systembedingungen nicht auf alle Zeiten Finanzier eines freien Berufsstandes sein könne, sei dies auch nicht ihre Aufgabe. Wenn es nicht gelänge, durch Zulassungsbeschränkungen an den Hochschulen und zusätzliche Qualitätshürden im System die nachwachsenden Ärzte in ihrer Zahl zu begrenzen und auf der anderen Seite ein Ausscheiden älterer Ärzte aus dem aktiven Berufsleben zu erreichen, dann verblieben nur noch 2 Möglichkeiten der Systemsteuerung. Zum einen könne die von den Krankenkassen an die KV bzw. KZV gezahlte Gesamtvergütung der Höhe nach begrenzt werden (Prinzip der Budgetierung). Der somit kleiner gewordene Kuchen müsse dann von der Ärzteschaft an die gestiegene Zahl von Ärzten gerecht verteilt werden. Sollten sich der Nutzung dieser Steuerungsmöglichkeit unüberwindbare Hindernisse in den Weg stellen, dann müsse – zumindest partiell – zu Verhältnissen zurückgekehrt werden, wie sie in der Weimarer Zeit herrschten und im einleitenden Referat von *Dr. Oesingmann* skizziert worden seien. Dies hätte zur Konsequenz, daß die GKV in allen Bereichen über die Zulassung zum Kassenarzt entscheiden könnte. Diese Form der Steuerung sei aber, so *Schmeinck*, nicht unbedingt wünschenswert, sondern sollte nur als allerletztes Kriseninstrument verstanden werden. Insofern schloß er sich der Kritik an, die *Dr. Oesingmann* an entsprechende Aussagen des Reformkonzeptes von *Professor Oberender* geübt hatte.

Nach Einbeziehung der Zuhörerschaft verlagerte sich die Diskussion auf eine Reihe von Themengebieten und Sachfragen, die bei Kenntnis der angeschnittenen Probleme eine kontroverse Auseinandersetzung erwarten ließen. Über die isolierte Betrachtung des ambulanten Versorgungsbereiches hinausgehend richtete sich das Interesse auf Fragen der Abgrenzung bzw. Kooperation von stationärem und ambulantem Sektor sowie auf mögliche, in die ärztliche Praxis hineinreichende Wirkungszusammenhänge des Arzneimittelverordnungsgeschehens in Krankenhäusern.

Dr. Oesingmann sah im Verhältnis von ambulanter und stationärer Versorgung durchaus fließende Übergänge, die auch im Interesse des Patienten sinnvoll genutzt werden sollten. Zur Verdeutlichung bezog er sich auf die Situation im Bereich der onkologischen Versorgung von Patienten, d. h. von Patienten, die an bösartigen Geschwulstkrankheiten leiden. Gerade wenn es im Bereich der niedergelassenen Ärzte an der genügenden Zahl von Onkologen mangele, sie die teilstationäre bzw. wechselnde ambulante Behandlung sowohl des niedergelassenen Arztes als auch des ermächtigten oder beteiligten Krankenhausarztes eine hervorragende Möglichkeit, den ständigen Aufenthalt des schwer erkrankten Patienten in der Anonymität eines Krankenhauses zu vermeiden. Zu der von verschiedenen Seiten geforderten teilstationären Vor- und Nachbehandlung äußerte sich *Dr. Oesingmann* dagegen weniger konkret. Angesichts sehr heterogener Vorstellungen zu diesem Themenkomplex auf seiten der Befürworter einer entsprechenden Reform, aber auch aufgrund ideologischer Aspekte fehlten z. Z. elementare Voraussetzungen für eine sachgerechte Diskussion, so die Einschätzung von *Dr. Oesingmann*.

Hinsichtlich der Arzneimittelversorgung in Krankenhäusern wollte *Dr. Oesingmann* nicht ausschließen, daß hiervon – zumindest partiell – eine negative Beeinflussung des Verordnungsverhaltens niedergelassener Ärzte ausgehen könnte. Der Zusammenhang vermittle sich möglicherweise dergestalt, daß die aus dem Krankenhaus entlassenen Patienten eine Verordnung der dort verabreichten, aber im Vergleich zum ambulanten Bereich wesentlich billigeren Medikamente auch vom weiterbehandelnden Arzt wünschten. Während *Dr. Oesingmann* das Preisgefälle zwischen den beiden Teilmärkten primär auf strategische Überlegungen der Hersteller zurückführte, vermutete Herr *Schmeinck* eher kostenwirksame Effekte krankenhausspezifischer Determinanten. So verfüge die Krankenhauseinrichtung über spezielle Fachkräfte und oft auch über eine Krankenhausapotheke mit einem begrenzten Sortiment von Arzneimitteln; außerdem könne sie die Vorteile von Großeinkäufen nutzen. *Schmeinck* gab aber auch zu bedenken, daß die billigere Arzneimittelversorgung im Krankenhausbereich daher resultieren könne, daß diese veranlaßte Leistung in die Pflegesatzkalkulation eingehen müsse und somit Gegenstand von Verhandlungen sei. Demgegenüber werde die vom niedergelassenen Arzt veranlaßte Leistung nur über einen praktisch unwirksamen Arzneimittelhöchstbetrag statistisch beobachtet. Die Frage der nichtnotwendigen Leistungsveranlassung im ambulanten Bereich stellte sich für Schmeinck noch in anderer Hinsicht. Seine Befürchtung ging dahin, daß bei einer zunehmenden Zahl von niedergelassenen Kassenärzten die von diesen selbst erzeugte zusätzliche Nachfrage nach Leistungen, also die arztinduzierten Leistungen, für die Krankenkassen zu einem Problem werden könnten.

Wie schon in seinem einleitenden Referat geschehen, räumte *Dr. Oesingmann* ein, daß der Arzt im Falle einer durch die Konkurrenzsituation bedingten niedrigen Patientenzahl durch besondere Angebote die Kosten in die Höhe treiben könne. Wirtschaftlichkeitsprüfungen belegten die Annahme solcher Mechanismen in einzelnen Fällen. Was die Erbringung unnötiger Leistungen betreffe, so seien jedoch 2 andere Einflußfaktoren ausschlaggebender. Zum einen werde heute von forensischer Seite in der primären Diagnostik vom Arzt mehr verlangt als vor etwa 15 Jahren und zum anderen werde der Arzt vom Patienten vielfach aus einer falschen Erwartungshaltung heraus aufgesucht, nämlich mit der Vorstellung, ein guter Arzt müsse auch Untersuchungen veranlassen. Aufgrund seiner hohen Beitragszahlungen an die Gesetzliche Krankenversicherung bestehe für den Patienten ein Anreiz, besondere Leistungen zu fordern. Ihm sei nicht nahezubringen, daß bei geringerer Leistungsinanspruchnahme seine finanzielle Belastung sinken würde. *Dr. Oesingmann* wandte sich aber ebenso wie *Schmeinck* dagegen, diese Zusammenhänge primär aus ökonomischer Sicht zu betrachten. Wenn nun vor dem Hintergrund der Kostenexpansion Beschränkungsmaßnahmen auf seiten der Leistungserbringer gefordert würden, so müsse an den Staat die Kritik gerichtet werden, daß er über Jahre hinweg das Leistungsspektrum der Gesetzlichen Krankenversicherung immer mehr ausgedehnt habe, ohne gleichzeitig für eine entsprechende Anpassung des zur Verfügung stehenden Budgets zu sorgen.

Ausgehend von der Frage nach der Angemessenheit des gegenwärtigen Umfangs der technischen Leistungen im Vergleich zu den erbrachten ärztlichen Leistungen im ambulanten Sektor, bewegte sich die Diskussion schließlich auf ein neues Themengebiet zu, nämlich der Beurteilung der allokativen Wirkungen des Einzelleistungshonorars. Im Hintergrund stand die These eines Diskussionsteilnehmers, daß die Einzelleistungsvergütung das Einsetzen technischer Leistungen begünstige und somit der Intention einer stärkeren Gewichtung der persönlichen ärztlichen Leistungen entgegenstehe. *Schmeinck* stellte hierzu fest, daß ein solcher Effekt, sollte er tatsächlich zutreffen, auf der Anbindung der Honorarverteilung an die Einzelleistung beruhe. Dies sei auch in der Reichsversicherungsordnung gesetzlich vorgeschrieben. Unabhängig davon, wie die Gesamtvergütung seitens der Krankenkassen ermittelt werde, müsse die Verteilung an den einzelnen Arzt einzelleistungsbezogen bleiben. Sollte der obengenannte Effekt vorliegen, dann sei die Änderung des Honorarverteilungsmaßstabs notwendig. Bisherige Diskussionen über Komplexgebühren im Lager der Krankenkassen seien allerdings auf die Schwierigkeit gestoßen, die jetzt vorhandene Summe von Einzelleistungen sinnvoll in Komplexe aufzuteilen. Probleme bereite die honorartechnische Verarbeitung von Restgrößen. Hinsichtlich der Lösbarkeit dieser „handwerklichen" Probleme zeigte sich *Schmeinck* optimistisch. Um aber einen größeren Einfluß auf den Honorarverteilungsmaßstab zu gewinnen, wie dies einige Vertreter der GKV forderten, müßte zunächst die Hürde einer Gesetzesänderung genommen werden. *Schmeinck* warf in diesem Zusammenhang zu Recht die Frage auf, ob die Ärzteschaft einer solchen Änderung zustimmen würde.

Bevor *Dr. Oesingmann* zu diesem Punkt Stellung bezog, versuchte er die Gründe darzulegen für die aus seiner Sicht vom Ausmaß her zwar zu kritisierende, aber betriebswirtschaftlich vielfach notwendige Hinwendung des Arztes zu gerätemedizinischen Leistungen. Ansatzpunkt einer Problemanalyse sei nicht die Einzelleistungshonorierung selbst, sondern die unterschiedliche Bewertung der einzelnen Leistungen. Zur Zeit falle die Bewertung zugunsten der mit Hilfe technischer Geräte erbrachten Leistungen aus, so daß es betriebswirtschaftlich gesehen durchaus einen Sinn mache, möglichst viele Laborleistungen anzufordern, die zudem in der Regel nicht durch den Arzt persönlich, sondern durch geeignete Mitarbeiter erbracht würden.

In Anbetracht dieser Wirkungszusammenhänge müsse der einheitliche Bewertungsmaßstab (EBM) so umstrukturiert werden, daß die Bewertung der medizintechnischen Leistungen zwar den notwendigen Einsatz in der Praxis gewährleiste, Anreize zur Mengenausweitung jedoch beseitige. Statt dessen sollten die ärztlichen Leistungen, d.h. intensive Beratungen der Patienten, Hausbesuche usw., deutlich besser als bisher bewertet werden, einerseits als Signal für den Arzt, seiner eigentlichen Aufgabe nachzukommen, andererseits aus der Überlegung heraus, daß hierdurch mittelfristig eine entsprechende Änderung in der Ärzteschaft im Sinne einer gewünschten Verbesserung der primärärztlichen Versorgung erfolge.

Gegenwärtig bemühe man sich, unter Berücksichtigung der genannten Kriterien eine Reform der gesamten ärztlichen Gebührenordnung zu erreichen. Als unrealistisch bezeichnete *Dr. Oesingmann* Hoffnungen auf seiten der Krankenkassen, bei allen medizintechnischen Leistungen eine radikale Absenkung der Punktwerte durchsetzen zu können. Ziel müsse es vielmehr sein, die Kostenstruktur solcher Leistungen den vorhandenen, je nach Anschaffungskosten der eingesetzten Geräte unterschiedlich ausfallenden Kriterien anzupassen. In jeder ordnungsgemäß geführten internistischen oder allgemeinärztlichen Praxis müsse z. B. im Rahmen der Primärdiagnostik eine EKG-Untersuchung durchführbar sein, unabhängig vom Auslastungsgrad dieses Gerätes. Notwendig sei deshalb eine in Relation zu wesentlich teureren Geräten höher angesetzte Bewertung des EKGs. Diesen und weiteren Ausführungen hierzu ließ sich entnehmen, daß von kassenärztlicher Seite die Gebührenordnung auch als Steuerungsinstrument zur Begrenzung der Anzahl medizinisch-technischer Großgeräte, wie z. B. der Computertomographen, verstanden wird.

Auf die von *Schmeinck* angesprochene Möglichkeit des Übergangs zu Komplexgebühren zurückkommend, setzte sich *Dr. Oesingmann* vehement für die Beibehaltung der Einzelleistungshonorierung ein mit der Begründung, diese Honorierungsform entspreche am ehesten den Kriterien einer Leistungsgesellschaft. Um unvernünftigen Handhabungen des Einzelleistungssystems zu begegnen, biete der Honorarverteilungsmaßstab der Kassenärztlichen Vereinigung die Möglichkeit, honorarbegrenzende Maßnahmen einzuführen, wie z. B. Mengenbegrenzungen im Laborbereich. Diese Begrenzungen seien erforderlich gewesen angesichts eines derart rasanten Anstiegs der Laborleistungen, daß der Punktwert von 7,5 Pf aufgrund der Gesamtpauschale für Laborhonorare langsam bis auf 4,5 Pf abgesunken sei. Bei diesem Punktwert habe auch das Honorar des ordnungsgemäß arbeitenden Arztes nicht mehr zur Deckung der Kosten ausgereicht und deshalb einen entsprechenden Interventionsbedarf ausgelöst. *Dr. Oesingmann* brachte seine Befürchtung zum Ausdruck, daß im Falle einer weiteren Zunahme der Arztzahlen zu Regulierungsmechanismen wie Teilpauschalierungen für bestimmte Bereiche oder honorarbegrenzende Maßnahmen für bestimmte Leistungen gegriffen werden müsse.

Für die Kassenzahnärztliche Vereinigung (KZV) steht die Einzelleistungsvergütung nach den Worten von *Dr. Albers* ebenfalls nicht zur Disposition. Zu ihrer Erhaltung seien die Zahnärzte sogar bereit, Umsatz- und Einkommenseinbußen hinzunehmen. Das Konzept der KZV sei darauf angelegt, durch Ausgrenzung von Leistungen aus dem Bereich der Überversorgung, speziell aus dem Bereich der Prothetik, den finanziellen Spielraum für einen zukünftigen maßvollen Anstieg des Einzelleistungshonorars zu sichern, und zwar unter Verzicht auf jegliche honorarbegrenzende Maßnahme. Die bisher erfolgte Umstrukturierung des Bewertungsmaßstabs, deren Ergebnisse *Dr. Albers* kurz erläuterte, fügt sich mit Punktwertsenkungen im Bereich der Prothetik und Aufwertungen im konservierend-chirurgischen Bereich beispielhaft in das oben beschriebene Konzept ein.

Zustimmung löste die abschließende Bemerkung von *Schmeinck* aus, daß mit der Inangriffnahme der EBM-Reform logischerweise die Bereitschaft verbunden sein müsse, hinsichtlich der Ermittlung der Gesamtvergütung zur Berechnungsbasis „Einzelleistungsvergütung" zurückzukehren.

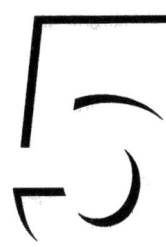

Reform der Krankenhausfinanzierung –
für alle befriedigend
oder mit erneutem Reformbedarf?
Gesetzliche Regelung, Umsetzungsprobleme,
Perspektiven zur Kostensenkung

5 a *Einführung* von E. H. Buchholz

5 b *Referat* von Karl Jung
Ministerialdirektor im Bundesministerium
für Arbeit und Sozialordnung

5 c *Diskussionsbericht* von H. Busold

5a Einführung

E. H. Buchholz

Ambulante und stationäre Behandlung sind die Grundlage des medizinischen Versorgungssystems eines jeden Gesundheitswesens. Während sich in der Bundesrepublik Deutschland der Ausgabenanteil der Gesetzlichen Krankenversicherung für ambulante Behandlung in den letzten 25 Jahren jedoch kaum änderte, stieg er für die Krankenhauspflege von 17,5% im Jahre 1960 auf ca. 33% im Jahre 1986. Da bei den Krankenhäusern eine den Kassen(zahn)ärztlichen Vereinigungen vergleichbare Selbstverwaltung nicht besteht und die verantwortlichen Vertragsparteien die steigende Ausgabenentwicklung nicht unter Kontrolle bekamen, wurde der Handlungsbedarf für den Gesetzgeber immer akuter, so daß er im Zeitraum 1977–1984 mit 4 neuen Gesetzen die Krankenhausfinanzierung zu reformieren versuchte – zuletzt mit dem Krankenhausneuordnungsgesetz (KHNG) vom 20.12.1984 und mit der Novellierung der Bundespflegesatzverordnung zum 01.01.1986. Insbesondere mit diesen beiden letztgenannten Rechtsänderungen sollten neue Zielvorgaben fixiert und Handlungsspielräume für erfolgreiche Reformmaßnahmen eröffnet werden, und zwar für alle Beteiligten: die Bundesländer, die Krankenhausträger, die Krankenhäuser, die (Chef)ärzte und die Krankenkassen samt ihren Verbänden.

Welche Erwartungen damit verbunden sind und welche ganz konkreten Maßnahmen dazu erforderlich wären, legt *Jung* systematisch aufbereitet dar und greift dabei auch gleich die wichtigsten Einwände der jeweils Betroffenen auf: z.B. neue Krankenhausgesetze der Länder, neue Chancen bei Pflegesatzvereinbarungen, Kostendämpfung ohne Leistungsabbau und Eliminierung überflüssiger bzw. unwirtschaftlicher Leistungen.

Aber gerade in der Beurteilung der Leistungsseite der Krankenhauspflege gehen in der Diskussion die Meinungen der Gruppenvertreter am weitesten auseinander: die noch äußerst mangelhafte Berücksichtigung der Leistungsstrukturen in den Pflegesatzverhandlungen für die Krankenkassen verteidigen *Flender* und *Scheidgen* u.a. mit zu knappen Vorgaben im Gesetz, was *Jung* nicht akzeptiert, weil er den Leistungsrahmen gar nicht für „gesetzgebungsfähig" hält. Bei einer Erschließung des medizinischen Leistungskataloges in pragmatischem Vorgehen, wie *Scheidgen* es in seinem Bezirk bereits versucht hat und wofür sich im Grundsatz auch *Prof. Hoffmann* für die Krankenhausärzte und *Schäfer* für die Verwaltungsleiter der Krankenhäuser aussprechen, wird der Erfolg allerdings wieder ganz von der freiwilligen Kooperationsbereitschaft eines jeden Partners abhängen; und hier ist sicher nur sehr verhaltener Optimismus gerechtfertigt.

Auch die Erwartungen an die kostendämpfenden Effekte der internen Budgetierung werden von *Schäfer* und *Dr. Hoppe* (aus der Sicht der Krankenhausärzte) zurückhaltend beurteilt; und selbst gegenüber dem verlockenden Instrument der Gewinnerzielung bleibt *Dr. Hoppe* skeptisch, wenn davon Erfolge in der Kostendämpfung erwartet werden. Gravierender noch sind die Bedenken, die *Dr. Prößdorf* als Repräsentant der Deutschen Krankenhausgesellschaft vorträgt: anhaltende Unterfinanzierung im investiven Bereich habe bisher schon „zeitgerechte Rationalisierungen" verhindert, und die unterschiedliche Finanzkraft der Bundesländer werde diesen Zustand kaum beenden; Folgen: Substanzverluste und Rückwirkungen auf die Pflegesätze, wenn das Leistungsniveau erhalten werden soll.

Man braucht diesen Einschätzungen sicher nicht blind zu folgen, aber sie sind um so ernster zu nehmen, als *Jung* im fehlenden Grundkonsens der Pflegesatzparteien *das* Grundübel in der ganzen Krankenhauswirtschaft sieht, und seiner Ansicht nach auch wenig Hoffnung auf eine erfolgreichere Reformpolitik in der Zukunft besteht, solange es in der Krankenhauswirtschaft keine partnerschaftliche Selbstverwaltung gibt. Die im Thema gestellte Frage zielt in der Beantwortung also eher auf „erneuten Reformbedarf".

5b Referat

K. Jung

Das neue Krankenhausfinanzierungsgesetz, das Krankenhausneuordnungsgesetz (KHNG) vom 20. Dezember 1984, ist am 1. Januar 1985 in Kraft getreten.

Mit diesem Gesetz sollten 2 politische Vorgaben aus der Koalitionsvereinbarung des Jahres 1983 und aus der Regierungserklärung vom Mai 1983 eingelöst werden, nämlich
1) die Auflösung der Mischfinanzierung von Bund und Ländern,
2) die Eindämmung der Kostenexplosion im Krankenhausbereich.

Dazu hieß es: „Die medizinische Versorgung in der Bundesrepublik steht auf einem hohen Niveau. Das allerdings hat seinen Preis, der zunehmend die Einkommen der Bürger belastet. Vor allem die Kostenexplosion im Krankenhausbereich muß eingedämmt werden".

Entwicklung 1985/1986

Nach weniger als 2 Jahren steht das Krankenhaus erneut im Brennpunkt der gesundheitspolitischen Diskussion und der Auseinandersetzung um die Kostendämpfung im Gesundheitswesen. Die mehr als 4stündige Diskussion zur aktuellen Ausgabenentwicklung in der Konzertierten Aktion am vergangenen Montag hat dem Krankenhaus gegolten, den verschiedenen Aspekten der überproportionalen Ausgabenentwicklung im 1. Halbjahr 1986 und den Ursachen, die dafür maßgebend waren. Dabei hatte es in der Krankenhauslandschaft zu Beginn des Jahres 1986 noch durchaus friedlich ausgesehen.

Zwar waren die Ausgaben im Jahr 1985 mit plus 5,5% erneut überproportional angestiegen und hatten damit deutlich zum erneuten Defizit der Krankenkassen beigetragen; jedoch war gegenüber dem Anstieg des Jahres 1984, der noch bei plus 7,4% gelegen hatte, eine spürbare Besserung zu verzeichnen.

Zum 1. Januar 1986 war die neue Bundespflegesatzverordnung termingerecht in Kraft getreten. Damit waren die Voraussetzungen geschaffen, um das mit großen Hoffnungen erwartete neue Recht der Krankenhausfinanzierung erstmals auch für das Pflegesatzverfahren anzuwenden.

Die Frühjahrssitzung der Konzertierten Aktion hatte im März dieses Jahres eine Empfehlung verabschiedet, die erstmals in der Geschichte der Konzertierten Aktion eine konkrete Zahl für den Ausgabenanstieg im Krankenhausbereich vorsah; danach sollten sich die Ausgaben für Krankenhauspflege im Rahmen der Grundlohnentwicklung halten, für die überschaubaren Kostenfaktoren wurde eine Steigerung von 3,25% als realistisch angesehen.

Doch dann kam alles ganz anders:

Die Ausgabenentwicklung im 1. Halbjahr 1986 verlief für die Krankenkassen erneut defizitär.

Durch beachtliche Kostendämpfungserfolge bei den Ärzten (Anstieg nur noch plus 2,1%) und den Zahnärzten (Anstieg plus 3,9% bei den konservierenden Leistungen und 4,0% beim Zahnersatz) lagen die Ausgabenzuwächse bei der stationären Versorgung mit plus 6,6% erneut beträchtlich über der Grundlohnentwicklung von plus 3,1%.

Die Ergebnisse der ersten, nach neuem Recht durchgeführten Pflegesatzverhandlungen lassen weitergehende Steigerungen befürchten; Pflegesatzforderungen von 15% und mehr auf der einen und Pflegesatzabschlüsse von 8% und mehr auf der anderen Seite signalisieren noch weitergehende Ausgabenüberhänge, die auch in das Jahr 1987 hineinragen.

Dabei fällt besonders ins Gewicht, daß derartige Pflegesatzvereinbarungen – vor dem Hintergrund des neuen Pflegesatzrechts und angesichts der stabilisierenden Ausgabenempfehlung der Konzertierten Aktion – von den Krankenkassen vielfach ohne jeden erkennbaren Widerstand akzeptiert worden sind. Der Bundesarbeitsminister hat dann auch seiner Enttäuschung über dieses Verhalten der Krankenkassen in deutlicher Weise Ausdruck verliehen.

Eine brisante Nuance erhielt die Diskussion um die Krankenhauskosten durch eine *Äußerung des Geschäftsführers der Deutschen Krankenhausgesellschaft (DKG),* der in einem Interview zur rechtlichen und politischen Bedeutung der Frühjahrsempfehlung der Konzertierten Aktion Stellung genommen hatte und dabei wie folgt zitiert worden war:

> Anzunehmen, die DKG habe sich mit der Empfehlung der Konzertierten Aktion dazu verpflichtet, die Ausgabensteigerungen bei 3,25% zu halten, sei eine völlig abwegige und tollkühne Interpretation.

Diese Äußerung ist zwar später relativiert worden mit der Aussage, die DKG stehe unverändert zu der im März 1986 beschlossenen Empfehlung.

Gleichwohl verblieb ein bitterer Nachgeschmack, nämlich der Eindruck, den Krankenhäusern komme im Konzept der Kostendämpfungspolitik eine Sonderrolle zu, und zwar mit folgender These: Wegen der veränderten Alters- und Patientenstruktur müßten die Krankenhäuser zwangsläufig mehr Leistungen erbringen, hierdurch fielen erhöhte Kosten an, auf deren Deckung bestehe auch bei einem veränderten Selbstkostendeckungsprinzip ein Rechtsanspruch und deswegen könnten die Krankenhäuser ihre Ausgaben nicht im Rahmen der Grundlohnentwicklung halten.

Den Schlußpunkt in dieser Argumentationslinie setzte vorläufig ein *Aufsatz des Präsidenten der Deutschen Krankenhausgesellschaft unter der Überschrift „Kostendämpfung ohne Leistungsdämpfung ist Augenwischerei".*

„Wer Kosten sparen will, muß Leistungen begrenzen", hat DKG-Präsident Konrad Regler unter Berufung auf Frau Bundesministerin Rita Süßmuth erklärt. Dabei wird der Eindruck suggeriert, daß Leistungen am einzelnen Patienten begrenzt werden müssen, das könne doch niemand wollen, folglich gäbe es keine Kostendämpfung im Krankenhaus.

Reaktionen auf die Position der DKG

Die Wellen über diese Haltung der DKG schlugen hoch. Nicht nur die Krankenkassenseite reagierte entsprechend, nannte „das Krankenhaus den Kostentreiber Nummer 1" und fragte nach der Rolle der DKG in der Konzertierten Aktion, wenn nun eine gemeinsam und sorgfältig erarbeitete Empfehlungsvereinbarung zur Unverbindlichkeit herabgewürdigt werde. Wenn die Konzertierte Aktion für die einzelnen Krankenhäuser auch keine rechtlich verbindlichen Vereinbarungen treffen könne, so sollte doch der Wille der Beteiligten deutlich werden, ihren Beitrag zur Erreichung der gemeinsam formulierten Ziele einzubringen.

Auch die Fachpresse verurteilte die einseitige Haltung der DKG. So die *Medical Tribune*, als sie feststellte, der Krankenhausbereich wolle sich nach besten Kräften und ungehindert selbst bedienen, wenn er jetzt alle nur denkbaren Forderungen geltend mache, ohne irgendeine Einsicht in volkswirtschaftliche Zusammenhänge zu zeigen.

„Die Zahnärztlichen Mitteilungen", das offizielle Organ der Bundeszahnärztekammer und der Kassenzahnärztlichen Bundesvereinigung, sprachen sogar von einer skandalösen Einstellung der DKG. Die Krankenhäuser müßten endlich lernen, daß sie nach neuem Recht nicht Kosten ersetzt erhielten, sondern ihren Aufwand nach den erzielbaren Einkünften zu richten hätten; ihnen fehle noch das richtige Verständnis von Wirtschaftlichkeit.

Das ist eine deutliche Sprache. Aber sie zeigt auch, daß der mehr als ein Jahrzehnt alte Streit um die Prinzipien der Krankenhausfinanzierung – trotz der Reform des KHG – nicht überwunden ist.

Die alten und bekannten Positionen werden mehr oder weniger unverhüllt dargeboten:
Hier die Kostendämpfungspolitik mit der Forderung nach Beitragssatzstabilität und der Konsequenz einer Orientierung der Ausgaben der Krankenversicherung an den Einnahmen, also an der Grundlohnentwicklung, gekennzeichnet mit dem Schlagwort von der einnahmeorientierten Ausgabenpolitik, dort die anscheinend unveränderte Philosophie des Kostendeckungsprinzips mit der – überspitzt formulierten – Forderung „Die Krankenhäuser produzieren Kosten, das sind ihre Selbstkosten, und die Krankenkassen haben sie über die Pflegesätze zu bezahlen".

Unter dieser Flagge sind nach Inkrafttreten des KHG 1972 und der damaligen Bundespflegesatzverordnung die Ausgaben für Krankenhauspflege über einige Jahre in zweistelligen Prozentzahlen gestiegen.

Reformversuche

Diese Entwicklung sollte mit einer Reform des KHG 1972 gebremst und die Krankenhäuser in die Politik der Kostendämpfung einbezogen werden. Die Geschichte der bisher 4 mühevollen Versuche zur Reform der Krankenhausfinanzierung ist bekannt:

- 1977 im Rahmen des 1. Kostendämpfungsgesetzes,
- 1978/80 als eigenständiger und umfassender Reformversuch,
- 1981 das Krankenhauskostendämpfungsgesetz,
- 1984 das Krankenhausneuordnungsgesetz.

Angesichts der offenen Konfliktsituation zwischen den Krankenhäusern und den Krankenkassen erscheint die Frage nach Erfolg oder Mißerfolg des Krankenhausneuordnungsgesetzes durchaus angebracht; denn zumindest muß festgestellt werden, daß die Neuregelung bisher nicht zur Befriedung der Beteiligten geführt hat, im Gegenteil. Die Mängel des Systems der Krankenhausfinanzierung werden allseits beklagt, vereinzelte Stimmen fordern eine erneute Reform, diesmal unter der Vorgabe einer „weitgehenden Entstaatlichung und Entbürokratisierung", was immer das auch bedeuten mag.

Da eine erneute Reform des KHG oder der Bundespflegesatzverordnung in absehbarer Zeit nicht zu erwarten ist – weder im Rahmen der für die nächste Legislaturperiode angekündigten Strukturreform der Gesetzlichen Krankenversicherung, noch unabhängig davon als eigenständiger Reformansatz –, erscheint es angebracht, die Situation einmal vor dem Hintergrund der mit dem KHNG verfolgten Zielvorstellungen zu analysieren. Denn nur an den eigenen Zielvorgaben kann Erfolg oder Mißerfolg der Reform gemessen werden, nicht aber an den vielleicht utopischen Wunschvorstellungen der einen oder anderen Seite.

Das von der Bundesregierung eingebrachte Krankenhausneuordnungsgesetz in der vom Bundestag verabschiedeten Fassung enthält nach den Aussagen der Amtlichen Begründung und des Berichts des federführenden Bundestagsausschusses im wesentlichen folgende Schwerpunkte:

1) Auflösung der Mischfinanzierung von Bund und Ländern bei grundsätzlicher Beibehaltung des dualen Systems der Krankenhausfinanzierung;
2) Eröffnung der Möglichkeit für Krankenkassen und Krankenhäuser, Investitionsverträge abzuschließen, um insbesondere Rationalisierungsinvestitionen auch über den Pflegesatz finanzieren zu können;
3) Stärkung der Selbstverwaltung der Krankenkassen und Krankenhäuser durch eine stärkere Beteiligung an der Durchführung des Gesetzes, insbesondere an der Krankenhausplanung und an den Investitionsentscheidungen der Länder;
4) Schaffung von Anreizen zur wirtschaftlichen Betriebsführung, insbesondere im Pflegesatzrecht; hierzu gehören vor allem
   - Modifizierung des Selbstkostendeckungsprinzips durch Übergang von nachträglicher Kostenerstattung zu den vorauskalkulierten Selbstkosten,
   - Ablösung des tagesgleichen, vollpauschalierten Pflegesatzes durch differenzierte, leistungsbezogene Entgeltformen,
   - Abkehr von der staatlichen Festsetzung der Pflegesätze und die Einführung des Vereinbarungsprinzips in Form von Pflegesatzverträgen zwischen Krankenhaus und Krankenkassen,
   - Entscheidung durch eine unabhängige Schiedsstelle im Falle der Nichteinigung der Pflegesatzparteien,
   - Vorwegvereinbarung eines flexiblen Budgets auf der Grundlage einer Verständigung über die Leistungs- und Kostenentwicklung des Krankenhauses,
   - Zulassung von Gewinn- und Verlustmöglichkeiten für die Krankenhäuser,
   - Berücksichtigung der Empfehlungen der Konzertierten Aktion im Gesundheitswesen sowie der Situation vergleichbarer Krankenhäuser bei der Bemessung der Pflegesätze,
   - Einführung einer Leistungs- und Diagnosestatistik sowie die Vorlage zusätzlicher Unterlagen zur Beurteilung der Wirtschaftlichkeit des einzelnen Krankenhauses.

Zielvorgaben des KHNG und ihre Ergebnisse

Zu diesen Zielvorgaben sind aus heutiger Sicht folgende Feststellungen zu treffen:

1. Auflösung der Mischfinanzierung

Die Konsequenzen, die sich letztlich aus dem Ausstieg des Bundes aus der Mischfinanzierung für die Investitionsförderung der Krankenhäuser ergeben werden, lassen sich heute noch nicht abschließend übersehen. Allerdings häufen sich die Klagen der Krankenhausseite über Investitionsdefizite, eine chronische Unterfinanzierung und die Sorge vor einem Substanzverfall.

Die globale Entwicklung der Haushaltsansätze der Länder in den letzten Jahren läßt in der Tat erkennen, daß die Wünsche der Krankenhäuser an eine verbesserte Investitionsförderung nicht sämtlich in Erfüllung gegangen sind. Die Summe aller Haushaltsansätze der Länder hat sich in den letzten Jahren wie folgt entwickelt:

1984: 4,278 Mrd. DM,
1985: 4,596 Mrd. DM,
1986: 4,566 Mrd. DM.

Die Globalzahlen verbergen, daß zwar in einigen Ländern die Investitionsmittel beachtlich angestiegen sind, daß dafür aber in anderen Ländern erhebliche Einbußen verzeichnet werden.

So ist es zwar erfreulich, daß in einigen Ländern im Jahr 1986 gegenüber 1985 Zuwächse zwischen 11 und 14% zu verzeichnen sind; das gleicht allerdings nicht aus, daß in anderen Ländern Kürzungen zwischen 7 und 11% hingenommen werden müssen. Die Gefahr einer höchst unterschiedlichen Ausstattung der Krankenhäuser mit Investitionsmitteln ist nicht von der Hand zu weisen.

Eine Erhöhung des Investitionsvolumens auf die von der Krankenhausseite für notwendig erachteten 6 Mrd. DM jährlich ist wohl nicht in Sicht. Nach Übernahme der Alleinverantwortung für die Investitionsförderung durch die Länder ist es Sache der Krankenhäuser, ihre berechtigten Forderungen an die betreffenden Länder zu richten und auf eine entsprechende Aufstockung der Haushaltsansätze·für Krankenhausinvestitionen zu drängen.

2. Investitionsverträge

Hierzu liegen bisher erwartungsgemäß keinerlei praktische Erfahrungen vor. Es war davon auszugehen, daß v.a. die Krankenkassen von der neu eröffneten Möglichkeit, bestimmte Investitionskosten über die Pflegesätze zu finanzieren, nur sparsam Gebrauch machen würden. Angesichts der nach wie vor überproportionalen Ausgabenentwicklung für Krankenhauspflege besteht auch kein

Anlaß, die Krankenkassen hier zu einem größeren Entgegenkommen zu drängen.

3. Mehr Mitwirkung bei der Krankenhausplanung und der Investitionsförderung

Die bundesgesetzliche Rahmenvorschrift in § 7 KHG ist eindeutig:

> Bei der Durchführung dieses Gesetzes arbeiten die Landesbehörden mit den an der Krankenhausversorgung im Lande Beteiligten eng zusammen; das betroffene Krankenhaus ist anzuhören. Bei der Krankenhausplanung und der Aufstellung der Investitionsprogramme sind einvernehmliche Regelungen mit den unmittelbar Beteiligten anzustreben. Das Nähere wird durch Landesrecht bestimmt.

Der federführende Bundestagsausschuß für Arbeit und Sozialordnung hat in seinem Bericht dazu folgende Erwartungen ausgesprochen:

> Es wird Aufgabe der Beteiligten sein, bei der Gestaltung der landesrechtlichen Vorschriften darauf zu achten, daß ein Mitwirkungsverfahren gefunden wird, das der Vorgabe des Bundesrechts, „Einvernehmen anzustreben" auch sachlich gerecht wird. „Einvernehmen anstreben" ist eine sehr weitgehende Form der Mitwirkung, mehr als bloßes „Anhören" und mehr als „Benehmen", ja sogar mehr als „enge Zusammenarbeit", es ist das ernsthafte und unter Beweis zu stellende Bemühen, sich mit den Beteiligten zu einigen.

Die bisher vorliegenden reformierten Krankenhausgesetze der Länder lassen nicht erkennen, daß die Erwartung nach verstärkter Mitwirkung der unmittelbar Beteiligten dort sichtbar Niederschlag finden wird. Nicht selten ist in den landesrechtlichen Vorschriften lediglich der Wortlaut des § 7 KHG wiederholt worden. Von einer verfahrensrechtlichen und inhaltlichen Ausformung der Beteiligungs- und Mitwirkungsrechte ist – wenn überhaupt – nur in rudimentärer Form die Rede. Insoweit werden also die landesrechtlichen Vorschriften den Erwartungen des Bundesgesetzgebers nicht gerecht. Es wäre Aufgabe der unmittelbar Beteiligten – also der Krankenkassen und der Krankenhausträger – auf eine den bundesrechtlichen Vorgaben entsprechende Ausformung des Landesrechts hinzuwirken.

4. Schaffung von mehr Anreizen zur wirtschaftlichen Betriebsführung durch Veränderungen im Pflegesatzrecht, Einbeziehung der Krankenhäuser in die Politik der Kostendämpfung im Gesundheitswesen

Die Bewertung der Ergebnisse zu diesem Problembereich fällt erheblich schwerer als zu den wesentlich einfacher gelagerten übrigen Reformzielen. Dabei sollte gerade der wirksamen Einbeziehung der Krankenhäuser in die Politik der Kostendämpfung aus der Interessenlage des Bundesarbeitsministers eine besondere Bedeutung zukommen, während die Auflösung der Mischfinanzierung in erster Linie von den Ländern betrieben worden ist, und zwar unter dem Gesichtspunkt der Stärkung des föderalen Prinzips und der Rückübertragung von Kompetenzen vom Bund auf die Länder. Insoweit war die Mischfinanzierung im Krankenhausbereich nur der Einstieg für eine ganze Reihe weitergehender Forderungen der Länder.

Schon von der gesetzestechnischen Umsetzung des auf Kostendämpfung und mehr Wirtschaftlichkeit gerichteten gesetzgeberischen Willens her wird deutlich, daß sich der Gesetzgeber dabei wesentlich schwerer getan hat als beispielsweise bei den Vorschriften über die Auflösung der Mischfinanzierung. Ein programmatischer Grundsatz zur Kostendämpfung findet sich im KHG ebensowenig wie die eindeutige Bindung der Ausgaben für Krankenhauspflege an die Entwicklung der Grundlohnsumme. Die kostendämpfenden gesetzlichen Vorgaben müssen vielmehr aus einer Vielzahl von Einzelvorschriften des Krankenhausfinanzierungsgesetzes (KHG) und der Bundespflegesatzverordnung (BPflV) zusammengesucht werden, z.B. in – §§ 1 Abs.2, 4, 17, 18, 18a, 19 KHG und §§ 4, 5, 6, 13, 16 BPflV; ferner §§ 182, Abs.2, 368c, 405a RVO.

Kostendämpfung mit oder ohne Leistungsabbau?

Die vom Präsidenten der Deutschen Krankenhausgesellschaft (DKG) in die Diskussion gebrachte These „Kostendämpfung ohne Leistungsabbau ist Augenwischerei" stellt den Versuch dar, durch eine Emotionalisierung der Auseinandersetzung das Krankenhaus aus der Kostendämpfungsdiskussion möglichst herauszuhalten. Diese Verweigerungsposition der Krankenhausseite ist in den vergangenen Jahren durchaus erfolgreich gewesen; denn im Gegensatz zu fast allen anderen Leistungsbereichen der GKV zeichnet sich das Krankenhaus nach wie vor durch überproportionale Ausgabenzuwächse aus, und zwar konstant seit 1974.

Die These vom Leistungsabbau ist zunächst einmal insoweit unredlich, als sie jegliche Einsparungsmöglichkeiten, beispielsweise durch Rationalisierung oder durch Erschließung von Wirtschaftlichkeitsreserven schlechtweg leugnet.

Zwar soll nicht bestritten werden, daß die Krankenhäuser in den vergangenen Jahren im Sachkostenbereich durchaus Anstrengungen zu Einsparungen unternommen und dabei auch Erfolge erzielt haben. Aber gleichwohl gibt es hier weitere Einsparungsmöglichkeiten, die mit einem Leistungsabbau nicht das geringste zu tun haben. So könnten nach Auffassung eines namhaften deutschen Krankenhaushygienikers dreistellige Millionenbeträge jährlich allein dadurch eingespart werden, daß man beim Einsatz von Antibiotika in den Krankenhäusern den neuen wissenschaftlichen Erkenntnissen Rechnung trägt; ähnlich sollen die Verhältnisse bei den Aufwendungen für übertriebene und vielfach nutzlose Maßnahmen der Krankenhaushygiene liegen. Bei den Arzneimitteln dürfte es nicht viel anders sein.

Unabhängig davon bedarf jedoch der Begriff des Leistungsabbaus einer näheren Analyse, weil sich dahinter sehr unterschiedliche Sachverhalte verbergen.

Einmal kann damit die Schreckensvision gemeint sein – und so hatte der Präsident der DKG seine These allein verstanden wissen wollen –, daß einzelne Patienten oder Gruppen von Patienten, beispielsweise alte Menschen von einem bestimmten Lebensjahr an oder bei bestimmten Krankheitsbildern, bestimmte Krankenhausleistungen, v.a. teure Leistungen, nicht mehr erhalten dürften. Die Gefahr der Rationierung oder – noch schlimmer – der Selektion wird an die Wand gemalt.

Dazu ist anzumerken, daß es um derartige Alternativen und Dimensionen im deutschen Gesundheitswesen und in der sozialen Krankenversicherung bisher nicht gegangen ist und auch künftig nicht gehen wird. Sicher trifft es zu, daß der Alterslast in der Gesetzlichen Krankenversicherung aus einer Reihe von Gründen – insbesondere wegen der steigenden Zahl der Rentner, wegen der höheren Lebenserwartung und wegen der Fortschritte in der Medizin – eine steigende Bedeutung zukommt, und es ist auch keine Frage, daß man bei der angekündigten Strukturreform im Gesundheitswesen auf die Frage der steigenden Belastungen der aktiven Beitragszahler für die Finanzierung der Krankenversicherung der Rentner eine Antwort finden muß. Aber es ist ebenso keine Frage, daß dabei niemand daran denkt, etwa die Rentner aus der Solidarität der Gesetzlichen Krankenversicherung herauszudrängen oder ihnen etwa notwendige medizinische Leistungen vorzuenthalten. Trotz aller Bemühungen um Kostendämpfung und trotz aller Verteufelung dieser Politik von vielen Seiten hat eine derartige Konfliktsituation keinerlei Bezug zur gesundheitspolitischen Realität.

Mit dem im Jahre 1985 erreichten Ausgabenvolumen von 108,7 Mrd. DM in der GKV können sowohl die medizinisch notwendigen Gesundheitsleistungen als auch der medizinische Fortschritt für Versicherte und Rentner bezahlt werden, und zwar bei stabilen Beiträgen. Die Geschichte der Kostendämpfungspolitik zwischen 1977 und 1984 ist dafür ein deutlicher Beweis: In diesem Zeitraum sind die Beitragssätze in der Gesetzlichen Krankenversicherung im wesentlichen stabil geblieben; gleichwohl ist nicht bekannt geworden, daß in diesem Zeitraum notwendige medizinische Leistungen nicht erbracht werden konnten oder daß auf die Nutzbarmachung des medizinischen Fortschritts verzichtet werden mußte.

Was wir uns dagegen nicht leisten können, sind überflüssige Leistungen, sind Luxusleistungen und unwirtschaftliche Leistungsstrukturen.

Allein um diesen Komplex, nämlich den Verzicht auf überflüssige, über den Bedarf hinaus vorgehaltene oder entstandene Leistungsstrukturen, etwa in Gestalt von Abteilungen oder ganzen Krankenhäusern, um überflüssige Diagnoseleistungen, unnötige Operationen, unnötigen Einsatz der Medizintechnik, nicht gerechtfertigte Krankenhauseinweisungen, um fehlbelegte Krankenhausbetten und eine nicht selten zu hohe Verweildauer geht es, wenn im Zusammenhang von Kostendämpfung auch Leistungsabbau gefordert wird.

Dem Krankenhaus als dem Schwerpunkt unseres gesundheitlichen Versorgungssystems können steigende Patientenzahlen und steigende Zahlen von Krankenhausleistungen selbstverständlich nicht bestritten werden. Auch die Kosten des medizinisch-technischen und des medizinisch-pharmakologischen Fortschritts, die Kosten der Intensivmedizin, der Transplantations- und der Alterschirurgie sollen nicht in Frage gestellt werden. Mit guten Gründen weisen die Krankenhäuser auf diese neuartigen Leistungen hin, die selbstverständlich ihren Preis haben und bezahlt werden müssen.

Schlimm ist aber die Tatsache, daß die Krankenhausverbände stets nur diese eine Seite der Medaille in die Diskussion bringen und bisher nicht bereit sind, über die andere Seite, nämlich die ohne weiteres verzichtbaren Krankenhausleistungen auch nur zu diskutieren.

Vor einem eigenständigen konstruktiven Beitrag zum Abbau derartiger überflüssiger Leistungsstrukturen ist auf der Krankenhausseite nicht die Rede. Deshalb ist es notwendig, diese Mauer des Schweigens, die bislang um die überflüssigen Leistungsstrukturen gezogen worden ist, und die einseitige Verweigerungshaltung der Krankenhausseite endlich einmal aufzubrechen. Die Krankenhausseite muß erkennen, daß diese Verweigerungshaltung von der Öffentlichkeit nicht länger akzeptiert wird.

Auf die schlaglichtartigen Beweise für überflüssige Krankenhausleistungen, etwa die Brandfälle in einigen Krankenhäusern mit anschließender weitgehender Entlassung der Patientenschaft oder die wundersame Verkürzung der Verweildauer bei der Entbindungspflege, nachdem die Leistungsgewährung der Krankenkassen von 10 auf 6 Tage zurückgenommen worden war, soll hier nicht näher eingegangen werden. Als Zeugnis für das Zuviel an Leistungen im Krankenhaus sei lediglich auf das Buch des früheren amerikanischen Gesundheitsministers Joseph A. Califano, „America's health care revolution" verwiesen, das in der *Neuen Zürcher Zeitung* vom 4. Dezember 1986 besprochen worden ist. Wenn dort, angesichts der für uns vielfach als erstrebenswert erachteten Situation im amerikanischen Gesundheitswesen, in großem Umfang Krankenhausleistungen für überflüssig erklärt werden und ein Bettenabbau von heute 4,2:1000 auf 2,1:1000 für notwendig erachtet wird, so sollte doch bei uns auch die Krankenhausseite endlich einmal bereit sein, in einen konstruktiven Dialog über Einsparmöglichkeiten durch Verzicht auf überflüssige Leistungen und Leistungsstrukturen einzutreten. Dazu sei angemerkt, daß bei uns die durchschnittliche Bettendichte 11,14:1000 Einwohner beträgt, daß sie aber zwischen 9,56:1000 in Niedersachsen und 18,2:1000 in Berlin schwankt.

Eine objektive Erhebung, z.B. über die mit Pflegefällen fehlbelegten Krankenhausbetten, organisiert von der Deutschen Krankenhausgesellschaft und durchgeführt in allen ihr angeschlossenen Krankenhäusern, wäre ein erstes sichtbares Zeichen des guten Willens, das von den übrigen Beteiligten sicherlich positiv oder sogar dankbar registriert würde.

Die Ausgabenentwicklung 1986 als Beweis?

Die Ausgabenentwicklung des Jahres 1986 wird vielfach als Beweis dafür angeführt, daß die im Zuge der Krankenhausneuordnung geschaffenen Instrumente zur Kostendämpfung untauglich seien. Bei einem Ausgabenanstieg für Krankenhauspflege um plus 6,6% im 1. Halbjahr 1986 gegenüber dem Jahr 1985 und einem Grundlohnanstieg von plus 3,1% könne wohl von einem Erfolg nicht gesprochen werden, die Reform habe also die in sie gesetzten Erwartungen nicht erfüllt.

Diese Argumentation ist ebenso voreilig wie unrichtig, und zwar aus folgenden Gründen:

1) Die Ausgabenentwicklung des 1. Halbjahres 1986 hat mit dem neuen Recht der Krankenhausfinanzierung recht wenig – oder besser gesagt überaupt nichts – zu tun. Die Pflegesatzregelungen für diesen Zeitraum sind entsprechend der Übergangsvorschrift in § 29 Abs. 5 KHG durchweg noch nach altem

Recht getroffen worden, d.h. die Pflegesätze sind wie bisher von den Landesbehörden festgesetzt worden, echte Pflegesatzverhandlungen mit dem Ziel der Einigung zwischen Krankenkassen und Krankenhäusern haben nicht stattgefunden. In manchen Ländern, so beispielsweise in Baden-Württemberg, sind die Pflegesätze für das gesamte Jahr 1986 noch nach altem Recht festgesetzt worden.

2) Erst im Frühjahr und im Sommer des letzten Jahres sind erstmals Pflegesatzverhandlungen nach neuem Recht geführt und erstmals Budgets vereinbart worden.

Die Ergebnisse dieser nach neuem Pflegesatzrecht geführten ersten Pflegesatzrunde sind in der Tat wenig ermutigend, um nicht zu sagen niederschmetternd.

Pflegesatz- und Budgetsteigerungen von 8, 10 oder gar 12% gegenüber dem Vorjahr in einem Umfeld stabiler oder gar sinkender Preise müssen in der Tat als Alarmsignal gewertet werden. Alarmierend dabei ist v.a. die Tatsache, daß derartige Steigerungsraten nicht einseitig von einer staatlichen Stelle festgesetzt, sondern von den Pflegesatzparteien – also auch mit Zustimmung der Krankenkassen – einvernehmlich vereinbart worden sind, offenbar ohne schlechtes Gewissen und ohne jede Gegenwehr, wie die geringe Zahl der bisher eingeleiteten Schiedsstellenverfahren beweist.

Die Ausgabenüberhänge für Krankenhauspflege werden sich angesichts dieser Pflegesatzabschlüsse also auch im 2. Halbjahr 1986 und auch im 1. Halbjahr 1987 fortsetzen. Das 3. Quartal weist eine Steigerung um 6,7% aus; damit werden die Ausgaben für Krankenhauspflege in der Bilanz der Krankenkassen des Jahres 1986 mit einem Defizit von rund 1 Mrd. DM zu Buche schlagen.

Wenn also die Ergebnisse der ersten Pflegesatzrunde nach neuem Recht als Gradmesser für dessen Qualität und Eignung zur Kostendämpfung gelten müßten, so könnte das Urteil nur negativ ausfallen. Denn wenn auch künftig mit derartigen Ergebnissen zu Lasten der Krankenversicherung gerechnet werden müßte, so wäre entweder die Grundkonzeption des neuen Rechts der Krankenhausfinanzierung oder aber die Detailausführung als mißlungen anzusehen. Die jetzt bekannt werdenden Ergebnisse der zweiten Pflegesatzrunde geben allerdings Anlaß für eine etwas optimistischere Einschätzung.

3) Eine objektive Analyse der ersten Pflegesatzrunde und ihrer näheren Begleitumstände zeigt indes, daß die aus der Sicht der Krankenkassen und der Kostendämpfungspolitik durchaus beklagenswerten Abschlüsse des Jahres 1986 keineswegs als Qualitätsmaßstab für die Reform der Krankenhausfinanzierung gelten können.

Offenbar waren beide Seiten, sowohl die Krankenkassen als auch die Krankenhäuser, trotz der recht langen Vorlaufzeit auf die praktische Anwendung der neuen Rechtsvorschriften und der neuen Instrumente nicht ausreichend vorbereitet. Das KHNG ist immerhin schon zum 1. Januar 1985 in Kraft getreten, die novellierte Bundespflegesatzverordnung ist am 21. August 1985 verabschiedet worden – also hätte eigentlich ausreichend Zeit und Gelegenheit bestanden, sich mit den neuen Rechtsvorschriften vertraut zu machen. Offenbar ist das nicht geschehen, obwohl im 2. Halbjahr 1985 eine Fülle von Informationsveranstaltungen über das neue Pflegesatzrecht stattgefunden hat.

So mag es durchaus zutreffen, daß die Krankenhausseite angesichts des veränderten Selbstkostendeckungsprinzips und der flexiblen Budgetierung mit ihren nur noch begrenzt zugelassenen Ausgleichsmöglichkeiten überhöhte Kostenpositionen aufgebaut hat und mit einem „Vorhaltewinkel" in die erste Pflegesatzrunde gegangen ist. Der dahingehende Verdacht gründet sich auf einen offenbar bundesweit verwendeten einheitlichen und umfänglichen Kostenkatalog, der jede noch so fernliegende Kostenstelle zum Verhandlungsgegenstand gemacht hat, beispielsweise die neue Medizingeräteverordnung oder die neue Abgrenzungsverordnung – zwei Materien, die im Jahre 1986 mit einiger Sicherheit bei der Mehrzahl aller Krankenhäuser keinerlei Kostensteigerungen verusacht haben können.

Der Vorwurf unzureichender Vorbereitung für die erste Runde der Pflegesatzverhandlungen und der weitergehende Vorwurf des mangelhaften Gebrauchs der neuen Vertragsinstrumente gilt aber in jedem Falle für die Krankenkassenseite, die sich offenbar im Stile der alten Einigungsverhandlungen allein auf eine bloße Kostendiskussion eingelassen und über die Leistungsseite der Krankenhäuser überhaupt nicht verhandelt hat.

Die entscheidende Vorschrift in § 16 Abs. 1 Satz 1 der Bundespflegesatzverordnung

> Die Vertragsparteien regeln durch die Pflegesatzvereinbarung das Budget sowie Art und Höhe der Laufzeit der Pflegesätze; sie vereinbaren dabei auch, welche Kosten- und Leistungsentwicklung zugrunde zu legen ist und wie die sonstigen Vorgaben für die Bemessung der Pflegesätze nach § 2 Abs. 2 angemessen zu berücksichtigen sind.

wurde dabei offenbar übersehen oder in ihrer Tragweite nicht erkannt.

Die zitierte Regelung im 2. Halbsatz des § 16 Abs. 1 Satz 1 BPflV ist die Schlüsselvorschrift des auf das Vereinbarungsprinzip gegründeten Konzepts des neuen Pflegesatzrechts.

Über die Auslegung dieser wichtigen Bestimmung gibt es nicht nur unterschiedliche Meinungen, sondern auch offenbar noch viel Unverständnis.

4) Die Vereinbarungen über die Kosten- und Leistungsentwicklung sind die zentrale Aufgabe der Pflegesatzparteien. Die Vereinbarung der künftigen Leistungs- und Kostenentwicklung als Teil der Einigung über das Budget (§ 16 Abs. 1 Satz 1 BPflV) ist der wichtigste Inhalt der Pflegesatzverhandlung. Den Pflegesatzparteien ist damit die zentrale Aufgabe übertragen, die Leistungs- und Kostenstrukturen des Krankenhauses in eigener Zuständigkeit und Verantwortung zu gestalten. Die Krankenkassen erhalten volle Mitsprache über die Leistungsseite des Krankenhauses und übernehmen dafür im Gegenzug die volle Verantwortung für die Abdeckung der daraus bei wirtschaftlicher Betriebsführung entstehenden Kosten. In § 16 Abs. 1 Satz 1 BPflV ist damit die Schlüsselvorschrift zum Verständnis des auf das Vereinbarungsprinzip gegründeten neuen Pflegesatzrechts zu sehen. Denn hier wird – in Verbindung mit § 4 Satz 2 KHG („vorauskalkulierte Selbstkosten") – deutlich, daß die Zeiten des falsch verstandenen Selbstkostendeckungsprinzips, das die Krankenkassen auf die *nachträgliche* Erstattung der vom Krankenhaus *vorgegebenen* Kosten abdrängen wollte, endgültig der Vergangenheit angehören. Die Zäsur gegenüber der bisherigen Rechtsauslegung und Rechtsanwendung ist nicht zu übersehen: Die Pflegesatzparteien disponieren über das Leistungs- und Kostenvolumen des Krankenhauses; einseitige Entscheidungen zu Lasten der Kassen gibt es nicht mehr.

Vor diesem Hintergrund muß es enttäuschen, daß die Kassenseite die ihr in § 16 Abs. 1 Satz 1 BPflV eröffneten Chancen nicht erkannt und deshalb auch nicht genutzt hat. Sie hat sich bei der ersten Pflegesatzrunde des Jahres 1986 auf eine bloße Kostendiskussion eingelassen, statt einen Schritt früher bei den Ursachen der Kosten, nämlich bei der Leistungsstruktur des Krankenhauses anzusetzen.

5) Die Vorgaben der Krankenhausplanung – ein Hindernis für die Pflegesatzparteien? – Spätestens an dieser Stelle der Vorwürfe wegen der unzureichenden Ausschöpfung der neuen Rechtsgrundlagen wird von beiden Seiten, von den Krankenhäusern als Schutzbehauptung und von den Krankenkassen als Entschuldigung, auf den Krankenhausplan und seine inhaltliche Vorgaben verwiesen, auf dessen Bindungswirkung für das Krankenhaus in Gestalt des Feststellungsbescheides nach § 8 Abs. 1 KHG.

Richtig ist, daß sich in der Tat Konfliktsituationen zwischen den statischen Vorgaben der Krankenhausplanung und des Feststellungsbescheids einerseits und den Absichten der Pflegesatzparteien, zwischenzeitlich eingetretene Veränderungen oder Erkenntnisse in den Budgetvereinbarungen umzusetzen, andererseits ergeben können. Zu dieser Konfliktsituation sind zwischenzeitlich unterschiedliche Rechtsauffassungen geäußert worden (vgl. dazu Vollmer, „Krankenhausplanung versus vertragliche Vereinbarung", f&w Nr. 1 1987, S. 53, der im Gegensatz zur Arbeitsgemeinschaft der Leitenden Medizinalbeamten der Länder eine von der Planung abweichende Vereinbarung über die Leistungsstrukturen des Krankenhauses für zulässig erachtet. Eine vermittelnde Meinung vertritt Bruckenberger, „Parallele Krankenhausplanungskompetenz?", f&w Nr. 1 1987, S. 22, der allerdings zu einseitig auf das Pflegetagevolumen und nicht generell auf das gesamte Leistungsspektrum des Krankenhauses abstellt.

Ehe auf diese Streitfrage näher eingegangen wird, ist zunächst darauf hinzuweisen, daß nicht jede Diskussion der Pflegesatzparteien über die Leistungsseite des Krankenhauses automatisch einen Konflikt mit der Krankenhausplanung bedeutet oder bedeuten muß. Es gibt durchaus eine Fülle von Fragen der Leistungsstruktur, die losgelöst von den Vorgaben der Krankenhausplanung und des Feststellungsbescheides – seien sie nun bindend oder nicht – im Rahmen der Pflegesatzverhandlungen diskutiert werden können und müssen. *Hierbei handelt es sich um Leistungsstrukturen, die sich in Abweichung von der Krankenhausplanung, also außerhalb des Planes entwickelt haben.* In aller Regel geht es dabei um „Abweichungen nach oben", also um das Überschreiten des Planes, etwa zur Verwirklichung von Wunschvorstellungen eines neuen Chefarztes oder um ehrgeizige Pläne des Krankenhausträgers, der ebenso wie vielleicht ein Nachbarkrankenhaus über modernste technische Einrichtungen, über eine zusätzliche Abteilung oder eine Intensivstation verfügen will.

Es bedarf keiner Frage, daß derartige eigenmächtig geschaffene Leistungsstrukturen einer Überprüfung durch die Krankenkassen zugänglich sein müssen, damit man sich entweder über deren Beibehaltung verständigt oder auf sie verzichtet mit der Folge, daß die darauf entfallenden Kosten nicht mehr über den Pflegesatz finanziert werden.

In diesen Zusammenhang gehören selbstverständlich auch Veränderungen des Stellenplans und der Verweildauer, die Arzneimittelversorgung, der Hygieneaufwand, die Überprüfung von Einweisungs- und Aufnahmegewohnheiten und die Fehlbelegung mit Pflegefällen. Insbesondere die Veränderung der Stellenpläne gewinnt für die bevorstehenden Pflegesatzverhandlungen des Jahres 1987 im Hinblick auf die Anforderung neuer Stellen für Ärzte im Praktikum eine besonders aktuelle Bedeutung. Schon diese wenigen Beispiele zeigen, wie groß der Verhandlungsrahmen und damit der Spielraum für die Gestaltungsmöglichkeiten der Pflegesatzparteien gezogen ist, ohne daß es überhaupt zu einem Konflikt mit der Krankenhausplanung kommen kann.

6) Aber auch *innerhalb* des von der Krankenhausplanung vorgegebenen Rahmens sind durchaus Bewegungsmöglichkeiten für die Pflegesatzparteien vorhanden, weil die Krankenhauspläne und auch die Feststellungsbescheide eine höchst unterschiedliche Regelungstiefe hinsichtlich der Leistungsstrukturen des Krankenhauses enthalten und die hier bestehenden Leerräume von den Pflegesatzparteien ausgeschöpft werden können. Das gilt v.a. für die Festlegung des konkreten Leistungsumfangs eines Krankenhauses, insbesondere für die Frage, welche Leistungen von der im Krankenhausplan ausgewiesenen Fachabteilung des zu einer bestimmten Versorgungsstufe gehörenden Krankenhauses erbracht werden können. Es kann doch wohl nicht das Ergebnis der Krankenhausplanung mit dem Ziel einer abgestimmten stationären Versorgung sein, daß jedes Krankenhaus jede Leistung erbringen darf, unabhängig von der vorhandenen personellen und sachlichen Ausstattung und vom Bedarf. So ist es für die Krankenkassen durchaus legitim, wenn sie im Rahmen der Pflegesatzverhandlungen die Frage stellen, ob beispielsweise ein Krankenhaus der Grund- oder Regelversorgung unbedingt auch Gefäßchirurgie betreiben oder Herzschrittmacher implantieren soll.

Gleichwohl sind Fälle denkbar, in denen wegen zwischenzeitlich eingetretener Veränderungen der Verhältnisse, beispielsweise in einer geburtshilflichen Abteilung, die im Bedarfsplan vorgegebenen Strukturen, insbesondere die Bettenzahlen, überholt sind. Das gilt v.a. dann, wenn keine regelmäßige Anpassung des Krankenhausplanes vorgenommen wird, etwa in Form einer jährlichen Fortschreibung, wie das von Bruckenberger (s. oben) erfreulicherweise für Niedersachsen berichtet wird. In derartigen Fällen ist es eine Rechtspflicht der Krankenkassen, sich der Übernahme von Kosten aus überflüssig und damit unwirtschaftlich gewordenen Leistungsstrukturen zu widersetzen. Das an verschiedenen Stellen der Reichsversicherungsordnung verankerte Wirtschaftlichkeitsgebot (vgl. § 182 Abs. 2 RVO, § 184 RVO) und die in § 17 KHG normierten Grundsätze des Pflegesatzrechts, insbesondere die Regelung, daß nur die Selbstkosten des sparsam wirtschaftenden Krankenhauses zu übernehmen sind, können als eine ausreichende Rechtsgrundlage zur Abwehr von verwaltungsmäßigen Vorgaben in Gestalt eines unrichtig gewordenen Krankenhausplanes herangezogen werden. Es kann nicht Aufgabe der Krankenkassen sein, die sich aus offensichtlich unrichtig gewordenen Planvorgaben ergebenden Folgekosten zu übernehmen.

Demgegenüber hat die Arbeitsgemeinschaft der leitenden Medizinalbeamten (!) der Länder (AGLMB) in einem Rundschreiben vom 4. September 1986 die

Auffassung vertreten, der an den Krankenhausträger gerichtete Feststellungsbescheid sei, soweit er beispielsweise Festlegungen der Gesamtbettenzahl, der Art und Anzahl der Fachabteilungen oder der Versorgungsstufe enthalte, auch für die Krankenkassen bindend. Zur Begründung dieser Auffassung ist folgendes ausgeführt:

> Soweit der Feststellungsbescheid konkrete Feststellungen trifft, sind diese auch für die Krankenkassen rechtlich verbindlich. Dies folgt klar aus § 371 RVO und ergibt sich aus den Bestimmungen des KHG.

Dieser Auffassung kann nicht gefolgt werden, die in Bezug genommenen Rechtsvorschriften vermögen diese Auffassung nicht zu stützen. In § 371 RVO ist über die inhaltliche Leistungsstruktur des Krankenhauses überhaupt nichts ausgesagt, sondern lediglich festgelegt, daß die Krankenkassen u. a. Krankenhauspflege durch die Krankenhäuser zu gewähren haben, die in den Krankenhausbedarfsplan aufgenommen sind. Im KHG gibt es keinerlei Rechtsvorschriften, die eine Bindung der Krankenkassen an den Krankenhausplan oder an den gegenüber einem Krankenhaus erlassenen Feststellungsbescheid zum Inhalt haben.

Der Minister für Arbeit, Gesundheit und Soziales des Landes Nordrhein-Westfalen vertritt ebenfalls die Meinung der AGLMB und hat seine Auffassung auf ein Urteil des Bundesverwaltungsgerichts vom 14.11.1985 gestützt; dort sei bestätigt worden, daß „die auf der Krankenhausplanung des Landes basierenden rechtskräftigen Feststellungsbescheide von den Kassen zu akzeptieren und den jeweiligen Pflegesatzvereinbarungen zugrunde zu legen seien" (vgl. Rundschreiben vom 21.8.1986 – V D 5 – 62-01 – an die Landesverbände der Krankenkassen). Der Hinweis des Landesministeriums auf das Bundesverwaltungsgericht geht fehl. Das zitierte Urteil vermag die rechtsirrige Auffassung des Landes nicht zu stützen. Das Urteil befaßt sich zwar in der Tat mit der Rechtsqualität des Krankenhausbedarfsplans und dem Verhältnis des nur eine Innenwirkung entfaltenden Plans zum Feststellungsbescheid im Sinne des § 8 KHG. Von einer Bindungswirkung des Bescheides gegenüber den Krankenkassen ist aber in dem Urteil keine Rede; die Krankenkassen werden in der Urteilsbegründung mit keinem Wort erwähnt! Es ist erfreulich, daß Bruckenberger (vgl. a.a.O, S.24, 25), soweit ersichtlich als erster Vertreter der Länderseite, hier eine von der genannten Arbeitsgemeinschaft abweichende Auffassung vertritt und bereit ist, die eigenständigen Gestaltungsmöglichkeiten der Pflegesatzparteien anzuerkennen. Die von ihm angebotene Konfliktlösung über die jährliche Fortschreibung des Krankenhausplanes ist zwar vom dogmatischen Ansatz her abzulehnen, sie bedeutet aber immerhin einen pragmatischen Einstieg, der in der Mehrzahl aller Fälle zu einer Befriedung führen dürfte. Den sich in Konfliktfällen aus dem Genehmigungsvorbehalt für die Pflegsätze und die Schiedsstellenentscheidungen (vgl. § 18 Abs. 5 KHG) ergebenden Komplikationen müssen sich die Pflegesatzparteien stellen. Wenn beispielsweise eine Genehmigungsbehörde meint, unter Hinweis auf überholte Planvorgaben die Genehmigung verweigern zu müssen, mag sie das tun, obwohl es schon fast gespenstisch anmutet, wenn das auch in solchen Fällen geschieht, in denen Krankenkassen und Krankenhaus einvernehmlich zu dem Ergebnis gekommen sind, auf eine überflüssig gewordene Abteilung verzichten zu können.

Noch gespenstischer freilich wäre eine Versagung der Genehmigung, wenn sich die Pflegesatzparteien zur Überwindung einer Mangelsituation auf eine Abweichung vom Plan „nach oben" geeinigt haben, weil zwischenzeitlich ein erhöhter Bedarf erkennbar geworden ist. Will die Genehmigungsbehörde auch in solchen Fällen dem Formalismus den Vorrang vor der Krankenhauswirklichkeit einräumen? Es ist wohl kaum anzunehmen, daß der Genehmigungsvorbehalt in § 18 Abs. 5 KHG, der auf eine reine Rechtskontrolle beschränkt ist, solche Eskapaden einer Genehmigungsbehörde decken dürfte. In derartigen Fällen muß der Konflikt zwischen den überholten Planvorgaben einerseits und der von den Pflegesatzparteien vereinbarten Krankenhauswirklichkeit im Rechtsweg ausgetragen werden. Es ist zu hoffen, daß bald höchstrichterliche Entscheidungen zur verbindlichen Klärung der Rechtslage beitragen, weil Klarstellungen durch den Gesetz- oder Verordnungsgeber wohl vorerst nicht zu erwarten sind.

Voraussetzung für die Funktionsfähigkeit des neuen Pflegesatzrechts: Grundkonsens der Beteiligten

Das neue Pflegesatzrecht und seine Instrumente sind aufgebaut auf dem Prinzip der Selbstverwaltung, also auf dem Vorrang von Regelungen der Beteiligten in eigener Verantwortung vor staatlichen Entscheidungen, nämlich
- Selbstverwaltung vor Ort bei den Pflegesatzverhandlungen für das einzelne Krankenhaus,
- Selbstverwaltung auf der Verbandsebene für die Schaffung von Rahmenvorgaben im Sinne der Empfehlungen nach § 19 KHG oder von Verträgen nach §§ 372 ff. RVO.

Dieses Konzept ist aber nur dann funktionsfähig, wenn beide Seiten grundsätzlich konsensfähig sind, also über die Bereitschaft und Fähigkeit verfügen, sich bei den anstehenden Entscheidungen und Regelungen zusammenzufinden, notfalls zusammenzuraufen.

Erforderlich ist dazu ein Grundkonsens zwischen Krankenkassen und Krankenhäusern, in eigener Verantwortung die öffentliche Aufgabe der stationären Versorgung zu vertretbaren Preisen sicherzustellen, notfalls auch unter Hintanstellung eigener Interessen.

Dieser Grundkonsens scheint weitgehend verloren gegangen zu sein, und zwar sowohl auf der Ortsebene als auch auf der Verbandsebene:

- Der Grundkonsens ist beispielsweise nicht vorhanden, wenn die Kassenseite vor einer neuen Pflegesatzrunde von einseitig fixierten Vorgaben für den Anstieg der Pflegesätze ausgeht und vor Ort nicht bereit ist, sich mit dem einzelnen Krankenhaus über dessen individuelle Situation auseinanderzusetzen und einen dem Krankenhaus gerecht werdenden Pflegesatz zu akzeptieren.
- Der Grundkonsens ist auch nicht vorhanden, wenn einzelne Krankenhäuser oder Krankenhausgesellschaften aberwitzige und unmoralische Budgetsteigerungsraten für sich in Anspruch nehmen – etwa in Höhe von 10, 12, 15 oder

gar 20% für 1987 – und dafür keinerlei plausible Begründung vorlegen können.
- Der Grundkonsens ist auch nicht vorhanden, wenn einzelne Krankenhäuser sich weigern, den Krankenkassen die im Gesetz vorgesehenen Unterlagen zur Beurteilung der Wirtschaftlichkeit vorzulegen und wenn in manchen Regionen des Landes, so geschehen im Raum Aachen, Pflegesatzverhandlungen über Anwälte eingeleitet und geführt werden müssen.
- Der Grundkonsens ist auch nicht vorhanden, wenn die Deutsche Krankenhausgesellschaft für den Pflegebereich einseitig neue Personalanhaltszahlen verkündet und dafür nicht den im Gesetz vorgesehenen Weg der Empfehlungen nach § 19 KHG beschreitet.
- Der Grundkonsens ist auch nicht vorhanden, wenn beide Seiten, die Deutsche Krankenhausgesellschaft und die Spitzenverbände der Krankenkassen, vorzeitig ihre Bemühungen um gemeinsame Empfehlungen über Wirtschaftlichkeit und Leistungsfähigkeit der Krankenhäuser im Sinne von § 19 KHG vorzeitig für gescheitert erklären, ohne daß überhaupt echte Verhandlungen über eine Empfehlung geführt worden sind, sondern allenfalls versucht worden ist, sich über Modellversuche zur Vorbereitung von Empfehlungen zu einigen.

Diese Beispiele fehlenden Grundkonsenses zwischen den Beteiligten sind zwar Einzelfälle, aber es sind doch Erscheinungsformen und Verhaltensmuster, die heute weitgehend das Alltagsbild des Verhältnisses zwischen Krankenkassen und Krankenhäusern in der Öffentlichkeit bestimmen, auch wenn es durchaus Gegenbeispiele für absolut intakte Beziehungen und vorbildliche Pflegesatzverhandlungen gibt. Solange aber in weiten Teilen die Beziehungen zwischen Krankenkassen und Krankenhäusern sich in der beschriebenen Weise darbieten, wird es schwierig sein, daß ein auf Selbstverwaltung und Konsens angelegtes Reformkonzept der Pflegesatzgestaltung erfolgreich sein wird. Es setzt eine partnerschaftliche Selbstverwaltung voraus; solange diese fehlt, müssen die neuen Instrumente des Pflegesatzrechts leerlaufen.

Erfreulicherweise gibt es aber auch Anzeichen dafür, daß die Krankenhausseite, zumindest was die Deutsche Krankenhausgesellschaft angeht, bereit zu sein scheint, ihre bisherige Verweigerungshaltung aufzugeben. Die in der Herbstsitzung der Konzertierten Aktion 1986 erklärte und zwischenzeitlich unter Beweis gestellte Bereitschaft, an der Aufklärung der Fallzahlentwicklung und der Fehlbelegung mit Pflegefällen aktiv mitwirken zu wollen, sind erfreuliche Vorboten eines vielleicht einsetzendes Tauwetters. Die nachhaltigen Bemühungen der DKG um eine praktikable und effiziente Regelung von vorstationärer Diagnostik und nachstationärer Behandlung unterstreichen diese Einschätzung, wenn auch hier die durchaus berechtigten eigenen Interessen im Verhältnis zum ambulanten Bereich vielleicht die wahren Beweggründe dieser Aktivitäten sein dürften.

Solange die oben beschriebenen Erscheinungsformen und Verhaltensmuster das Alltagsbild bestimmen, so lange sind die Voraussetzungen für eine funktionsfähige Partnerschaft in Selbstverwaltung im Krankenhausbereich nicht vorhanden, und die neuen Instrumente des KHNG müssen leerlaufen, da sie auf Vertragspartnerschaft angelegt sind.

Resümee

Die Instrumente des neuen Rechts sind durchaus brauchbar; für ein endgültiges Urteil ist es noch zu früh. Sie müssen genutzt werden. Dazu gehört zum einen die Fähigkeit und die Notwendigkeit, sich mit diesem neuen Recht, diesen neuen Instrumenten vertraut zu machen, sie zu beherrschen, zum anderen die Bereitschaft, sie im Sinne dieses neuen Vertragskonzeptes zu handhaben. Falls es letztlich an der Bereitschaft hierzu auf der einen oder auf der anderen Seite oder auch auf beiden Seiten fehlen sollte, erst dann, und dazu bedarf es noch einiger Zeit, um das herauszufinden, erst dann wäre der Gesetzgeber erneut gefordert.

5c Diskussionsbericht

H. Busold

Ausgelöst durch die Feststellung von Ministerialdirektor *Jung*, die Krankenkassen hätten sich zu wenig mit der Leistungsseite des Krankenhauses befaßt, nahm die Erörterung der hierfür verantwortlich gemachten Gründe in der Diskussion einen breiten Rahmen ein.

Zunächst übte der Vorsitzende der „Verhandlungskommission Pflegesätze für Südwestfalen", AOK-Direktor *Flender*, generelle Kritik an der Qualität des neuen Gesetzes, da es nach den Worten von *Jung* dazu ermuntere, den Rechtsweg einzuschlagen. Zwar stimme die Zielrichtung des Gesetzes, um auch im stationären Sektor Kostendämpfung zu erreichen, die praktische Anwendbarkeit leide aber unter den vielen im Gesetz enthaltenen Unklarheiten. *Flender* vermißte v. a. eine klare Definition des im KHNG verwendeten Begriffs der Leistungsstruktur von seiten des Gesetzgebers. Ohne entsprechende Vorgabe der relevanten Kriterien, so *Flender*, könne vor Ort keine korrekte Entscheidung darüber getroffen werden, ob die Erbringung einer bestimmten Leistung ausgeschlossen oder ob sie für notwendig erachtet werden soll. Gleichzeitig erschwere der Mangel an Orientierungsgrößen den Einstieg in die gewünschte Kommunikation mit den Ärzten über das erforderliche Leistungsangebot. Aus diesen Überlegungen heraus plädierte er für eine Abstimmung der jeweiligen Vorstellungen des Gesetzgebers, der Leistungserbringer und der Krankenkassen, um eine größere Gemeinsamkeit zu erzielen.

Diese Sicht des Problems blieb nicht ohne Widerspruch von Ministerialdirektor *Jung*. Weder seien mögliche Rechtsstreitigkeiten ein Gradmesser für die Qualität eines Gesetzes, noch halte er die angesprochene Frage, nämlich den konkreten Leistungsrahmen eines Krankenhauses, für überhaupt gesetzgebungsfähig. Derartige Einzelfragen könnten nicht im KHG oder in der Pflegesatzverordnung geregelt werden. Denkbar seien allenfalls generelle Kriterien zur Bestimmung des Leistungsrahmens; die Konkretisierung auf das einzelne Krankenhaus müsse aber vor Ort erbracht werden. Nach Auffassung von *Jung* ist dazu von den Krankenkassen in Zusammenarbeit mit den Ärzten des Krankenhauses und unter Mitwirkung des Vertrauensärztlichen Dienstes festzulegen, was zur Versorgung der Patienten im Sinne des § 184 RVO erforderlich ist.

Daß auf ärztlicher Seite durchaus eine Kooperationsbereitschaft vorhanden ist und ein Diskussionsbedürfnis hinsichtlich offener Fragen der Leistungsseite des Krankenhauses besteht, machten die Ausführungen von *Prof. Hoffmann*, Präsident des Verbandes leitender Krankenhausärzte Deutschlands, mehr als deutlich. Auf dieser Grundlage könnte es zu einem fruchtbaren Informations- und Meinungsaustausch zwischen den von den Vertragsabschlüssen betroffenen Gruppen kommen, wie Erfahrungen aus Köln zeigen, von denen AOK-Direktor *Scheidgen*, Vorsitzender des Krankenkassenverbandes für den Bezirk Köln, berichtete.

Dort haben sich Ärzte, Verwaltungsleiter und Krankenkassenvertreter einschließlich des Vertrauensärztlichen Dienstes zusammengefunden, um hinsichtlich der zu beurteilenden Leistungen eines Krankenhauses zu einem einheitlichen Begriffsverständnis zu gelangen. *Scheidgen* stimmte aber dem von *Flender* geäußerten Kritikpunkt zu, daß es für die Leistungsseite an einheitlichen Definitionen fehle.

So seien mehrere Pflegesatzverhandlungen nach dem neuen Recht im Bezirk Köln deshalb gescheitert, weil ein Konsens über Art und Qualität des Leistungsangebotes einzelner Krankenhäuser nicht habe erzielt werden können. Die Schwierigkeit beginne schon bei der in vielen Fällen mangelhaften Leistungsbeschreibung der Krankenhäuser. Auch habe sich die Krankenhausseite unfähig gezeigt, im eigenen Verbund zu Übereinstimmungen über eine sinnvolle Arbeitsteilung zu kommen. Der Krankenhausbeirat, so kritisierte *Scheidgen*, sei ein völlig ungeeignetes Instrument, die Interessenlagen der einzelnen Krankenhäuser aufeinander abzustimmen.

Die von der Kassenseite betonte Notwendigkeit der Erstellung von Leistungskatalogen als Basis für eine zukünftige Kostenstrukturentwicklung wurde auch vom Vorstandsvorsitzenden der Fachvereinigung der Verwaltungsleiter Deutscher Krankenanstalten, *Schäfer*, nicht bestritten. Er legte aber Wert auf die Feststellung, daß das von den Krankenhäusern im Rahmen ihres Budgets auszuweisende Zahlenmaterial für die Pflegesatzverhandlungen durchaus instruktiv sei, und zwar „bis auf die hundertste Stelle z. B. in der Personalbelastungsziffer". Die Leistungen des Krankenhauses bedürften allenfalls im medizinischen Bereich einer strengeren Überprüfung.

Kritisch äußerte sich *Schäfer* zur Handhabung der internen Budgetierung. Die Frage der Zuordnung von Teilbudgets zu den einzelnen Abteilungen müsse unter 2 Aspekten beleuchtet werden. Als internes Kontrollinstrument, also für Zwecke des „controlling", sei die Budgetierung durchaus zu begrüßen. Andererseits verleite die Vorgabe eines Budgets einen leitenden Abteilungsarzt dazu, unabhängig von den sachlichen Erfordernissen dieses Budget auch voll auszuschöpfen. Eine Budgetierung verstärke außerdem die Gefahr des Ressortdenkens und unterlaufe damit die Bemühungen der Krankenhausgeschäftsführer, zur optimalen betrieblichen Zielerreichung alle leitenden Persönlichkeiten im Krankenhaus zusammenzuführen.

Der Vorsitzende des Marburger Bundes, *Dr. Hoppe*, rückte mit Blick auf die Pflegesatzverhandlungen noch einen weiteren unerwünschten Effekt des Budgetierungsprinzips in den Vordergrund. Im Unterschied zu den in der Vergangenheit eher sachlichen Verhandlungen dominiere nach seinen Erfahrungen nunmehr eine Atmosphäre, die ihn stark an Tarifverhandlungen erinnere, bei denen man sicherheitshalber die Forderungen zunächst höher veranschlage als das, was man tatsächlich zu bekommen glaube.

Schäfer gab an dieser Stelle zu bedenken, daß in der Pflegesatzrunde 1986 nur vorläufige Pflegesätze vereinbart worden seien. Erst bei Vorlage der Jahresabschlüsse im Jahre 1987 könne geprüft werden, ob die Budgetkalkulation seitens der Krankenhäuser unangemessen hoch ausgefallen sei.

Die von Ministerialdirektor *Jung* beanstandeten Pflegesatzabschlüsse in Höhe von ca. 6% erklären sich nach *Schäfer* zu einem guten Teil daher, daß zum Zeitpunkt der Umstellung des Abrechnungssystems noch ein Nachholbedarf bestand, der aber erst in Form eines Nachschlags im Jahre 1986 wirksam wurde. Zur Erläuterung dieses Zusammenhangs verwies *Schäfer* auf die im alten Selbstkostenblatt enthaltenen Positionen „Kostenentwicklung" und „Erlösentwicklung". Diese Positionen wurden einvernehmlich deshalb nicht ausgefüllt, so *Schäfer*, um den Krankenkassen nach Abschluß des Geschäftsjahres die Möglichkeit zu bieten, die Entwicklungen rückblickend einer kritischen Würdigung zu unterziehen und zu entscheiden, ob alle Kostenelemente der Vergangenheit in die neue Pflegesatzverhandlung einfließen sollten.

Auf einen bis dahin nicht diskutierten, für die Betriebskostenseite und damit auch für die Pflegesatzverhandlungen aber wichtigen Aspekt wies der Hauptgeschäftsführer der Deutschen Krankenhausgesellschaft, *Dr. Prößdorf*, hin. Er beklagte die seit Jahren anhaltende Unterfinanzierung im investiven Bereich, in deren Folge eine zeitgerechte Rationalisierung verhindert würde. Daß eine solche Entwicklung Rückwirkungen auf die Betriebskosten und damit auf die Pflegesätze habe, stehe selbst für die Krankenkassen außer Frage. Bei einem Anlagevermögen der Krankenhäuser von insgesamt 200 Mrd. DM und einer Reinvestitionsquote von 3% ergebe sich ein jährlicher Bedarf an Investitionsmitteln in Höhe von 6 Mrd. DM. Faktisch stünden aber bundesweit nur 4,5 Mrd. DM zur Verfügung, so daß ein Substanzverfall beim Anlagevermögen die zwangsläufige Folge sei. Die Verteilung der Finanzierungsmittel auf die einzelnen Länder falle zudem höchst unterschiedlich aus, was nach Ansicht von *Dr. Prößdorf* nicht zuletzt auf die angespannte Haushaltslage vieler Bundesländer zurückzuführen ist. Da der Bund den verfassungsmäßigen Auftrag habe, eine zu große Disparität der Lebensqualität in der Bundesrepublik Deutschland zu vermeiden, müsse der Bundesgesetzgeber der aufgezeigten Entwicklung entgegensteuern.

Zu Meinungsverschiedenheiten zwischen dem AOK-Vertreter *Flender* und dem anwesenden Vertreter der Ersatzkassen, *Niggemann*, kam es in der von *Prof. Hoffmann* aufgeworfenen Frage, warum nicht stärker die in § 6 BPflV geregelte Möglichkeit der Vereinbarung von Sonderentgelten für bestimmte krankenhaustypische und teure Leistungen genutzt werde. Je nach den örtlichen Bedingungen der Leistungserbringung könnten durchaus unterschiedliche Preise für diese Leistungen ausgehandelt werden, so die Vorstellung von *Prof. Hoffmann*.

Während *Flender* diesem Anliegen grundsätzlich zustimmte und es als Hindernis bewertete, daß die Ersatzkassen im Unterschied zu den Ortskrankenkassen nicht bereit seien, die teuren Krankenhausleistungen aus dem Pflegesatz auszugliedern, begründete *Niggemann* die Position der Ersatzkassen mit dem Argument, bisher habe der nach dem Gesetz zuständige Landespflegesatzausschuß die notwendigen Voraussetzungen für die Anwendung des § 6 BPflV noch nicht geschaffen. Insbesondere dürfe man das Kriterium der Vergleichbarkeit der Krankenhäuser, dem das neue Gesetz einen besonderen Stellenwert einräume, bei der Vereinbarung von Sonderentgelten nicht aus den Augen verlieren.

Nach diesen primär pflegesatz- und verhandlungstechnischen Erörterungen wandte sich die Diskussion mit einem Beitrag von *Dr. Prößdorf* der grundsätzlichen Fragestellung nach der Bereitschaft und den Möglichkeiten der Krankenhäuser zu, die Bemühungen um Kostendämpfung im Gesundheitswesen wirksam zu unterstützen. *Dr. Prößdorf* wollte in diesem Zusammenhang den von *Jung* erhobenen Vorwurf nicht gelten lassen, die Krankenhäuser und die Deutsche Krankenhausgesellschaft folgten im Prinzip weiterhin dem überholten Kostendeckungsprinzip. Den Krankenhäusern, so *Dr. Prößdorf,* gehe es vielmehr um die Erbringung von Leistungen und nicht um die „Produktion" von Kosten, wie von seiten der Kritiker behauptet werde. Der Beitrag der Krankenhäuser zur Reduzierung des Kostenanstiegs im Gesundheitswesen sei daran erkennbar, daß der Anteil der Krankenhäuser an den Gesamtausgaben der Gesetzlichen Krankenversicherung von 1982 an trotz einer enormen qualitativen Leistungssteigerung nahezu unverändert geblieben sei. In bezug auf ihre Leistungsvermögen stellte *Dr. Prößdorf* den Krankenhauseinrichtungen ein gutes Zeugnis aus:

> Die Krankenhausträger können für sich in Anspruch nehmen, daß sie in den letzten 15 Jahren außerordentliche Anstrengungen unternommen haben, dem Wunsch des Reformgesetzgebers von 1972 folgend, das Krankenhauswesen in der Bundesrepublik Deutschland auf ein im internationalen Vergeich sehr anspruchsvolles Niveau zu heben.

Das Resultat läßt sich nach den Worten von *Dr. Prößdorf* anhand der Veränderung weniger Kennzahlen im Zeitablauf veranschaulichen:

> Zunächst einmal sind innerhalb der letzten 10 Jahre etwa 400 Krankenhäuser verschwunden, d. h. es erfolgte eine Umstrukturierung zu modernen, größeren Einheiten. Die Zahl der Patienten ist in den letzten 20 Jahren kontinuierlich gestiegen. Im Jahre 1963 betrug sie 7,7 Mio., im Jahr 1973 ca. 10 Mio., 10 Jahre später, im Jahre 1983, 11,6 Mio. und in diesem Jahr werden wir wahrscheinlich bei 12,5 Mio. Patienten liegen. Innerhalb von 23 Jahren gab es also einen Patienten-, sprich Nachfrageanstieg, um etwa 70%.

Dr. Prößdorf betonte zugleich, daß sich auch die Qualität dieser Nachfrage verändert habe. Das Krankenhaus sei zunehmend ein Ort der Hochleistungsmedizin geworden. Viele leichte oder mittelschwere Indikationen würden heute nicht mehr stationär, sondern im Rahmen der ambulanten Versorgung behandelt. Außerdem habe sich mit der Altersstruktur in der Gesellschaft auch die Patientenstruktur entscheidend geändert. Von allen Pflegetagen entfielen heute 46% auf Patienten im Alter von über 60 Jahren. Und gerade die Hochleistungsmedizin sei es, die zu der hohen Lebenserwartung beigetragen habe.

Konnte es als ein zentrales Anliegen von *Dr. Prößdorf* verstanden werden, die bisherigen Ergebnisse von Kostendämpfungsbemühungen im Krankenhausbereich herauszustellen, so befaßte sich der Diskussionsbeitrag von *Dr. Hoppe,* Vorstandsvorsitzender des Marburger Bundes, von einem bestimmten Blickwinkel her mit den möglichen Spielräumen einer Kostendämpfungspolitik im Krankenhaussektor überhaupt. Nach Auffassung von *Dr. Hoppe* ist eine Vergleichbarkeit des Krankenhausbereiches mit anderen Leistungsbereichen des Gesundheitswesens in der Bundesrepublik Deutschland aus zweierlei Gründen nicht gegeben. Zum einen zeichne sich das Krankenhaus durch die Besonderheit aus, daß es die aus dem ambulanten Sektor zugewiesenen Patienten an keine weitere Instanz „abschieben" könne. Patienten, die im ambulanten Bereich nicht ausreichend versorgt werden könnten oder aus Kostengründen nicht ausreichend versorgt werden sollten, müßten aufgrund der Einweisung auch im Krankenhaus behandelt werden. Als weiteren wichtigen Aspekt gab *Dr. Hoppe* zu bedenken, daß das alte Pflegesatzrecht die Möglichkeit der Gewinnerzielung bei Krankenhäusern nicht vorgesehen habe.

Deshalb seien die Rahmenbedingungen für eine Kostendämpfungspolitik im stationären Bereich auch grundverschieden von denen im ambulanten Sektor oder im Bereich der pharmazeutischen Industrie. Eine gravierende Änderung dieser Situation werde sich vor dem Hintergrund der neuen Rechtslage zumindest nicht kurzfristig einstellen. Aus dem Argumentationszusammenhang heraus läßt sich die Bedeutung, die *Dr. Hoppe* der Frage der Gewinnerzielung beimaß, in der Weise interpretieren, daß für ihn die Möglichkeit des Verzichts auf Gewinnzuwächse, wie sie seiner Ansicht nach z.B. bei den niedergelassenen Ärzten bestehe, als Ansatzpunkt für Kostendämpfungsmaßnahme im Krankenhausbereich zur Zeit ausscheidet.

Folgt man der Replik von Ministerialdirektor *Jung*, dann sind von der Leistungsseite her durchaus Spielräume für wirtschaftlicheres Verhalten gegeben. Dies werde z.B. sichtbar an der durchschnittlichen Verweildauer in den Krankenhäusern der Bundesrepublik Deutschland, die mit 13 Tagen erheblich höher liege als in den USA. Zwar dürfe bei solchen Vergleichen nicht völlig von der jeweils unterschiedlichen Situation abgesehen werden. Wenn jedoch zwischen der Bettendichte in Schleswig-Holstein und der Bettendichte in Berlin ein Unterschied von 100% zu verzeichnen sei, dann reiche das Argument von den unterschiedlichen Strukturen zur Erklärung allein nicht aus. Einen Beweis dafür, daß die absolute Notwendigkeit der ausgewiesenen Kosten angezweifelt werden könne, sah *Jung* in der Tatsache, daß sich infolge des 2. Kostendämpfungsgesetzes die Verweildauer bei der Entbindungspflege innerhalb weniger Monate von 10 auf 6 Tage reduziert habe, also auf exakt die Anzahl von Pflegetagen, deren Bezahlung von den Krankenkassen jetzt nur noch übernommen werde. An *Dr. Prößdorf* gewandt monierte *Jung* auch den unkritischen Umgang mit Daten zur Fallzahlenentwicklung. Vielfach werde die registrierte Fallzahlsteigerung nicht auf ihre Notwendigkeit hin geprüft. *Jung* bekräftigte zugleich seine Auffassung, daß eine Kostensenkung im stationären Sektor primär über den Abbau überflüssiger Leistungsstrukturen erfolgen müsse.

Der Aspekt, daß es hier auf gesamtwirtschaftlicher Ebene zu Zielkonflikten kommen und ein Bundesland sich dann aus arbeitsmarktpolitischen Gründen für die Bestandssicherung überzähliger Krankenhäuser entscheiden könnte, wurde nur kurz angerissen.

Deutlich widersprach *Jung* der Behauptung von *Prof. Hoffmann*, unter den Bedingungen der Beitragssatzstabilität werde der Mittelzuwachs nicht ausreichen, um den medizinischen Leistungsfortschritt in der Hochleistungsmedizin zu finanzieren. Beitragssatzstabilität sei kein Dogma für alle Zeiten. Diese Forderung gelte aber so lange, bis die erkennbaren Wirtschaftlichkeitsreserven ausgeschöpft seien und von der Medizin der Nachweis geliefert werde, daß mehr Geld erforderlich sei, um notwendige Gesundheitsleistungen bereitzustellen.

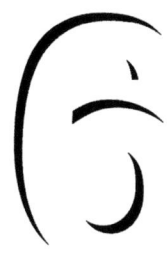

Zuviel, zu teuer, zu unsicher?
Die Arzneimittelversorgung der Versicherten.
Entwicklung, Arzneimittelsicherheit,
-verbrauch, Kostensenkung

6a *Einführung* von E. H. Buchholz

6b *Referat* von Dr. Ulrich Vorderwülbecke
   Bundesverband der Pharmazeutischen Industrie

6c *Diskussionsbericht* von H. Busold

6a Einführung

E. H. Buchholz

Auch die größten Fortschritte in der modernen Medizin und die immer noch zunehmende Hinwendung zu Naturheilmitteln und -verfahren konnten der Bedeutung von Arzneimitteln bei der Therapie menschlicher Erkrankungen nichts anhaben. Fraglich ist allerdings, ob diese Bedeutung so groß ist, daß die Arzneimittelausgaben bei den Gesetzlichen Krankenkassen nach der stationären und der ambulanten Behandlung – mit ca. 33% bzw. ca. 18% – mit etwa 15% den 3. Platz einnehmen müssen. Welche Faktoren tragen zu diesem hohen Anteil der Arzneimittelausgaben bei? Und mit welchen Maßnahmen könnten die Arzneimittelausgaben gesenkt werden?

Für die Pharmaindustrie beruft sich *Dr. Vorderwülbecke* auf Preis-, Image- und Struktureffekte und stellt v. a. die hohen Arzneimittelausgaben für Rentner in den Vordergrund, um damit zugleich eine positive Korrelation aufzuzeigen zwischen Arzneimittelverbrauch und Lebenserwartung. Ein Zusammenhang zwischen der Zahl der Arzneimittel und der Höhe des Arzneimittelverbrauchs wird ebenso in Abrede gestellt wie ein unökonomisches Verordnungsverhalten der Ärzteschaft und eine generell zu kostspielige Arzneimittelversorgung in Deutschland. Was schließlich die Preisgestaltung selbst anbelangt, so sei Preisfreiheit die wichtigste Voraussetzung für gute Erfolge in Forschung und Entwicklung, die sich ihrerseits wieder positiv auf die Exportentwicklung und damit auf den Beitrag zur Außenhandelsbilanz auswirkten.

Die Bedeutung von Forschung und Entwicklung im Arzneimittelbereich werden auch von den Vertretern der Gesetzlichen Krankenkassen, *Warode* (Bundesknappschaft) und *Dr. Berg* (Betriebskrankenkassen), nicht bezweifelt, um so mehr aber die Innovationskraft der sprunghaft gestiegenen Neuzulassungen, die in Wahrheit „Scheininnovationen" darstellten und deren Anteil an den Anträgen auf Neuzulassungen auch von *Dr. Vorderwülbecke* mit ca. 80% angegeben wird. Der Konsequenz einer Positivliste stimmt er aber ebensowenig zu wie *Schülke* als Sprecher der Apothekerschaft.

Es ist bekannt (und teilweise auch schon erwiesen), daß die Krankenkassen zu Recht große Einsparungen bei den Arzneimittelausgaben von einer vermehrten Verschreibung preiswerterer Nachahmerprodukte – Generika – erwarten. Hier liegt für das Verordnungsverhalten der Ärzte der Schwerpunkt an möglicher Hilfestellung sicher auf der Preisvergleichsliste.

Für dringend geboten halten die Krankenkassengeschäftsführer auch einen Verzicht auf die Arzneimittelwerbung, weil sie sowohl beim Arzt als auch beim Versicherten – insbesondere beim Rentner – den Trend zum teureren Arzneimittel stärkt. Und in die gleiche Richtung wirke die von vielen Pharmaherstellern praktizierte Strategie, den Krankenhäusern teure Medikamente besonders preisgünstig zur Verfügung zu stellen im Blick auf spätere patientinduzierte Folgeverordnungen.

In Anspielung auf öffentliche Äußerungen von Krankenkassenrepräsentanten beruft sich *Schülke* auf deren wachsendes Interesse an der Selbstmedikation der Versicherten, die zwar die Beratungsfunktion der Apotheker fördern, aber auch eine zusätzliche Belastung der Versicherten erzwingen würde. In der Frage der Arzneimittelsicherheit, in der nach Auffassung aller Beteiligten gewisse Restrisiken ohnehin nicht vermeidbar sind, verteilt *Schülke* die Verantwortung nicht nur auf Hersteller, Bundesgesundheitsamt, Arzt und Apotheker, sondern er will auch andere in die Pflicht nehmen, ohne allerdings zu sagen, wer das ist und worin die Mitverantwortung bestehen soll. Es bleibt offen, ob die Kurzformel, die Arzneimittelversorgung der Versicherten in der Bundesrepublik Deutschland sei durch zu viele, zu teure und zu unsichere Präparate charakterisiert, vertretbar ist.

6b Referat

U. Vorderwülbecke

Ich darf mich zunächst dafür bedanken, daß Sie mir die Möglichkeit geben, aus der Sicht der pharmazeutischen Industrie einige Worte zur Kostenentwicklung im Gesundheitswesen und speziell im Arzneimittelbereich zu sagen. In meinem Referat werde ich zunächst darlegen, welchen Anteil die Arzneimittelausgaben an den gesamten Ausgaben der Gesetzlichen Krankenversicherung, der GKV, haben. Man denkt ja, wie Sie wissen, mit Recht v. a. an die Ausgaben der Krankenkassen, wenn es um die Kosten des Gesundheitswesen geht. Dann will ich darauf eingehen, wie sich die Arzneimittelausgaben in den letzten Jahren entwickelt haben. Danach werde ich aufzeigen, auf welche Bevölkerungsgruppe der Großteil der verordneten Arzneimittel entfällt. Weiterhin werde ich auf den facettenreichen Themenkomplex der Arzneimittelpreise zu sprechen kommen. Abschließend möchte ich auf die Kritik eingehen, die immer wieder im Hinblick auf die Arzneimittelversorgung laut wird – nämlich, daß sie durch zu viele, zu teure und zu unsichere Medikamente geprägt sei.

Anteile der Krankenkassenausgaben

Die großen Blöcke der GKV-Ausgaben sind das Krankenhaus, die ärztliche Behandlung, die Arzneimittel, der Zahnersatz, die zahnärztliche Behandlung sowie die Heil- und Hilfsmittel.

Den größten Posten bilden die Ausgaben für die Krankenhauspflege, die allein schon über 30% der gesamten Kassenausgaben verschlingen. Anstelle von tiefschürfenden Analysen zum Krankenhausbereich möchte ich Ihnen ein Wort von Arbeitsminister Blüm nicht vorenthalten, der gesagt hat: „Es gibt Leute, die sagen, vom Mond aus seien nur zwei Gebäude auf der Erde sichtbar: Die Chinesische Mauer und das Klinikum Aachen".

An 2. Stelle stehen die Ausgaben für die ambulante ärztliche Versorgung: an die Kassenärzte fließen 17–18% der GKV-Ausgaben.

Den 3. Rang nehmen die Arzneimittelausgaben ein, auf die etwa 15% entfallen. Nur die Hälfte davon kommt letztlich den Pharmaunternehmen zugute; die andere Hälfte bilden die Handelsspannen des Großhandels und der Apotheken sowie die Mehrwertsteuer, die dem Staat zufließt. Festzuhalten bleibt also, daß die pharmazeutische Industrie von den Gesamtausgaben der Krankenkassen ungefähr 7% bekommt. In absoluten Zahlen sind das gut 7 Mrd. DM [Apotheken: 5 Mrd. DM, Großhandel: 1,5 Mrd. DM, Staat (Mehrwertsteuer): 2 Mrd. DM].

Wie sich die Arzneimittelausgaben längerfristig betrachtet verändert haben, geht aus einer Aufstellung hervor, die die Bundesvereinigung der Deutschen

Arbeitgeberverbände vor einiger Zeit veröffentlicht hat. Setzt man 1970 = 100, so sind die GKV-Ausgaben bis 1984 auf 431 gestiegen. Deutlich unter diesem durchschnittlichen Zuwachs liegen die Ausgaben für die ärztliche Behandlung; sie erreichen einen Wert von 346. Ebenfalls unterdurchschnittlich haben sich die Arzneimittelausgaben erhöht; sie rangieren bei 368. Überproportional hat der Krankenhausbereich zugelegt, der einen Wert von 551 erreicht. Spitzenreiter sind die Heil und Hilfsmittel (orthopädische Mittel, Hörhilfen, Sehhilfen, Masseure, Krankengymnasten) mit 893 knapp vor dem Zahnersatz mit 882.

Ausgaben für Arzneimittel

Gerade wenn man die Entwicklung der Arzneimittelausgaben über einen längeren Zeitraum hinweg beobachtet, so wird erkennbar, inwieweit die Veränderungen durch Preis-, Mengen- und Struktureffekte bedingt sind. Die Preiskomponente zeigt die Veränderung der Arzneimittelpreise an. Die Mengenkomponente weist aus, wie sich die Menge der verkauften Arzneimittel verändert hat. Die Strukturkomponente läßt als Residualgröße erkennen, welche Umschichtungen und Verlagerungen im Spektrum der abgegebenen Arzneimittel aufgetreten sind.

Ein Blick auf die Entwicklung des gesamten Apothekenmarktes seit 1978 läßt durchgehend eine Steigerung des Arzneimittelumsatzes erkennen. Schlüsselt man diesen Umsatzzuwachs nach Preis-, Mengen- und Struktureffekt auf, so ergibt sich folgendes Bild: Die Arzneimittelpreise haben sich zwar von Jahr zu Jahr erhöht, ihre Steigerungsrate liegt aber insgesamt unter der Inflationsrate. Die pharmazeutische Industrie ist also alles andere als ein Preistreiber.

Die Mengenentwicklung zeigt gewisse Schwankungen. Im Zeitraum zwischen 1978 und 1980 nahm die Menge der abgegebenen Arzneimittel zu, 1981 stagnierte sie. Bis 1983 ging sie dann zurück, um von 1984 an wieder leicht anzuwachsen. Immerhin lag der Medikamentenverbrauch im vergangenen Jahr noch unter dem der Jahre 1980 und 1981. International gesehen rangiert die Bundesrepublik Deutschland beim Arzneimittelverbrauch im Mittelfeld. Im Pro-Kopf-Verbrauch liegt Deutschland hinter Frankreich, Belgien, Spanien, der Schweiz und Großbritannien und vor Italien und Österreich. Immerhin nimmt ein Franzose im Durchschnitt mehr als doppelt so viele Medikamente ein wie ein Bundesbürger.

Die Strukturkomponente weist von 1978 bis 1985 stets ein positives Vorzeichen auf. Dies bedeutet, daß in diesem Zeitraum eine Verschiebung von älteren zu modernen, von billigeren zu teureren Präparaten stattgefunden hat. In der Strukturkomponente schlägt sich u.a. der medizinische Fortschritt nieder, den es allerdings – auch das ist zu bedenken – nicht zum Nulltarif gibt. Im 1. Halbjahr dieses Jahres ist diese Entwicklung freilich zum Stehen gekommen. Es hat sich sogar eine Tendenz zur Verordnung billigerer Medikamente gezeigt. Dies ist weitgehend auf den starken Zuwachs bei den Generika zurückzuführen.

Wem kommen nun die Medikamente zugute, die zu den Arzneimittelausgaben der Krankenkassen führen?

Nach den Zahlen, die wir vom Arbeitsministerium erhalten haben, sind die Arzneimittelausgaben in erster Linie auf die Rentner zurückzuführen. Im vergangenen Jahr wendete die GKV für Arzneimittel pro Mitglied 287 DM auf – das ist etwa soviel, wie ein Tag im Krankenhaus kostet –, pro Rentner jedoch 867 DM. Während die Rentner nur etwa 25% der Versicherten stellen, entfallen auf sie 56% der Arzneimittelausgaben. Dies ist zu einem erheblichen Teil damit zu erklären, daß ältere Menschen erfahrungsgemäß häufiger krank sind und an mehreren Krankheiten zugleich leiden. Wenn die Lebenserwartung steigt, steigt tendenziell auch der Arzneimittelbedarf.

Manchmal wird gesagt, daß die Leute heutzutage nicht gesünder sind als früher. Ich weiß nicht, ob das stimmt. Auf jeden Fall werden die Menschen aber älter als früher. Um das Jahr 1900 herum hatten Männer eine durchschnittliche Lebenserwartung von 40 Jahren, 1960 betrug sie bereits 67 Jahre; inzwischen ist sie auf über 70 Jahre gestiegen. Bei den Frauen sieht die Entwicklung ähnlich aus; ihre durchschnittliche Lebenserwartung hat sich von 44 Jahren (1900) über 72 Jahre (1960) auf rund 77 Jahre erhöht. Immerhin erreichen z.Z. etwa 13% aller Frauen ein Alter von 90 Jahren. Des weiteren sollte in diesem Zusammenhang auch nicht außer acht gelassen werden – dieses Faktum ist offenbar weitgehend unbekannt –, daß in kaum einem Land der Europäischen Gemeinschaft der Anteil alter Menschen an der Gesamtbevölkerung so hoch ist wie in der Bundesrepublik Deutschland.

Zu den Arzneimittelpreisen

Entgegen der landläufigen Meinung sind die Arzneimittelpreise verhältnismäßig stabil. Dies zeigen etwa die Daten des Statistischen Bundesamtes, auf die ich mich beziehe. Während sich nach diesen amtlichen Zahlen die Lebenshaltungskosten im Zehnjahreszeitraum von 1976–1985 um 41,4% erhöhten, betrug die Preissteigerungsrate bei Arzneimitteln insgesamt lediglich 40,0%. Zur Zeit bewegen sich die Preiserhöhungen bei Arzneimitteln etwa im Bereich der Inflationsrate.

Ein besonderes Intresse finden erfahrungsgemäß die Preisvergleiche mit dem Ausland. So stellen Urlauber oder Geschäftsreisende vielfach fest, daß sie in südlichen Ländern nicht selten deutlich weniger für ein Medikament bezahlen als bei uns.

Wie kommt das?

Zunächst ist darauf hinzuweisen, daß die Großhandelsmarge, die Apothekenspanne und die Höhe der Mehrwertsteuer von Land zu Land unterschiedlich sind. (Immerhin ist die Bundesrepublik Deutschland neben Dänemark das einzige Land in der EG, das auf Arzneimittel den vollen Mehrwertsteuersatz erhebt.) Nimmt man ein Präparat, das in Deutschland und in Italien einen Herstellerabgabepreis von 10 DM hat, so kostet es für den Verbraucher in Deutschland 21,20 DM, in Italien aber nur 16,10 DM. Dieser Preisunterschied von rund 30% ist also allein durch unterschiedliche Handelsspannen und Steuersätze zu erklären.

Es ist aber noch Weiteres zu bedenken:

Natürlich weichen auch die Herstellerabgabepreise in den einzelnen Staaten voneinander ab. Bekanntlich gibt es in Europa Länder, in denen die Arzneimittelpreise niedrig sind – z.B. Italien, Spanien, Frankreich –, und andere, in denen die Preise höher liegen – z.B. Großbritannien, Schweiz, Deutschland. Im wesentlichen kommen die niedrigen Preise dadurch zustande – ich möchte das wieder am Beispiel Deutschland/Italien zeigen –, daß zum einen Wechselkursveränderungen zwischen der DM und der Lira auftreten und zum anderen Italien die Arzneimittelpreise staatlicherseits in rechtlich sehr zweifelhafter Weise einfriert.

Welche Auswirkungen das hat, will ich mit einem Rechenbeispiel illustrieren: Im Januar 1969 hatten 1000 Lire einen Wert von 6,41 DM, im Januar 1986 hatten 1000 Lire nur noch einen Wert von 1,47 DM. Wenn ein Präparat im Jahre 1969 sowohl in Deutschland als auch in Italien jeweils zum Preis von 10 DM (entsprechend 1559 Lire) auf dem Markt war, und der Preis bis jetzt unverändert geblieben ist, dann kostet dieses Medikament in Deutschland nach wie vor 10 DM und in Italien 1559 Lire. Diese 1559 Lire entsprechen aber nicht mehr – wie 1969 – 10 DM, sondern nur noch 2,29 DM. In diesem Fall ist es also allein auf die Wechselkursveränderungen zurückzuführen, daß das Arzneimittel in Deutschland mehr als 4mal soviel kostet wie in Italien.

Weitere Faktoren kommen hinzu: Zu erwähnen wäre etwa das unterschiedliche Lohnniveau; im Mezzogiorno sind die Löhne wohl kaum so hoch wie bei uns. Auch andere Kosten differieren mehr oder minder stark: In Deutschland kosten 100 KWh elektrischer Strom – so „Eurostat" in einem Warenvergleich von 1980 – 34,65 DM, in Italien 10,70 DM.

Ein Blick über Europa hinaus zeigt, daß das deutsche Arzneimittelpreisniveau keineswegs weltweit hervorsticht. Höhere Arzneimittelpreise als in Deutschland sind beispielsweise (auch) in den USA und in Japan zu verzeichnen. Man rechnet vielfach damit, daß ein Präparat, das in Deutschland beispielsweise 10 DM kostet, in den USA 10 $ kostet. Je nach Stand des Dollar zur DM sind Medikamente in den USA also 2- bis 3mal so teuer wie bei uns.

Nur auf die Preise abzustellen wäre allerdings sehr kurzsichtig. Zugleich muß man nämlich auch berücksichtigen, wie sich vernünftige wirtschaftliche Rahmenbedingungen, zu denen nun einmal auch auskömmliche Preise zählen, auf die Gesamtsituation der pharmazeutischen Industrie auswirken. Und da zeigt sich, daß die Länder, die ein relativ liberales Arzneimittelpreissystem haben, insbesondere ein marktwirtschaftliches System, – ich nenne die USA, Japan, Deutschland, die Schweiz und Großbritannien – über eine vergleichsweise florierende Pharmaindustrie verfügen.

Beispiel: Forschung und Entwicklung

Wie eine im Auftrag der EG-Kommission entstandene Studie erkennen läßt, haben Japan, Deutschland und die USA die meisten Forschungserfolge auf dem Arzneimittelsektor zu verzeichnen. Die EG ist an diesem Thema deshalb so interessiert, weil sie fürchtet, daß die europäischen Staaten über kurz oder lang mit der amerikanischen und japanischen Pharmaforschung nicht mehr mithalten können und den Anschluß an den wissenschaftlichen Fortschritt verlieren. In vielen zukunftsorientierten, innovativen Industriezweigen haben die USA und Japan eine weltweite Führungsposition erreicht und bestimmen das Tempo des wissenschaftlichen Fortschritts. Die USA liegen v. a. – ich beziehe mich hier auf eine Aussage aus der EG-Kommission – bei Computern und Flugzeugen an der Spitze. Sie teilen sich den 1. Rang mit Japan in der Mikroelektronik und der Nachrichtentechnik. Japan ist in der Produktion technologisch hochwertiger Konsumgüter wie Videorecorder, Kameras, Uhren und Motorräder voraus. Vergleichbar eindeutige Positionsbestimmungen lassen sich auf dem Arzneimittelsektor (noch) nicht machen, wo man gegenwärtig vor der „2. pharmakologischen Revolution" zu stehen glaubt. Wer letztlich die führende Rolle auf diesem Gebiet übernehmen wird, läßt sich momentan nicht absehen. Die deutsche Pharmaindustrie liegt gut im Rennen. Sie muß aber auch das Geld verdienen können, um die enorm teure Forschung finanzieren zu können. In diesem Zusammenhang sei bemerkt: In diesem Jahr rechnen die deutschen Pharmaunternehmen mit Forschungs- und Entwicklungsausgaben von über 3 Mrd. DM, und die müssen erst einmal – über die Preise – verdient werden.

Die Forschungserfolge der deutschen Pharmaindustrie – auch in der jüngeren Vergangenheit – sind zahlreich. Beispielhaft seien erwähnt:

- Antibiotika, die auch resistente Krankheitserreger ausschalten können,
- Antidiabetika mit erhöhter Wirksamkeit und verminderten Nebenwirkungen,
- Antimykotika, mit denen fast alle Pilzerkrankungen zu bekämpfen sind,
- Kalziumantagonisten, die als neues therapeutisches Prinzip bei Herz- und Kreislauferkrankungen angewendet werden,
- Diuretika, die mit erhöhter Wirkung den Körper entwässern,
- Gallentherapeutika, die bestimmte Gallensteine auflösen und damit Operationen überflüssig machen,
- Zytostatika, die bei bestimmten bisher nichttherapierbaren Formen von Krebs verwendet werden und außerdem geringere Nebenwirkungen haben.

Die Forschungserfolge wiederum ermöglichen eine starke Stellung im Export, da nur gute Produkte auf den internationalen Märkten bestehen können. Und da ist die deutsche Pharmaindustrie wiederum führend und liegt beim Arzneimittelexport gemeinsam mit den USA weltweit an der Spitze, mit deutlichem Abstand vor der Schweiz und Großbritannien. Festzuhalten bleibt also, daß die Länder bedeutende Exporterlöse erzielen, die ihrer pharmazeutischen Industrie relative Preisfreiheit lassen. Noch ein paar Zahlen hierzu: Im vergangenen Jahr verzeichneten die deutschen Arzneimittelhersteller einen Export in Höhe von 9,7 Mrd. DM. In den ersten 6 Monaten dieses Jahres hatten wir trotz einer wechselkursbedingten Abschwächung einen Export von knapp 5 Mrd. DM; damit hat die deutsche Pharmaindustrie im 1. Halbjahr 1986 bereits fast so viel exportiert wie im gesamten Jahr 1979. Auf diese Weise leistet die pharmazeutische Industrie einen wichtigen positiven Beitrag zur deutschen Außenhandelsbilanz.

Bemerkungen zu kritischen Stellungnahmen

Ich möchte nun noch auf die Kritik an der Arzneimittelversorgung zu sprechen kommen – auf die angeblich zu vielen, zu teuren und zu unsicheren Medikamente.

Gerade in Zeiten wirtschaftlicher Stagnation und knapper Finanzmittel ist nicht selten die Meinung zu hören, die Ärzte verordneten zu kostspielig, sie verschrieben zu viele und zu teure Arzneimittel. Das angeblich unökonomische Verordnungsverhalten wird u. a. auf die große Zahl der bei uns zur Verfügung stehenden Präparate zurückgeführt. Der Markt sei – so wird behauptet – kaum noch zu überschauen, der Arzt verliere den Überblick. In anderen Ländern gebe es viel weniger Medikamente. Dort sei die Arzneimittelwelt noch in Ordnung. Was ist von dieser Argumentation zu halten? Es ist zugegebenermaßen beeindruckend, wenn man hört, daß das Bundesgesundheitsamt rund 145 000 Präparate erfaßt hat. Doch sollte man sich davon nicht irremachen lassen. Die hohe Zahl der Arzneimittel resultiert allein schon aus der Zählweise, bei der unterschiedliche Stärken und unterschiedliche Darreichungsformen jeweils als ein eigenes Medikament gezählt werden. Hinzu kommt die außerordentliche Weite des Arzneimittelbegriffs. Nach der Definition des deutschen Arzneimittelgesetzes sind auch Dentalpräparate, Heilwässer, Heilbäder und Desinfektionsmittel „Arzneimittel", Produkte also, die man im landläufigen Sprachgebrauch nicht zu den Arzneimitteln rechnen würde. Bei einer entsprechenden Zählweise kommt man in den USA übrigens auf 450 000 Arzneimittel. Bleiben wir aber bei den 145 000 Arzneimitteln in Deutschland: Von ihnen stammen rund 70 000 aus der Fertigung von Apotheken, Drogerien und Reformhäusern, weitere 70 000 aus industrieller Fertigung, und die restlichen 5000 sind Tierarzneimittel. Um noch einmal daran zu erinnern: Jede einzelne Stärke, jede einzelne Darreichungsform eines Präparates gilt in dieser Zählweise als ein selbständiges Arzneimittel.

Zweckmäßiger, als sich an diesen großen Zahlen zu berauschen, dürfte es sein, einen Blick in die *Rote Liste* zu werfen. Sie weist 8926 Arzneimittel aus und umfaßt wohl so ziemlich alle Medikamente, die auch nur eine marginale Marktbedeutung haben. Wenn man diese Zahl von knapp 9000 Präparaten als Richtgröße nimmt, trifft man die Realität weitaus besser, als wenn man mit der Zahl von 145 000 Arzneimitteln argumentiert. Das Vorhandensein von etwa 9000 Medikamenten wiederum spricht für ein differenziertes – den Bedingungen des jeweiligen Einzelfalls angepaßtes – Arzneimittelangebot und gegen die ab und an vermuteten Monopolstellungen.

Zu der immer wieder erhobenen Behauptung, es bestehe ein Zusammenhang zwischen der Zahl der Arzneimittel und der Höhe des Arzneimittelverbrauchs, möchte ich eine Institution zitieren, die sicherlich nicht in dem Verdacht steht, ein besonderer Freund der pharmazeutischen Industrie zu sein, nämlich die Weltgesundheitsorganisation, die WHO. Sie hat festgestellt:

> Es gibt keinen Beweis dafür, daß eine rigide staatliche Kontrolle der Herstellung und des Vertriebs von Arzneimitteln einen Einfluß auf das Gesamtvolumen des Arzneimittelverbrauchs haben. Ebensowenig gibt es Hinweise, die zu der Annahme berechtigen, daß ein numerisch großes Angebot von Arzneimitteln die Höhe des Arzneimittelverbrauchs signifikant beeinflußt.

Man kann es mit einem Seitenblick auf unser tägliches Leben in einer banalen Analogie auch so ausdrücken: Der Kraftstoffverbrauch wird sich sicherlich nicht reduzieren, wenn man die Zahl der Benzinmarken einschränkt.

Ich darf noch einmal auf die WHO zurückkommen. Manche Pharmakritiker weisen immer wieder darauf hin, die WHO halte nur ein Sortiment von 200 Arzneimitteln für notwendig. Richtig ist, daß die WHO eine Liste veröffentlicht hat, die zur Zeit 266 Wirkstoffe enthält, doch handelt es sich bei dieser „essential drugs list" um eine Liste von Arzneistoffen zur Basisversorgung ärmster Entwicklungsländer. Diese Bemerkung sollte genügen, um deutlich zu machen, wie relevant die WHO-Liste für die Bundesrepublik Deutschland ist.

Wie ich bereits andeutete, läßt sich dem Vorwurf, die Ärzte verschrieben zu viele Präparate, mit dem Hinweis auf den im internationalen Vergleich durchschnittlichen Arzneimittelkonsum der Deutschen und die im großen und ganzen stagnierenden Mengenentwicklung begegnen. Es sei nochmals daran erinnert, daß ein Franzose im Durchschnitt etwa doppelt soviel Medikamente verbraucht wie ein Deutscher. Des weiteren muß man davon ausgehen, daß auch in Belgien, Spanien, Großbritannien und in der Schweiz zumindest nicht weniger Arzneimittel pro Kopf der Bevölkerung verbraucht werden als in der Bundesrepublik Deutschland.

Der Behauptung, die Ärzte verordneten zu viele Arzneimittel, läßt sich also mit guten und gewichtigen Gründen begegnen.

Die vielfach geäußerte Meinung, die Arzneimittelversorgung in Deutschland sei zu kostspielig, habe ich ebenfalls bereits zu widerlegen versucht. Daher kann ich mich nun auf die Bemerkung beschränken, daß die deutschen Arzneimittelpreise zwar über denen von Italien, Frankreich und Spanien liegen, aber sich auf einem vergleichbaren – wenn nicht niedrigeren Niveau bewegen als die Preise in der Schweiz, in Großbritannien, in den Niederlanden und in skandinavischen Staaten. Wesentlich teurer als in Deutschland sind die Medikamente in den USA und in Japan. Im übrigen möchte ich in Erinnerung rufen, daß die Ärzte seit einiger Zeit zunehmend billigere Präparate verordnen und die Generika boomartige Zuwächse verzeichnen; in manchen Indikationsbereichen haben sie inzwischen Marktanteile von 70%.

„Arzneimittelsicherheit"

Die angebliche Verordnung risikoreicher, ja geradezu ausgesprochen gefährlicher Arzneimittel, die mehr schaden als nutzen, ist ein Thema, das in diesen Tagen in der breiten Bevölkerung besondere Aufmerksamkeit findet. Daran haben sicherlich einige Massenmedien einen erheblichen Anteil. Es vergeht kaum ein Tag, an dem man nicht lesen, hören oder sehen könnte, daß ein Arzneimittel – in den allermeisten Fällen übrigens ein chemisch definiertes – wegen „gfährlicher Nebenwirkungen" verboten und vom Markt zurückgezogen wurde.

Ich will mich nicht zu sehr über das gespaltene Verhältnis mancher Leute in der Frage der Risikoakzeptanz auslassen. Dennoch 2 Anmerkungen dazu.

a) Als an Babyschnullern *Nitrosamine* entdeckt wurden, war die Aufregung groß. Man kann das verstehen. Also wurde sofort eine „Schnullerverordnung" erlassen und dafür gesorgt, daß Schnuller fortan frei von Nitrosaminen sind. Daran ist nichts auszusetzen.

Als man dagegen vor einiger Zeit feststellte, daß Bier Nitrosamine enthält, wollte die Bevölkerung davon nichts wissen und fühlte sich eher belästigt, weil man ihr offenbar den Genuß des Bieres verleiden wolle. Frage: Soll das eine konsequente Haltung sein? Ist ein solches Verhalten nicht widersprüchlich, nicht unglaubwürdig?

b) Aufgrund von Tierversuchen und Hochrechnungen wurde behauptet, in der Muttermilch fänden sich Spuren von *Dioxin*. Frauen wurde suggeriert, sie und ihre Kinder würden vergiftet. Wo bleiben aber die Schlagzeilen über die sehr viel realere Gefährdung von Kindern, deren Mütter in der Schwangerschaft rauchen und Alkohol zu sich nehmen?

Um zurück zum Arzneimittelrisiko zu kommen, möchte ich an die Diskussion über die *Rheumamittel* Butazolidin und Tanderil erinnern. Daß an Butazolidin angeblich 777 Menschen gestorben sind und daß Tanderil angeblich 405 Tote verursacht hat, wurde in vielen Medien in aller Ausführlichkeit dargestellt. Daß Butazolidin in 31 Jahren weltweit an schätzungsweise 100 Mio. Menschen angewendet wurde und Tanderil weltweit in 23 Jahren an 80 Mio. Menschen, war aber offenbar weit weniger interessant und anscheinend kaum erwähnenswert. Die Dimension des Risikos wird tatsächlich aber erst dann erkennbar, wenn man vergleicht, bei wievielen Menschen ein Arzneimittel angewendet wurde und wieviele davon durch dieses Präparat kausal geschädigt wurden. Man muß berücksichtigen, welchem Risiko ein Kranker ausgesetzt ist, wenn er das „gefährliche" Arzneimittel überhaupt nicht bekommt. Ein Experte, der sich mit diesem Fragenkreis eingehend beschäftigt, hat ausgerechnet, daß das Sterberisiko für einen Arthritiskranken 3–4 Zehnerpotenzen über dem Risiko spezifischer Medikamente liegt; das Sterberisiko für einen unbehandelten Arthritiskranken ist also 1000- bis 10 000mal höher als das Risiko entsprechender Arzneimittel.

Und zum Abschluß noch ein – m. E. besonders beeindruckender – Vergleich: Es ist – zumindest in der Theorie – möglich, jegliches Arzneimittelrisiko auszuschließen. Dies könnte dadurch geschehen, daß sämtliche Medikamente und Impfstoffe zurückgezogen werden. Durch die Eliminierung der arzneimittelbedingten Risiken würde dann die durchschnittliche Lebenserwartung um insgesamt 37 min zunehmen. Diesem Gewinn an Leben steht allerdings auch ein Verlust an Lebenserwartung gegenüber, weil man wieder an der Lungenentzündung, an der Sepsis und am rheumatischen Fieber sterben wird. Und dieser Verlust bemißt sich auf etwa 10–20 Jahre.

Meine Damen und Herren, Sie wissen ja – um ein Wort von Churchill aufzugreifen –, die Kunst, langweilig zu sein, besteht darin, alles zu sagen, was man weiß. Deshalb will ich es bei dem Gesagten bewenden lassen und mir einen kleinen Rest von Argumenten für die Diskussion aufsparen.

6c Diskussionsbericht

H. Busold

Im Anschluß an das Einführungsreferat von *Dr. Vorderwülbecke* entwickelte sich eine lebendige und kontroverse Diskussion, die über das Thema Arzneimittelversorgung hinaus auch Strukturfragen der Gesetzlichen Krankenversicherung zum Gegenstand hatte.

Die Notwendigkeit von Forschung und Entwicklung im Arzneimittelbereich, wie sie *Dr. Vorderwülbecke* in seinem Referat betont hatte, wurde von *Warode*, Geschäftsführer der Bundesknappschaft, und von *Dr. Berg*, Geschäftsführer des Landesverbandes der Betriebskrankenkassen Nordrhein-Westfalen, grundsätzlich nicht bestritten. Die sprunghafte Zunahme neu zugelassener Arzneimittel von 106 Zulassungen im Jahre 1978 auf 1296 im Jahre 1985 und ca. 2000 im Jahre 1986 ist aber nach Ansicht von *Dr. Berg* gerade im Hinblick auf den Innovationsaspekt kaum zu rechtfertigen. Neue Entwicklungen beruhten vielfach auf Scheininnovationen, die allein durch Molekülvariationen erzielt worden seien. *Dr. Berg* nannte als Beispiel die aus dem Ampicillin hervorgegangene Entwicklung des Amoxicillin. In beiden Fälen handele es sich um Breitspektrumpenicilline, die sich nur in der Höhe der Resorptionsquote unterschieden. Unter die Kategorie „Scheininnovation" subsumierte *Dr. Berg* auch das mittlerweile 30. Diuretikum und den 20. auf dem Markt vorzufindenden β-Blocker.

Angesichts der steigenden Zahl marktzugelassener Arzneimittel und der offensichtlich erfolgreichen Marketingstrategien der pharmazeutischen Industrie sei die von einzelnen Kassenverbänden erhobene Forderung nach Einführung einer „Positivliste" selbst für die Kassenärztlichen Vereinigungen kein Tabuthema mehr. In diesem Zusammenhang zitierte *Dr. Berg* den „unorthodoxen" Vorschlag des Vorstandsvorsitzenden der Kassenärztlichen Vereinigung Hessen, *Dr. Löwenstein*, der die modellhafte Erprobung einer die 50 meistverordneten Mittel umfassenden Positivliste angeregt hatte. Möglicherweise – so gab *Dr. Berg* zu bedenken – bedeutet dies eine Einschränkung der Threapiefreiheit des Arztes. Eine kritische Bewertung des Vorschlags müsse andererseits die Tatsache berücksichtigen, daß das Verordnungsspektrum der einzelnen Ärzte ohnehin auf etwa 200 Medikamente begrenzt sei.

Nach Auffassung von Dipl.-Volkswirt *Schülke*, der als Vertreter der Bundesvereinigung Deutscher Apothekerverbände zu dem Podiumsgespräch geladen war, entbehren Eingriffe in den Verordnungsspielraum der Ärzte jeglicher Grundlage. Zur Begründung führte er aus:

> Die Arzneimittel, die in der Bundesrepublik auf dem Markt sind, insbesondere – und diese Einschränkung muß ich machen – nach 1989, wenn die Nachzulassungsfrist abgelaufen ist, sind durch das Bundesgesundheitsamt auf Qualität, Unbedenklichkeit und Wirksamkeit geprüft. Es besteht für mich überhaupt kein Grund, mit dem Scheinargument, wir hätten rund 150000 Arzneimittel in der Bundesrepublik, auch nur irgendein Präparat, das qualitätsgeprüft, wirksam-

keitsgeprüft und unbedenklich ist, irgendeinem Versicherten der Gesetzlichen Krankenversicherung vorzuenthalten. In der letzten Konsequenz bedeutet das: keine „Positivliste". Es bedeutet aber auch, daß eine Einschränkung der Therapiefreiheit des Arztes, wenn diese 3 Prämissen gegeben sind, überhaupt nicht nötig ist.

Die unterschiedlichen Standpunkte der Diskussionsteilnehmer äußerten sich auch in der Beurteilung der Arzneimittelwerbung. Während sich die beiden Krankenkassenvertreter von einem Abbau der Arzneimittelwerbung eine Senkung der Arzneimittelpreise und damit eine Entlastung der Krankenkassen versprachen, stellt nach Auffassung von *Schülke* eine derartige Kostensenkung nur eine Problemverschiebung dar. Er begründete seine These damit, daß bei unverändertem Verschreibungsverhalten der Ärzte von gleichbleibend hohen Steigerungsraten bei den Ausgaben für Arzneimittel ausgegangen werden müsse. Die Tatsache, daß trotz der gegenwärtigen Preisstabilität der Anstieg der Arzneimittelausgaben mit 5,1% je Versicherten oberhalb der Grundlohnsummenentwicklung liege, zeige mit aller Deutlichkeit, daß mit einer Einsparung der Werbungskosten nur ein „time-lag" von 3–4 Jahren, nicht aber eine Lösung des Problems erreicht werde. Berücksichtige man zudem die demographische Komponente und in diesem Zusammenhang sowohl das höhere Niveau als auch die höhere Steigerungsrate der Arzneimittelausgaben bei den Rentnern im Vergleich zu den Allgemeinversicherten, dann erweise sich die Forderung der Krankenkassen nach Reduzierung der Werbeaufwendungen als völlig unangemessen. Werbung per se könne außerdem die Ausgaben im GKV-Bereich nicht erhöhen, denn – so argumentierte *Schülke* – der Arzt werde ein beworbenes Arzneimittel ja nicht zusätzlich verordnen.

Aus ihrem Erfahrungszusammenhang als Krankenkassengeschäftsführer heraus hielten *Dr. Berg* und *Warode* einen Verzicht auf Arzneimittelwerbung dennoch für dringend geboten. Nach Ansicht von *Warode* äußert sich die Problematik der Werbung auf 2 verschiedenen Ebenen. In bezug auf die Aktivitäten der Pharmareferenten sei es nicht die entscheidende Frage, ob der Arzt im Ergebnis mehr Arzneimittel verordne, sondern ob er sich unter dem Einfluß der Werbung für die Verschreibung eines teuren anstelle eines qualitativ gleichwertigen und billigeren Medikaments entscheide. Eine in die gleiche Richtung zielende Beeinflussung des Verordnungsverhaltens ist nach Auffassung von *Warode* auch dadurch möglich, daß die Arzneimittelwerbung bei den Versicherten eine entsprechende Erwartungshaltung erzeugt und so die an den Arzt herangetragenen Patientenwünsche nicht unwesentlich mitbestimmt. Gerade für die Bundesknappschaft mit ihrem hohen Rentneranteil bezeichnete es *Warode* als ein nicht geringzuschätzendes Problem, daß das insbesondere bei Rentnern ausgeprägte Bedürfnis nach Informationen über Arzneimittel von der Vorstellung überlagert sei, qualitativ hochwertige Mittel müßten auch zwangsläufig teuer sein. Unter Hinweis auf entsprechende Erfahrungen der Kassenärztlichen Vereinigungen kritisierte *Dr. Berg* in diesem Zusammenhang die Strageie von Pharmaherstellern, den Krankenhäusern teure Medikamente gratis oder zu Dumpingpreisen zu überlassen, um auf diese Weise die Patienten mit einem bestimmten Verordnungsspektrum vertraut zu machen. Durch patienteninduzierte Folgeverordnungen teurer Medikamente in der ambulanten Praxis ergebe sich – so betonte *Dr. Berg* – ein enormer Streueffekt.

Ein scheinbar unüberbrückbarer Dissens zeigte sich auch in der Einschätzung der Generika. Von einer vermehrten Verschreibung preiswerter Nachahmerprodukte erhofften sich die Kassenvertreter einen wirksamen Beitrag zur Einsparung bei den Arzneimittelausgaben. Statt sich nun diesem Kostendämpfungsargument zu stellen, lenkte *Schülke* die Aufmerksamkeit auf die Frage der Wirksamkeit von Generika. Studien über die Bioverfügbarkeit belegten, daß die Schnelligkeit der Freisetzung eines Medikaments oder eines Wirkstoffes und auch die vorgeschriebene Höhe, der Kulminationspunkt der Wirksamkeit, von Medikament zu Medikament verschieden seien. Nicht weniger kritisch seien auch Importarzneimittel zu beurteilen. Man dürfe es sich deshalb im Interesse der Gesundheit der Versicherten nicht zu einfach machen und aus der Vorstellung heraus, die Medikamente seien alle gleich, von den Ärzten die Verordnung von Generika fordern. Als einen wegweisenden Ansatz bewertete *Schülke* in diesem Zusammenhang das sog. Frankfurter Modell. Bei diesem auf ein Jahr begrenzten Versuch erhalte der Apotheker für 6 verschiedene Wirkstoffe zusätzliche Kompetenzen hinsichtlich der Auswahl der Medikamente. Tragendes Element dieses Modellversuchs sei die Zusammenarbeit zwischen Arzt und Apotheker. Eine stärkere Wahrnehmung der Beratungsfunktion des Apothekers, sowohl gegenüber dem Arzt, als auch gegenüber der Bevölkerung, wäre aus der Sicht der Krankenkassen nur zu begrüßen, meinte *Dr. Berg*. Bliebe dagegen die Unterstützung des Apothekers aus, dann müsse man sich konsequenterweise in Richtung Positivliste bewegen. Die Diskussion um die Bioverfügbarkeit oder Bioäquivalenz hielt er dagegen von der Sache her für übertrieben. Als der Marktanteil der Generika verschwindend gering gewesen und die Forderung nach Zunahme der Generikaverordnungen noch nicht laut geworden sei, habe man der Frage der Bioäquivalenz kaum Beachtung geschenkt. Außerdem – so bemerkte *Dr. Berg* – trüge die forschende Industrie selbst zur Ausweitung des Generikaanteils bei, indem sie einerseits die Preisfestsetzung für ihre aus dem Patentschutz entlassenen Arzneimittel nicht der Marktlage anpasse, andererseits aber auch über Tochterfirmen zusätzliche Generikalinien auf den Markt bringe. Nach Auskunft von *Dr. Vorderwülbecke* betreffen ca. 80% der Neuzulassungsanträge beim Bundesgesundheitsamt auf den Markt drängende Nachahmerprodukte.

Hinsichtlich der Analyse des Ausgabenanstiegs für Arzneimittel im Bereich der Gesetzlichen Krankenversicherung ist nach Darstellung von *Dr. Vorderwülbecke* zu unterscheiden zwischen Mengeneffekten, Preiseffekten und Struktureffekten. Eine entsprechende Aufschlüsselung des Zahlenmaterials, wie sie vom Wissenschaftlichen Institut der Ortskrankenkassen und vom Bundesverband der Pharmazeutischen Industrie vorgenommen worden sei, habe für das 1. Halbjahr 1986 ergeben, daß der Ausgabenanstieg von 5,6% pro Kopf zu 60% auf Mengeneffekte, zu 20% auf Preiseffekte und zu ebenfalls 20% auf Struktureffekte zurückgeführt werden müsse. Die Strukturentwicklung sei durch den Umstand gekennzeichnet gewesen, daß tendenziell größere und damit teurere Packungen verschrieben worden seien. Dieser sog. Packungsgrößenstruktureffekt sei aber z.T. dadurch kompensiert worden, daß die Verordnung preiswerter Nachahmerpräparate zugenommen habe. Der Zuwachs der Arzneimittelausgaben hätte nach Ansicht von *Dr. Vorderwülbecke* in dem genannten Zeitraum ca.

3% pro Kopf betragen, wenn nicht aufgrund einer deutlichen Grippewelle im Frühjahr 1986 knapp 7 Mio. Grippepräparate verordnet worden wären.

Das Dilemma der Kostenentwicklung im Gesundheitswesen, von dem die Pharmaindustrie ebenso betroffen sei wie der Krankenhausbereich und der ambulante Sektor, beruht nach Auffassung von *Dr. Vorderwülbecke* „zu einem wesentlichen Teil darauf, was die Ökonomen im angloamerikanischen Bereich mit dem Schlagwort ‚failures of success' umschreiben", was sich übersetzen läßt mit „Kosten des Erfolgs". Der heutige Stand der Behandlungsmöglichkeiten gewährleiste einerseits in vielen Fällen das Überleben von früher todgeweihten Patienten, wie das Beispiel der Lungenentzündung deutlich mache. Andererseits – und dies kennzeichne das Dilemma – sei mit den gestiegenen Heilungschancen zugleich die Voraussetzung dafür geschaffen worden, daß der Patient in seinem weiteren Lebensverlauf – und insbesondere im Alter – wiederholt erkranken und sich in ärztliche Behandlung begeben könne. Dieser Zusammenhang sei mit eine Ursache für den Kostenanstieg im Gesundheitswesen. Wenn aber z. B. die Entwicklung von Medikamenten zur Behandlung von AIDS oder Krebs zu einer Explosion der Arzneimittelausgaben führen würde, dann stelle sich die Frage, ob man dann hier tatsächlich mit Kostendämpfungsmaßnahmen ansetzen sollte.

Nach Ansicht von *Schülke* sind die entsprechenden Vorschriften der Reichsversicherungsordnung völlig hinreichend, um ein überhöhtes Preisniveau bei den Arzneimitteln zu verhindern.

> Wir haben im Kassenarztrecht den § 368 e RVO, der das Wirtschaftlichkeitsgebot für die Kassenärzte vorschreibt. Wir haben im § 368 p RVO die Arzneimittelrichtlinie des Bundesausschusses der Ärzte und Krankenkassen verankert. Als Ausfluß der Arzneimittelrichtlinie haben wir die Preisvergleichsliste. Wir haben darüber hinaus im § 182 Abs. 2 RVO die Vorschrift, daß der Versicherte nur das bekommen darf, was wirtschaftlich und ausreichend für seine Behandlung ist. Daran sieht man, daß bereits eine ganze Reihe von Rechtsnormen für die Gesetzliche Krankenversicherung vorgegeben sind, so daß man eigentlich sagen könnte, es müßte reichen, um die Arzneimittel auf ein vernünftiges Preisniveau zu bringen.

Im Rahmen der Kostendiskussion müsse aber auch – so argumentierte *Schülke* weiter – der volkswirtschaftliche Nutzen der pharmazeutischen Industrie gesehen werden. Die Arzneimittelversorgung in der Bundesrepublik Deutschland sei preiswert, relativ unkompliziert, spare erhebliche Operationen sowie andere Behandlungen – sei es bei den Ärzten oder sei es im Krankenhausbereich – und trage, was in anderen Bereichen in dieser Art kaum möglich sei, in erheblichem Umfang zur Prophylaxe bei.

Die Diskussion über den Arzneimittelbereich primär unter dem Gesichtspunkt der Kostendämpfung im Gesundheitswesen zu führen, greift nach Auffassung von *Schülke* überhaupt zu kurz. „Die ganze Diskussion um Kostendämpfung im Gesundheitswesen" – so begründete *Schülke* seine Vorbehalte – „erschlägt meines Erachtens die Diskussion um eine vernünftige Strukturpolitik in der Gesetzlichen Krankenversicherung." Die Dominanz des Kostendämpfungsarguments zeige sich auch bei der anstehenden Reform des EBM. Ausgangspunkt der Diskussion seien nicht eigenständige strukturpolitische Überlegungen der Krankenkassen gewesen, sondern „überbordende Ausgabenanteile für die Laborleistungen in der kassenärztlichen Versorgung". Aus sturkturpolitischer Sicht sei es unverständlich, daß die Krankenkassen immer noch am Krankheitsbegriff im Sinne der RVO festhielten. Ziel müsse es vielmehr sein, auf der Grundlage eines neuen Gesundheitsbegriffs das Verhältnis von kurativen und präventiven Aufwendungen neu zu gestalten. Hinsichtlich der Strukturen im Arzneimittelbereich betrachtete *Schülke* eine qualitative Diskussion als ebenso wünschenswert. „Ich könnte mir vorstellen, daß die Krankenkassen daran interessiert sind, mehr als bisher die Selbstmedikation ihrer Versicherten durch geeignete Beratungsangebote zu fördern", erklärte *Schülke* und bot im Namen der Apothekerschaft Gespräche hierüber an. Für die Apothekerschaft sei die Beratung des Arztes durch den Apotheker wie auch eine Ausweitung der Selbstmedikation zur Entlastung der Krankenversicherung ein ernstes Anliegen, betonte *Schülke* und sprach die Hoffnung aus, im nächsten halben Jahr den Punkt Selbstmedikation und Zusammenarbeit mit den Krankenkassen aktiv angehen zu können.

Bemerkenswert war, daß sich nur eine vereinzelte Stimme aus dem Publikum zur Fragwürdigkeit dieses Lösungsvorschlags äußerte und darauf hinwies, daß Selbstmedikation eine zusätzliche finanzielle Belastung des Versicherten über die Beitragszahlung hinaus bedeutet.

In der Frage der Arzneimittelsicherheit waren sich alle Beteiligten weitgehend darüber einig, daß sich Komplikationen nicht grundsätzlich ausschließen lassen und deshalb eine totale Sicherheit im Arzneimittelbereich nie erreicht werden kann. „Es gibt eine ganze Fülle von Faktoren, die Arzneimittel unsicher machen, nicht nur von der speziellen Herstellungscharge aus, von der Galenik oder was auch immer, sondern auch bei der Anwendung, bei der Verschreibung", so umriß *Schülke* die Problematik. Um dieses Restrisiko zu vermindern, forderte *Dr. Berg* eine intensivere Erfassung der Nebenwirkungen von neuzugelassenen Medikamenten. Sowohl *Dr. Vorderwülbecke* als auch *Schülke* hoben in diesem Zusammenhang hervor, daß die Novellierung des Arzneimittelgesetzes (AMG) in diesem Punkt einen wesentlichen Fortschritt gebracht habe. Da nach § 49 AMG neu auf den Markt kommende Substanzen einer automatischen Verschreibungspflicht unterlägen – so erläuterte *Dr. Vorderwülbecke* – würden bei diesen Präparaten mögliche Nebenwirkungen auch weiterhin erfaßt. Nach 5 Jahren erfolge eine erste Überprüfung, und das Bundesgesundheitsamt entscheide dann aufgrund eines vom Hersteller übermittelten Erfahrungsberichtes über die Herausnahme des entsprechenden Arzneimittels aus der Verschreibungspflicht. Die im Gesetz verankerte Pflicht zur Meldung von Nebenwirkungen – so ergänzte *Schülke* – betreffe nicht nur den Hersteller, sondern auch den Arzt, den Apotheker sowie alle übrigen Beteiligten der Arzneimittelversorgung. Eine weitere Verbesserung der Arzneimittelsicherheit hielt *Schülke* im Falle einer stärkeren Berücksichtigung der Interaktionen von Arzneimitteln für durchaus möglich. Dies setze aber eine entsprechende Bereitschaft der Ärzteschaft voraus, Hinweise des Apothekers auf bestimmte Interaktionen aufzugreifen und in die konkrete Arzneimitteltherapie einfließen zu lassen.

7 Öffentlicher Gesundheitsdienst: reformieren oder privatisieren? Organisation, Aufgaben, Finanzierung, personelle Besetzung, aktuelle Probleme

7a *Einführung* von E. H. Buchholz

7b *Referat 1* von Professor Dr. Erich Kröger
Präsident der Akademie für das öffentliche Gesundheitswesen

7c *Referat 2* von Professor Dr. Dieter Großklaus
Präsident des Bundesgesundheitsamtes

7d *Diskusionsbericht* von H. Busold

7a Einführung

E. H. Buchholz

Daß der Öffentliche Gesundheitsdienst (ÖGD) neben der ambulanten und stationären Versorgung die 3. große Säule unseres Gesundheitswesens darstellt, überrascht heute selbst manchen Insider. Es ist deshalb wichtig, daß 2 für den ÖGD so kompetente Referenten wie *Prof. Kröger* (Präsident der Akademie für das öffentliche Gesundheitswesen) und *Prof. Großklaus* (Präsident des Bundesgesundheitsamtes) einmal das Aufgabenspektrum des ÖGD aufzeigen und auch die Ursachen offenlegen, die zu den großen Defiziten bei der Erfüllung dieser Aufgaben führten und heute noch führen.

Die dem ÖGD durch Gesetze zugewiesenen vielfältigen Aufgaben lassen sich subsumieren unter die Begriffe Gesundheitssicherung und Gesundheitsförderung, wobei zu beiden Bereichen Anliegen von höchster Aktualität zählen (z. B. Schutz vor Umweltschadstoffen, Sicherheit von Arzneimitteln, Lebensmitteln und Bedarfsgegenständen, Primärprävention u. a.).

Zu diesem für Gesundheit und Lebensqualität der Bevölkerung überaus wichtigen Aufgabenkatalog, der auch heute noch in vollem Umfange gilt, steht allerdings die personelle und materielle Ausstattung des ÖGD in einem krassen Mißverhältnis, und zwar bereits seit Jahrzehnten: viel zu knappe Haushaltsmittel, personelle Unterbesetzung, mangelhafte Qualifikation, Vernachlässigung der sozialmedizinischen zugunsten der individualmedizinischen Aufgaben etc. Die Folgen sind besorgniserregend: wachsende Handlungsunfähigkeit in weiten Bereichen und damit schwindende Bedeutung des ÖGD insgesamt.

Sollen daraus keine ernsthaften Gefahren für die Gesundheit der Bevölkerung erwachsen, so muß es – solange die Bereitstellung ausreichender Ressourcen nicht zu erwarten ist – rasch zu einer gezielten Konzentration der verfügbaren Kräfte auf jene Aufgaben kommen, von deren (weiterer) Vernachlässigung die größten Gefahren drohen.

Wie hilflos das Bundesgesundheitsamt selbst in den Fällen ist, wo die Gesellschaft zu Recht rasche Aufklärung erwartet, zeigt *Prof. Großklaus* an den Beispielen des Reaktorunfalls von Tschernobyl und der Immunschwäche AIDS. Wie krank oder wie gesund unsere Bevölkerung ist, vermag niemand zu sagen, weil wir auf dem Feld der Gesundheitsberichterstattung – vgl. auch das Referat von Staatssekretär *Chory* – noch ein Entwicklungsland seien. Höchste Priorität habe das Bundesgesundheitsamt den Prüfverfahren zur Feststellung der Arzneimittelsicherheit einräumen müssen, weil die große Zahl von Arzneimitteln mit beträchtlichen Nebenwirkungen die Arzneimittelrisiken nachweislich stark erhöhe. Unter den Vorstellungen, die auch *Prof. Großklaus* zur Reform des ÖGD entwickelt, befindet sich interessanterweise auch jene, Teilbereiche des ÖGD zu privatisieren.

Wie *Flender* für die Krankenkassen nachweist, ist diese Privatisierung z. B. bei den Schutzimpfungen bereits seit Jahren geschehen, was allerdings nur durch enorme Kostenverlagerungen von der öffentlichen Hand auf die Versichertengemeinschaft möglich war; ähnlich kostspielige Entlastungen des ÖGD hätten die Krankenkassen zum Wohle ihrer Versicherten auch in der Zahn- und Rachitisprophylaxe übernommen. Die mangelhafte Leistungsfähigkeit des ÖGD dürfe nicht zu weiteren Kostenverschiebungen dieser Art führen, obwohl *Flender* und *Dr. Baldus* (für die Ärzteschaft) darin übereinstimmen, delegierbare Aufgaben des ÖGD so weit wie möglich privaten Trägern zuzuordnen, um ihm auf diese Weise größere Freiräume für seine hoheitlichen Aufgaben zu schaffen.

7b Referat 1

E. Kröger

Der Öffentliche Gesundheitsdienst (ÖGD) in Deutschland wurde 1934 mit dem Gesetz zur Vereinheitlichung des Gesundheitswesens eingeführt. Das Gesetz faßte die damals bestehenden verschiedenen staatlichen Gesundheitsdienste zu einem einheitlichen ärztlichen Dienst zusammen. Seitdem gilt der ÖGD als die 3. Säule unseres Gesundheitswesens, neben dem privatärztlichen ambulanten Bereich und dem stationären Krankenhausbreich, in dem sowohl staatliche wie auch private und konfessionelle und freie gemeinnützige Träger ihre Dienste anbieten.

Aufgrund der unterschiedlichen Gesetzgebungskompetenz zwischen Bund und Ländern haben sich nach dem 2. Weltkrieg neue staatliche Gesundheitsdienste außerhalb des ÖGD herausgebildet. Hierzu gehören neben dem staatlichen Gewerbearzt v. a. die ärztlichen Dienste der Sozialversicherungsträger, wie der Vertrauensärztliche Dienst der Krankenversicherung, die ärztlichen Dienste der Rentenversicherung, der arbeitsamtsärztliche Dienst und der ärztliche Dienst der Versorgungsverwaltung, der sich nach Rückgang bzw. Wegfall der Kriegsopferbegutachtung nunmehr v. a. mit der Begutachtung nach dem Schwerbehindertengesetz befaßt.

Als Öffentlicher Gesundheitsdienst gelten heute die Gesundheitsbehörden des Bundes und der Länder, einschließlich ihrer nachgeordneten Behörden, die Gesundheitsdezernate der Regierungspräsidenten und die staatlichen bzw. kommunalen Gesundheitsämter. Abbildung 1 gibt einen Überblick über die gegenwärtige Struktur des Öffentlichen Gesundheitsdiensts.

Der im Zusammenhang mit dem ÖGD häufig gebrauchte Begriff „Öffentliches Gesundheitswesen" hat zweierlei Bedeutung. Einmal ist hierunter die Gesamtheit der staatlichen Gesundheitsdienste zu verstehen, zum anderen findet dieser Begriff Anwendung als Oberbegriff für den Bereich der Wahrnehmung öffentlich-rechtlicher Aufgaben im Gesundheitswesen.

Warum brauchen wir einen Öffentlichen Gesundheitsdienst?

Jeder Staat hat Aufgaben und Pflichten zur Sicherung der Gesundheit seiner Bürger. Hierzu gehören die Steuerung der Gesamtentwicklung des Gesundheitswesens, der öffentliche Gesundheitsschutz, insbesondere die Verhütung und Bekämpfung übertragbarer Krankheiten und der Schutz vor Umweltschadstoffen, die Sicherheit von Arzneimitteln, Lebensmitteln und Bedarfsgegenständen, Unfallverhütung und Verkehrssicherheit und auch der Schutz vor Scharlatanerie bei der Behandlung von Krankheiten. Letzteres wird zumindest

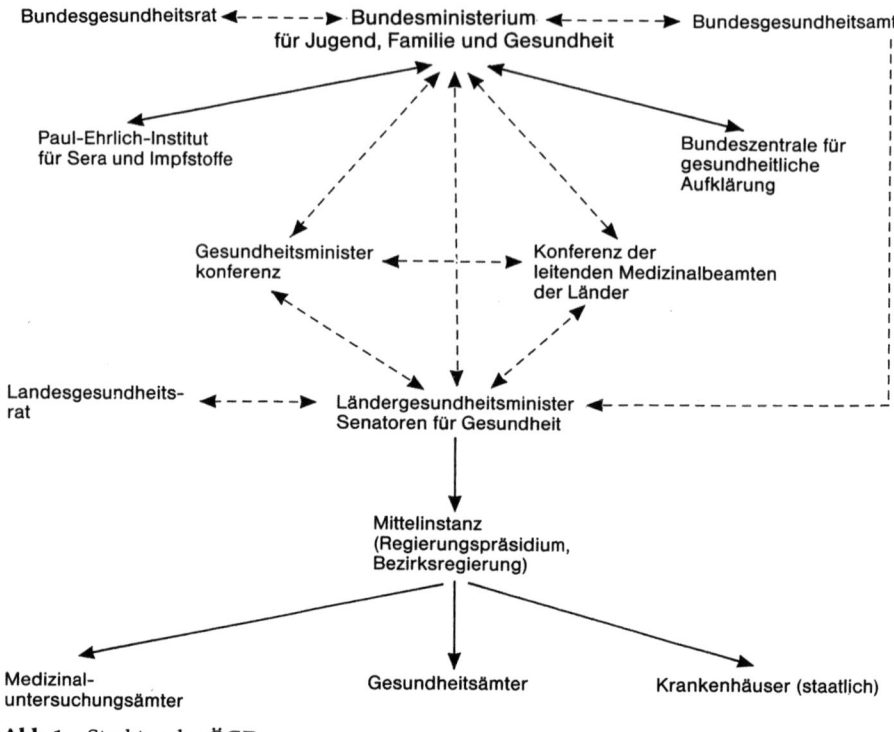

Abb. 1. Struktur des ÖGD

teilweise durch eine staatliche Regelung der Ausbildung der Heilberufe bzw. der Gesundheitsfachberufe erreicht.

Ein Sozialstaat hat darüber hinaus weitere Aufgaben. In erster Linie ist hier der Schutz der Bürger zu nennen, die aufgrund ihrer Konstitution oder durch Krankheit bzw. Behinderung in ihrer körperlichen oder geistigen Leistungsfähigkeit beeinträchtigt sind. Diesen Personenkreis gilt es davor zu schützen, daß durch zu hohe Leistungsanforderungen seitens der Gesellschaft gesundheitliche Schäden entstehen. Ein entsprechender Schutz wird über die Gesundheits- und Sozialgesetzgebung gewährleistet.

Weiterhin ist es Aufgabe eines Sozialstaates, für Menschen, die in existentielle Not geraten sind, sicherzustellen, daß im Krankheits- oder Behinderungsfall eine angemessene medizinische Versorgung und Behandlung gewährleistet ist, so daß die Betreffenden nicht aufgrund ihres Notstands vermeidbare Gesundheitsschäden erleiden. Umgekehrt hat der Staat aber auch dafür Sorge zu tragen, daß die Allgemeinheit davor bewahrt wird, daß einzelne sich unter dem Vorwand der gesundheitlichen Beeinträchtigung ungerechtfertigt staatliche Unterstützung oder sonstige persönliche Vorteile zu Lasten der Allgemeinheit verschaffen.

In jüngster Zeit ist nun noch ein neuer Begriff aufgetaucht, der der staatlichen Verantwortung in bezug auf die Gesundheit seiner Bürger eine zusätzliche

Dimension gibt. Es ist der Begriff der Gesundheitsförderung. Hierunter ist die Aufgabe und Pflicht des Staates zu verstehen, nicht nur reaktiv im Sinne des Gesundheitsschutzes oder der Gesundheitshilfe zu handeln, sondern aktive Gesundheitsförderung, d. h. vorausschauende Primärprävention zu betreiben und frühzeitig in das gesellschaftliche Geschehen bzw. in allgemeine Entscheidungsprozesse einzugreifen, um damit rechtzeitig die Weichen für eine gesunde Umwelt und ein gesundes Umfeld für den einzelnen zu stellen, und ganz allgemein darauf hinzuwirken, es den Bürgern zu ermöglichen, einen hohen Grad an Lebensqualität zu erreichen.

Der Gesundheitsbegriff geht damit weit über die bisherige rein krankheitsbezogene Bedeutung hinaus und erhält den Inhalt, wie die Weltgesundheitsorganisation ihn bereits 1946 in der Präambel ihrer Satzung definiert hat:

Gesundheit als Zustand völligen körperlichen, seelischen und sozialen Wohlbefindens und nicht nur die Abwesenheit von Krankheit und Gebrechen.

In der Konsequenz bedeutet dies aber auch, daß Gesundheitssicherung und Gesundheitsförderung zu einem politischen Anliegen werden, d. h. es gilt, Gesundheitsinteressen gegenüber Interessen anderer Gesellschaftsbereiche nicht nur zu verteidigen, sondern durchzusetzen, ähnlich wie es im Umweltbereich in den letzten Jahren bereits erfolgt ist. Der Umweltbewegung folgt jetzt die Gesundheitsbewegung, und diese zwingt nach der Umweltpolitik nun auch zunehmend zu einer aktiven Gesundheitspolitik.

Zur Wahrnehmung all dieser genannten Aufgaben und Pflichten, sowohl der Gesundheitssicherung und Gesundheitsförderung, benötigt der Staat medizinischen Sachverstand bzw. eigene ärztliche Dienststellen innerhalb seiner Verwaltung. Aufgabe eines solchen öffentlichen Gesundheitsdienstes ist es, die Regierungspolitik umzusetzen, geplante Maßnahmen fachlich zu beurteilen und die allgemeine Verwaltung bei auftretenden Gesundheitsfragen sachverständig zu beraten.

Inwieweit nun die oben aufgelisteten staatlichen Aufgaben und Pflichten im Gesundheitswesen wahrgenommen werden oder von verschiedenen ärztlichen Diensten innerhalb der einzelnen Verwaltungsbereiche, ist im wesentlichen eine organisatorische Frage, die strukturelle Gegebenheiten, insbesondere historisch gewachsene Strukturen in einem Staat wie auch politische Sachzwänge und v. a. Bürgernähe zu berücksichtigen hat. Es gibt gute Gründe für einen umfassenden staatlichen Gesundheitsdienst wie seinerzeit für den Öffentlichen Gesundheitsdienst bei seiner Gründung; es gibt aber ebensogute Gründe auch für eine dezentrale Wahrnehmung der Aufgaben durch Einrichtung eigenständiger ärztlicher Dienste in den einzelnen Verwaltungssektoren.

Die derzeitigen Aufgaben des ÖGD

Der ÖGD ist trotz der Entstehung eigenständiger ärztlicher Dienste bei den Sozialversicherungsträgern und bei anderen öffentlichen Diensten nach wie vor der zentrale staatliche Gesundheitsdienst mit einem breiten Aufgabenspektrum, das sich wie folgt umreißen läßt:

1) *Allgemeine Aufgaben:*
   - Beobachtung und Beurteilung der Gesundheitsverhältnisse;
   - Beratung der Träger öffentlicher Aufgaben in Fragen des Gesundheitswesens;
   - Planung auf dem Gebiet des Gesundheitswesens;
   - Koordinierung von Tätigkeiten anderer Stellen, die überwiegend gesundheitliche Belange betreffen;
   - fachliche Beobachtung der Anwendung und Auswirkung von Rechtsvorschriften, die gesundheitliche Belange berühren;
   - Gesundheitliche Aufklärung einschließlich Gesundheitserziehung.
2) *Aufgaben der Ordnung und Aufsicht im Bereich der Berufe und Einrichtungen des Gesundheitswesens (Medizinalaufsicht):*
   - Registrierung der Heilberufe;
   - Überwachung der Berufstätigkeit der freiberuflichen nichtärztlichen Heilberufe;
   - Überwachung der Einrichtungen des Gesundheitswesens einschließlich der fachlichen Mitwirkung bei Planungen (Krankenhäuser, Blutspendewesen, Rettungswesen, Kurorte und Heilquellen, Verkehr mit Giften, Apotheken u. a. m.).
3) *Hygienische Aufgaben (Gesundheitsschutz):*
   - Seuchenhygiene (Verhütung und Bekämpfung übertragbarer Krankheiten: Durchführung der Verhütungs- und Bekämpfungsmaßnahmen, Schutzimpfungen, Sicherstellung der Desinfektions- und Entwesungsmaßnahmen);
   - Umwelthygiene (gesundheitlicher Umweltschutz): Mitwirkung bei der Raumordnung aus gesundheitlicher Sicht, Ortsbesichtigungen, hygienischer Anwohnerschutz (Luft, Lärm, Erschütterungen), Hygiene im Siedlungs-, Wohnungs- und Beherbergungswesen, Hygiene der Trink- und Brauchwasserversorgung, Hygiene der Abfallbeseitigung, Hygiene des öffentlichen Badewesens, Hygiene der Sportanlagen und Campingplätze, Hafen-, Schiffs- und Luftfahrthygiene, Hygiene im Leichen- und Begräbniswesen;
   - Hygiene im Verkehr mit Lebensmitteln, Tabakwaren, Kosmetika und sonstigen Bedarfsgegenständen;
   - Mitwirkung bei der Gewerbeaufsicht und im Strahlenschutz.
4) *Sozialhygienische Aufgaben (Gesundheitshilfe):*
   - Gesundheitshilfe für Familie, v. a. Mutter und Kind:
     Beratung in Fragen der Vererbung und Familienplanung;
   - Schulgesundheitspflege und Jugendzahnpflege;
   - Gesundheitshilfe für Behinderte, alte Menschen, Suchtkranke und -gefährdete, soweit sie nicht in den Zuständigkeitsbereich der Sozialversicherung fallen.
5) *Amtliche Untersuchungen und Begutachtungen (Gutachterwesen):*
   - ärztliche und zahnärztliche Untersuchungen und Begutachtungen aufgrund besonderer Rechtsvorschriften oder im Wege der Amtshilfe.

Dieses Spektrum von Aufgaben ist in Relation zu setzen zur personellen und materiellen Ausstattung des ÖGD. Das Personal der 320 Gesundheitsämter (159 staatlich, 161 kommunal) setzt sich derzeit wie folgt zusammen:

Ärzte hauptamtlich	2276
mit staatsärztlicher Prüfung 852	
ohne staatsärztlicher Prüfung 1424	
Ärzte nebenamtlich	1879
Zahnärzte hauptamtlich	315
Zahnärzte nebenamtlich	1563
Gesundheitsingenieure	58
Gesundheitsaufseher	997
Desinfektoren	242
MTA	690
Sozialarbeiter	2488
Sozialmed. Ass.	485
Arzt-/Zahnarzthelferin	1527
Verwaltungspersonal	3582
Schreibkräfte	1689
Sonstiges Personal	221

[*Quelle: Daten des Gesundheitswesens* (Hrsg. BMJFFG), Bd. 152]

Hinsichtlich der materiellen Ausstattung des ÖGD ist zu sagen, daß sowohl, was die medizinisch-diagnostische Ausstattung betrifft, als auch die Ausstattung in anderen Bereichen (Bibliothek, Mediothek, Dokumentation und Datenverarbeitung, Öffentlichkeitsarbeit) vielfach noch sehr bescheidene Verhältnisse herrschen, d.h. die Einrichtungen des ÖGD, abgesehen von Gesundheitsämtern in Großstädten und zentralen Bundes- oder Landeseinrichtungen, können mit vergleichbaren Einrichtungen, sei es der Sozialversicherungsträger oder des privaten ambulanten Bereiches, kaum mithalten. Dies wiederum hat Auswirkungen auch auf die Gewinnung von qualifiziertem Personal.

Welche Probleme hat der ÖGD?

Zunächst ist hier der personelle Bereich zu nennen. Vom Aufgabenspektrum und von der Vielschichtigkeit der zu bearbeitenden Fragestellung her ist der ÖGD personell unterbesetzt. Es kommt hinzu, daß etwa ein Drittel der ärztlichen Planstellen im ÖGD über 3 Jahrzehnte nicht zu besetzen waren. Dort, wo Stellen besetzt wurden, war bei den Kollegen nicht immer die notwendige Qualifikation bzw. die erforderliche Einstellung zur Tätigkeit gegeben. Außerdem wurden erhebliche Nebentätigkeiten genehmigt, um überhaupt Ärzte zu gewinnen. Dies alles hat mit dazu beigetragen, daß viele Aufgaben nicht oder nur unzureichend wahrgenommen wurden und daß das Ansehen des ÖGD gelitten hat, sowohl in der allgemeinen Verwaltung wie auch beim Bürger.

Der Ärztemangel im ÖGD hat außerdem dazu geführt, daß eine Spezialisierung bei den ärztlichen Aufgaben nicht möglich war. Selbst bei Besetzung aller ärztlichen Planstellen wird eine Spzialisierung kaum möglich sein. Die vergleichsweise geringe Zahl von Ärzten im ÖGD ist bei dem bestehenden Aufgabenspektrum auf ein breites Grundwissen angewiesen. Dieses ist nur auf Kosten von Spezialwissen zu erwerben und zu pflegen. Andererseits wird bei der Diskussion mit Fachleuten und auch seitens der Bürger, die immer mündiger und anspruchsvoller geworden sind, vom Arzt im ÖGD aber fundiertes Fachwissen verlangt. Da Spezialisierung und Erwerb von detailliertem Fachwissen jedoch nicht möglich ist, befindet sich der Arzt im ÖGD in einem Teufelskreis, der kaum zu durchbrechen ist.

Erschwert wird diese Situation noch dadurch, daß der Gesetzgeber dem ÖGD im sozialmedizinischen Bereich zahlreiche individualmedizinische Aufgaben zugewiesen hat. Diese Aufgaben haben mit der ständigen Fortentwicklung der Sozialgesetzgebung einen solchen Umfang angenommen, daß die Ärzte bei der bestehenden Stellenknappheit weitestgehend mit der Wahrnehmung der individualmedizinischen Aufgaben ausgelastet sind. Gleichzeitig hat dies zu einer starken individualmedizinischen Orientierung der ärztlichen Tätigkeit im ÖGD geführt. Die Folge ist, daß sich die Mehrzahl der Ärzte im ÖGD nicht als medizinische Sachverständige der Verwaltung verstehen mit der Hauptaufgabe, andere Bereiche der Verwaltung zu beraten und den eigenen medizinischen Sachverstand in die vielschichtigen Entscheidungsprozesse der öffentlichen Hand einzubringen, sondern die Ärzte sehen sich in erster Linie als Individualmediziner, die zwar nicht therapieren, aber doch Einzelpersonen ärztlich beraten (s. Abb. 2).

Dieses individualmedizinische Selbstverständnis der Ärzte im ÖGD wird noch dadurch gestärkt, daß die niedergelassenen Ärzte nicht immer den notwendigen Zeitaufwand zur Beratung des Patienten v. a. bei sozialmedizinischen Fragestellungen erbringen können. Oftmals hat der niedergelassene Arzt auch nicht den rechtlichen Überblick für eine sachkundige Beratung. Die Folge ist, daß viele Ärzte im ÖGD sich als unentbehrlich für die medizinische Versorgung der Bevölkerung verstehen und dies durch eine entsprechende Inanspruchnahme ihrer Beratung auch täglich bestätigt bekommen.

An der starken individualmedizinischen Einstellung der Ärzte im ÖGD ist auch die allgemeine Verwaltung nicht ganz unschuldig, indem sie die Planstellen der Ärzte in erster Linie danach bemißt, wieviele Untersuchungen stattfinden und nicht danach, was an bevölkerungsbezogener Gesundheitsarbeit zu leisten ist.

Die Folge der individualmedizinischen Schwerpunktbildung im ÖGD ist, daß den übergeordneten staatlichen Aufgaben im Gesundheitswesen, wie z.B. die Beobachtung der gesundheitlichen Verhältnisse in der Bevölkerung oder die Analyse der Auswirkungen der Gesundheits- und Sozialgesetzgebung sowie den planerischen und gesundheitserzieherischen Aufgaben von den Ärzten im ÖGD zu wenig Beachtung geschenkt wurde und auch heute noch wird. Umwelthygienische Aufgaben wurden in vielen Ämtern gänzlich den Gesundheitsaufsehern überlassen. Epidemiologie wird seit Jahrzehnten überhaupt nicht betrieben. Die Konsequenz ist, daß es bei der Beurteilung von Plänen oder öffentlichen Fragestellungen und ganz allgemein bei Entscheidungen der öffentlichen Hand vielfach an dem notwendigen medizinischen Sachverstand

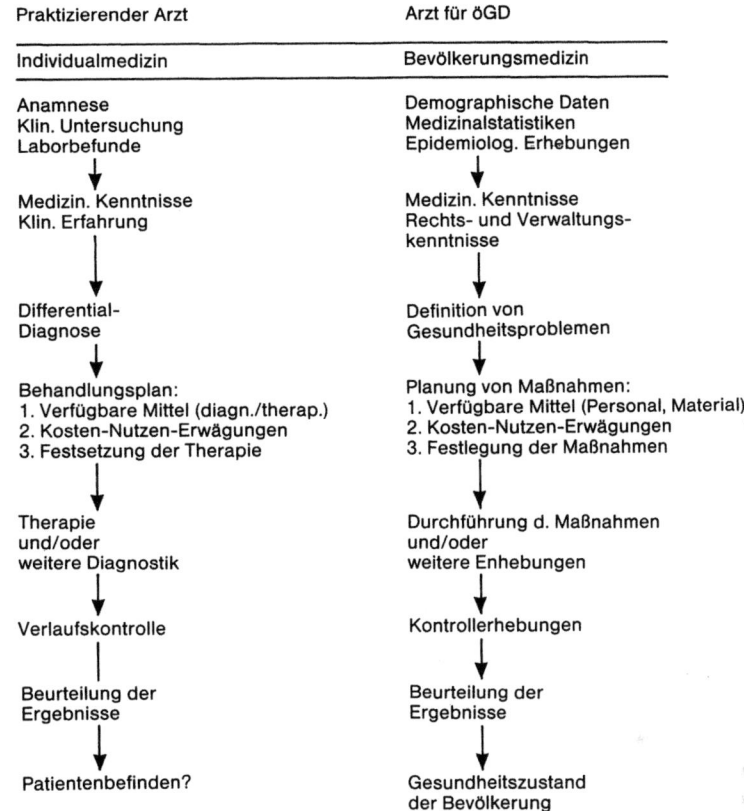

Abb. 2. Funktion des praktizierenden Arztes und des Arztes für das ÖGD

und an ärztlichem Weitblick gefehlt hat und immer noch fehlt. Dies hat entscheidend dazu beigetragen, daß der ÖGD an Bedeutung und Anerkennung verloren hat, und daß traditionelle Aufgaben der ÖGD anderen Ämtern übertragen wurden, wie wir es derzeit wieder im Umweltbereich erleben.

Es soll hier aber nicht der Eindruck erweckt werden, daß die Probleme im ÖGD in erster Linie auf ein Fehlverhalten seiner Ärzte zurückzuführen ist. Dies wäre zu einfach und auch den Ärzten gegenüber ungerecht. Das Verhalten der Ärzte im ÖGD ist auch Ausdruck einer gewissen Unzufriedenheit mit der Arbeit in einem bürokratischen System. Von einer beruflichen Prägung her ist der Arzt handlungsorientiert. Er hat gelernt, rasch zu handeln, wenn Handlungsbedarf gegeben ist, und dabei nicht erst zu fragen, ob er für den Fall überhaupt zuständig ist oder wer die Bezahlung übernimmt. Entscheidend für sein Handeln ist allein die Notwendigkeit einer Maßnahme.

Wird der Arzt jedoch in öffentlicher Funktion tätig, die eine Handlungsbindung an Vorschriften beinhaltet, entstehen für den Arzt Konflikte. Nicht die Notwendigkeit einer Maßnahme ist nunmehr entscheidend, es sei denn, es besteht unmittelbare Gefahr für das Leben von Menschen, sondern das ärztliche Handeln hat sich nach den bestehenden Vorschriften oder nach den Weisungen der verantwortlichen Politiker zu richten. Gibt es keine Vorschriften, mit denen der Arzt seine Handlungen oder Maßnahmen begründen kann, ist er sogar zur Handlungsunfähigkeit verdammt, bis Handlungsrichtlinien erlassen werden. Dies ist besonders dann der Fall, wenn zusätzliche Kosten durch die erforderlichen Maßnahmen entstehen.

Die Handlungsunfähigkeit der öffentlichen Verwaltung wird immer dann besonders deutlich, wenn plötzliche Probleme größeren Ausmaßes auftreten, wie z. B. nach dem Reaktorunfall in Tschernobyl oder jetzt durch die Seuche AIDS. In diesen Fällen wird dann auf oberster Verwaltungsebene, d. h. in den Ministerien versucht, möglichst schnell Vorschrift und Richtlinien für die Akteure an der Basis zu erlassen. Dies geht in der Regel jedoch nicht so schnell, v. a., wenn es sich um ressortübergreifende Probleme handelt und zunächst Ressortabstimmungen durchlaufen werden müssen.

Für den ÖGD bedeutet dies, daß gerade dort, wo von ihm Handeln erwartet wird, wie z. B. im Falle Tschernobyl oder jetzt bei AIDS, zunächst sehr wenig geschieht, da der Arzt im ÖGD vom System her nicht reagieren kann. Es gibt weder Vorschriften noch Weisungen, an die er sich halten kann. Das Resultat ist, daß von Ort zu Ort anders gehandelt wird, oder auch gar nichts geschieht. Dies ist besonders dann der Fall, wenn finanzielle Mittel benötigt werden, wie z. B. für Untersuchungen oder Behandlungen. Da die Verfügungsmittel des Gesundheitsamtes im öffentlichen Haushalt stets für bestimmte Aufgaben genau festgelegt sind und die Mittel immer schon 2 Jahre vorher beantragt werden müssen, sind Ad-hoc-Maßnahmen nicht so schnell möglich, wie es erforderlich wäre. Freie Organisationen und Verbände, die nicht so extrem an Vorschriften gebunden sind, tun sich hier um ein Vielfaches leichter, und so kommt es, daß diese in der Regel schneller und damit öffentlichkeitswirksamer reagieren können, während die öffentlichen Dienste beim Bürger und in der Presse als Versager dastehen.

Den Ärzten im ÖGD wird deshalb Unrecht getan, wenn sie wegen Untätigkeit oder Unfähigkeit gescholten werden. Das System der öffentlichen Verwaltung ist weder auf aktives innovatives Handeln eingerichtet, noch ist es flexibel genug, um bei Bedarf schnell und wirksam auf Probleme zu reagieren. Es wäre unfair, hierfür die einzelnen öffentlich Bediensteten verantwortlich zu machen und ihnen Unfähigkeit vorzuwerfen.

Hat der ÖGD eine Zukunft?

Die Zukunft des ÖGD läßt sich sicherlich nicht vorhersagen. Jedoch lassen sich einige Überlegungen anstellen, was verbessert oder verändert werden könnte und sollte, damit er in der Öffentlichkeit und auch in der Verwaltung wieder den Stellenwert erhält, der ihm eigentlich von seiner Aufgabenstellung und Bedeutung her zukommt.

Die leeren Haushaltskassen der öffentlichen Hand lassen keinen wesentlichen Stellenzuwachs für den ÖGD in absehbarer Zeit erwarten. Ein deutlicher Zuwachs an Stellen wäre jedoch unabdingbar notwendig, wenn das Spektrum von Aufgaben so erfüllt werden soll, wie es Verwaltung und Bürger erwarten und worauf diese auch einen Anspruch haben. Bei der Vorgabe: kein Stellenzuwachs und ordnungsgemäße Erfüllung der Aufgaben, kann die Lösung nur im Abbau von Aufgaben liegen.

Die Zukunftsfrage wird dabei sein, in welchem Umfang der ÖGD weiterhin individualmedizinische Aufgaben wahrzunehmen hat oder aber sich voll auf die bevölkerungsbezogene Gesundheitsarbeit konzentrieren kann, wie in Abb. 2 dargestellt. Beides zusammen, individualmedizinische Begutachtung und medizinische Sachverständigentätigkeit für bevölkerungsbezogene Gesundheitsfragen, kann mit dem vorhandenen Personal nicht geleistet werden, wenn wenigstens ein Minimum an Qualität bei der Arbeit gwährleistet werden soll.

In letzter Konsequenz bedeutet dies, daß, wenn ein personeller Ausbau nicht möglich ist, eine Verlagerung der individualmedizinischen Gutachtertätigkeit auf andere vorhandene öffentliche oder öffentlich-rechtliche ärztliche Dienste stattfinden sollte, die auf individualmedizinische Untersuchungen spezialisiert sind und auch über das notwendige medizinisch-diagnostische Instrumentarium verfügen. Auch eine Verlagerung der Begutachtung in die ärztliche Praxis auf der Basis entsprechender Ermächtigungen, verbunden mit Auflagen (Fortbildung und Dokumentation), wären möglich, sinnvoll aber nur dann, wenn die Auflagen auch überprüft würden.

Die bei einer Verlagerung der Gutachtertätigkeit im ÖGD freiwerdenden Ärzte könnten dann verstärkt bevölkerungsbezogene Gesundheitsaufgaben wahrnehmen. Es könnten epidemiologische Teams gebildet werden, die vorgegebene epidemiologische Fragestellungen gezielt untersuchen, bei Bedarf Screeninguntersuchungen durchführen und die dabei erhobenen Daten zusammen mit den Routinedaten analysieren und in eine vernünftige Gesundheitsberichterstattung umsetzten. All dies sind sehr zeitaufwendige Tätigkeiten, vom Charakter her auch eher wissenschaftliche Untersuchungen, die qualifiziertes Personal sowohl in der Leitung wie auch beim Assistenzpersonal erfordern. Als Folge einer solchen epidemiologischen Arbeit wäre dann auch eine sinnvolle primärpräventive Gesundheitsarbeit im Sinne einer gesundheitsbezogenen Rahmenplanung und Gesundheitsförderung möglich, d.h. eine Unterstützung gesundheitsbezogener Aktivitäten in der öffentlichen Verwaltung oder auch bei freien Trägern oder von Laien- und Selbsthilfegruppen. Hier böte sich für den ÖGD ein breites und attraktives Aktionsfeld. Voraussetzung wäre allerdings ein entsprechender klarer Auftrag an den ÖGD und eine Entlastung von den umfangreichen individualmedizinischen Aufgaben.

Zu überdenken wäre auch der jugendärztliche Dienst in seiner gegenwärtigen Form. Es stellt sich die Frage, inwieweit schulärztliche Reihenuntersuchungen ganzer Generationen von Schülern heute noch sinnvoll und unter Effektivitäts- und Effizienzaspekten zu rechtfertigen sind. Wäre es nicht viel wichtiger, Kindergärten und Schulen gesundheitlich ebenso zu betreuen, wie es heute in der Arbeitswelt mit den Arbeitnehmern geschieht? Mit anderen Worten, wäre es nicht an der Zeit, den jugendärztlichen Dienst zu einem betriebsärztlichen Dienst von Kindergärten und Schulen umzufunktionieren und auf zahlreiche Reihenuntersuchungen zu verzichten, um die Anstrengungen gezielt auf die Betreuung der Risikokinder zu verlagern? Es ist ein Unding, daß wir von einer

Intensivierung und Verbesserung der Prävention sprechen, und dort, wo Prävention am wirksamsten sein könnte, bei Kindern und Jugendlichen, dies nur halbherzig verfolgen, letztlich weil Kinder in der Schule oder im Kindergarten keine Fürsprecher haben, wie etwa die Arbeitnehmer in der Industrie durch die Gewerkschaften.

Bei der Frage nach der Zukunft des ÖGD stellt sich auch die Frage, wer in unserem pluralistischen Gesundheitswesen mit den vielen eigenständigen Selbstverwaltungskörperschaften und freien Trägern das Gesamtsystem steuern und koordinieren soll. Gegenwärtig hat der ÖGD hierfür kein Mandat. Ob er die richtige Institution hierfür wäre, mag dahingestellt bleiben. In jedem Fall wird eine ganzheitliche Sicht unseres Gesundheitswesens immer wichtiger, wenn noch eine gewisse Steuerung der Gesamtentwicklung erfolgen soll. Eine solche Steuerung ist in unserem Rechtssystem nur über die Aufsichtsfunktion des Staates über das Gesundheitswesen möglich. Sollte dem ÖGD diese Aufgabe zufallen – und es spricht einiges dafür –, dann müßte ihm diese Aufsichtsfunktion auch als zentrale Aufgabe zugeschrieben werden. Letztlich dürfte dies aber daran scheitern, daß viele Aufgaben im Gesundheitswesen Bundes- und viele Landes- oder sogar kommunale Angelegenheiten sind. Von daher wird es schwierig sein, eine umfassende Zuständigkeit für den ÖGD zu erwirken.

Neben einer strukturellen Reform des ÖGD wären aber auch zusätzliche flankierende Maßnahmen zur Stärkung des ÖGD notwendig. Hierzu gehört v. a. die Schaffung von intellektuellen Bezugspunkten für den ÖGD im universitären oder staatlichen Bereich, von denen wissenschaftlich fundierte Anregungen und Impulse für die öffentliche Gesundheitspflege ausgehen, wie dies in den angelsächsischen Ländern durch die sog. „Schools of Public Health" geschieht.

Bei uns erhalten die Akademien für öffentliches Gesundheitswesen in Düsseldorf und München bisher nicht die Förderung, die notwendig wäre, um sich zu intellektuellen Bezugspunkten für den ÖGD zu entwickeln, obgleich sie für diese Funktion prädestiniert wären. Auch an unseren Universitäten gibt es zu wenig Institute, die an der öffentlichen Gesundheitspflege als Forschungsfeld interessiert sind. Solange dies der Fall ist, d.h. solange die öffentliche Gesundheitspflege an den Universitäten gar nicht vertreten ist oder lediglich ein Anhängsel an medizinisch orientierte Fachgebiete darstellt, wird das Öffentliche Gesundheitswesen bei uns von universitärer Seite keine Impulse erhalten.

Eine Konsequenz der fehlenden Vertretung der öffentlichen Gesundheitspflege in Lehre und Forschung an den Universitäten ist auch eine einseitige Ausrichtung der ärztlichen Ausbildung auf den medizinisch-kurativen Bereich. Die ärztliche Tätigkeit im ÖGD ist jedoch eine andere als die Tätigkeit in der ärztlichen Praxis oder im Krankenhaus. Im ÖGD geht es nicht darum, kranke Menschen zu heilen, sondern gesundheitlich benachteiligten Bevölkerungsgruppen zu helfen und die Weichen für ein gesundes Leben und einen gesunden Lebensraum zu stellen. Dies beinhaltet tägliche Auseinandersetzungen mit den Interessen anderer Lebens- und Gesellschaftsbereiche. Auf eine solche Tätigkeit ist ein Arzt von seiner Ausbildung her nicht vorbereitet.

Diese Defizite können auch nicht durch einen 6monatigen Lehrgang an einer der Akademien für Öffentliches Gesundheitswesen in Düsseldorf oder München korrigiert werden. Der Grundstock, d.h. die positive Einstellung und Anerkennung der bevölkerungsbezogenen Gesundheitsarbeit neben der Behandlung von kranken Menschen muß bereits im Medizinstudium den angehenden Ärzten vermittelt werden. Nur dann wird der ÖGD auch den ärztlichen Nachwuchs erhalten, den er für eine qualifizierte öffentliche Gesundheitsarbeit braucht.

Diese wenigen Überlegungen zeigen, wo Reformen im ÖGD ansetzen sollten. Eine Privatisierung des ÖGD erscheint weder sinnvoll noch möglich. Denkbar wäre, wie zuvor ausgeführt, eine Verlagerung bestimmter individualmedizinischer Aufgaben auf andere öffentliche Träger oder in den ambulanten ärztlichen und zahnärztlichen Bereich. Nur so wird der ÖGD seinen Aufgaben, einer bevölkerungsbezogenen Gesundheitssicherung und öffentlichen Gesundheitsförderung, gerecht werden können. Inwieweit der ÖGD in seiner derzeitigen Prägung und damit seinem noch vorherrschenden individualmedizinischen Selbstverständnis eine solche ausschließlich bevölkerungsbezogene Gesundheitsarbeit zufriedenstellend wird leisten können, bliebe abzuwarten. Zumindest hätte er eine Chance verdient. Wie er sie dann nutzt, würde über die Zukunft des ÖGD entscheiden, zwar nicht in existentieller Hinsicht, sondern dahingehend, welche Bedeutung ihm in unserem Gesundheitswesen künftig zukommt.

7c Referat 2

D. Großklaus

Hoffentlich enttäusche ich Sie nach der Einführung in die Problematik nicht. Ich möchte mit einer Feststellung beginnen: Viele hier angesprochenen Probleme des öffentlichen Gesundheitswesens entziehen sich der Einflußmöglichkeit durch das Bundesgesundheitsamt. Lassen Sie mich zunächst erläutern, was denn eigentlich das Bundesgesundheitsamt mit dem öffentlichen Gesundheitswesen oder mit dem Öffentlichen Gesundheitsdienst (ÖGD) zu tun hat. Sie werden dann sehen, daß es mir leicht fällt, für die Diskussion noch einige Probleme hinzuzugesellen und andere noch einmal zu unterstreichen, die Sie breits genannt haben.

Das Bundesgesundheitsamt wurde 1952 durch ein Gründungsgesetz eingerichtet, und dort steht geschrieben, daß es Forschungen auf dem Gebiete des öffentlichen Gesundheitswesens zu betreiben hat – neben einigen anderen Aufgaben. Das ist so geblieben, ein klein wenig in Abwandlung, weil wir inzwischen durch moderne Gesetze, darunter das Arzneimittelgesetz, den Vollzug dieser Gesetze übertragen erhalten und weil wir beispielsweise aufgrund des Bundesseuchengesetzes ganz bestimmte Erfassungs- und Bewertungsaufgaben übernommen haben. Ich könnte einige andere nennen, z.B. das Chemikaliengesetz oder das Pflanzenschutzgesetz, das wir ebenfalls vollziehen. Dies möchte ich aber zunächst einmal hinten anstellen. Wollen Sie bitte aus dem Gründungsgesetz schließen, daß das Bundesgesundheitsamt Aufgaben im Rahmen des ÖGD in unserem Lande zu erfüllen hat. Aufgabe ist es auch, unsere Erfahrungen auf den Gebieten des Gesundheits- und gesundheitlichen Verbraucherschutzes möglichst unbürokratisch an die einzelnen Institutionen des ÖGD weiterzugeben. Die Überwachung bleibt Länderangelegenheit. Ich möchte jetzt ganz einfach, damit ich nicht zu lange werde, aus meiner Sicht eine Antwort auf die Frage geben, ob das Gesundheitswesen in der Bundesrepublik noch imstande ist, den gewachsenen modernen Anforderungen gerecht zu werden. Leider bekommen Sie von mir hierauf ein glattes Nein als Antwort, und ich sage, es ist überfällig, daß das öffentliche Gesundheitswesen reformiert wird. Es muß reaktiviert und in einigen Bereichen reformiert werden. Lassen Sie mich das bitte an ein paar Beispielen erläutern.

Dilemma Nummer 1: wir haben 2 aktuelle Gesundheitsereignisse, die uns alle betroffen machen, und zwar die AIDS-Infektion und den Reaktorunfall von Tschernobyl mit seinen möglichen Auswirkungen auf die Gesundheit unserer Bürger. In beiden Fällen war das öffentliche Gesundheitswesen als der berufene Berufszweig bis zum heutigen Tage nicht imstande, die von der Sache her unbegründeten Ängste von unseren Bürgern zu nehmen. Wir haben alle mit beobachten müssen, daß selbsternannte Experten eigentlich das Fed beherrschen, die imstande waren, teilweise mit den Medien, eine in vielen Bereichen zunächst einmal notwendige Sensibilisierung hervorzurufen, aber zugleich auch in weite Bereiche eine unbegründete Furcht in unsere Bevölkerung hineinzutragen. Es war also nicht vor Ort der Fachmann, der zur rechten Zeit – gerade im Zusammenhang von Tschernobyl – auftrat und sich in dem Informationswirrwarr zurecht fand, der sich sehr bald hinsichtlich der Festsetzung von Grenzwerten und den daraus zu berechnenden Risiken ergab. Es zeigte sich, daß die im öffentlichen Gesundheitswesen wichtigste Säule – der Amtsarzt – überfordert war. Hier fehlte schlicht die Ausbildung des betreffenden Amtsarztes. Er war darauf überhaupt nicht vorbereitet und ist es bis zum heutigen Tage nicht.

Dilemma Nr. 2: noch einmal AIDS; hier geht es nicht einmal darum, daß man dem ÖGD vorwerfen kann, daß er mit AIDS nicht fertig würde, das werden wir im Moment alle nicht. Solange wir keine Bekämpfungsmaßnahme haben, müssen wir auch hier zusehen, daß wir durch Vorbeugungsmaßnahmen Schlimmeres verhüten, daß wir unsere Kenntnisse auf den Gebieten der Epidemiologie und Pathogenese, v. a. über die Übertragungswege gezielt in die Aufklärung geben. Hier hat das öffentliche Gesundheitswesen seine Aufgabe zu übernehmen, und zwar aufzuklären. Was sich inzwischen bis in unsere Krankenhäuser hinein unter Fachleuten und medizinischem Fachpersonal für Ängste aufgebaut haben im Hinblick auf die mögliche Übertragung und auf die Übertragungswege, ist unbegreiflich. Da ist der Chirurg nicht mehr in der Lage, dem Infektiologen, den er auf dem Gang trifft, die Hand zu geben, weil er weiß, der kommt aus einer Isolierstation, wo AIDS-Patienten behandelt werden und sich nicht sicher ist, ob schon durch Anhauchen oder durch einen kräftigen Händedruck die Infektion übertragen werden kann. Der Zahnarzt traut allen Bekundungen nicht, daß ihn seine Tätigkeit unter bestimmten Voraussetzungen nicht gefährdet. Das medizinische Fachpersonal ist selbst auf den Intensivstationen mißtrauisch gegenüber den Belehrungen, die erfolgen, unter welchen Bedingungen das sehr labile Virus überlebt und sich übertragen läßt. Das sind Defizite, die insgesamt gesehen das öffentliche Gesundheitswesen in unserem Lande nicht imstande war zu beseitigen. Hier wird zugleich eine wirkungsvolle und schnelle Fortbildung für alle im öffentlichen Gesundheitswesen Tätigen zu fordern sein. Der Akademie für das Öffentliche Gesundheitswesen fällt dabei eine Schlüsselrolle zu.

Ein 3. Dilemma: wir haben eine mangelhafte Gesundheitsberichterstattung. Lassen Sie mich das einmal sagen, der ÖGD ist so schlecht oder so gut, wie er in die Lage versetzt wird, anhand einer modernen Gesundheitsberichterstattung seine Prioritäten zu setzen. Dazu bedienen wir uns im Infektionsbereich eines Bundesseuchengesetzes, das – richtig angewendet – mehr oder weniger greift, das aber mit seinen Daten und demzufolge mit seinen Auswertungen zu wünschen übrig läßt. Völlig vernachlässigt haben wir inzwischen die systematische Erfassung der nichtinfektiösen Krankheiten. Hier sind es die vielen Zivilisationskrankheiten, die ernährungs- und verhaltensbedingten Kreislauferkrankungen, dann die Krebserkrankungen und die noch immer zunehmenden Allergien. Schließlich die Zunahme der Karies. Wir brauchen also eine Erfassung, wie krank oder wie gesund denn wirklich unsere Bevölkerung unter ganz bestimmten Bedingungen ist.

Wie kann der Staat bei diesem Kenntnisstand vorrangige Gesundheitsziele proklamieren, ohne hierfür über ein effizient arbeitendes Informationssystem vorbereitet zu sein? Es verwundert nicht, daß in diesem Zusammenhang ebenso die Lücken auffallen, die wir in unserem Staate auf dem Gebiete der Epidemiologie aufweisen. Ohne moderne Epidemiologie können wir über die Verbreitung einer Krankheit und über kausale Zusammenhänge keine umfassende Auskunft erwarten. Und alle Präventionsmaßnahmen, die in vielen Feldern des öffentlichen Gesundheitswesens überfällig sind, sind auf solche Voraussetzungen angewiesen. Doch hier sind wir im Vergleich zu anderen westlichen Industriestaaten noch immer Entwicklungsland!

Ein 4. Dilemma: 40 Mrd. DM geben wir jährlich für die Heilung ernährungsbedingter Krankheiten aus. Doch wer kümmert sich darum, hier mit Interventionsmaßnahmen einzugreifen? Wem gelänge es denn auch, in unserer Bevölkerung zu intervenieren, eine Korrektur in der Ernährung anzubringen? Und dabei könnten wir ja durchaus trotz einer Korrektur in unserer Ernährungsweise unsere Lebensqualität bewahren. Aber wo und wann schalten sich hier unsere Fachleute wie die Amtsärzte ein? Sind sie dafür ausgebildet? Dessen ungeachtet: Wir haben eine Deutsche Gesellschaft für Ernährung, die sich die erdenklichste Mühe gibt, wir haben eine Bundeszentrale für gesundheitliche Aufklärung, auch die gibt sich Mühe – ohne Erfolg. Wenn Sie daran denken, daß der Alkoholmißbrauch und letztlich auch das Rauchen, so gern man sich diesen Gewohnheiten im Einzelfall noch widmet, wesentlich zu diesen Krankheitszuständen in unserer Bevölkerung beitragen, die ja dann auch natürlich finanziell zu Buche schlagen, dann ist es unbegreiflich, daß wir hier den ÖGD mit seiner Aufgabe nicht in den Stand versetzt haben, diese Arbeit anzupacken.

Lassen Sie mich gleich noch ein weiteres, also ein 5. Dilemma, schildern, das sich aus der täglichen Arbeit unseres Hauses selbst ergibt. Ausbildungs- und Personaldefizite sind mit Überzeugung von den Vorrednern erwähnt worden. Wir haben eine wichtige Abteilung „Öffentlicher Gesundheitsdienst", in dieser sind leitende Positionen neu zu besetzen. Das sind Topaufgaben für einen Mediziner. Sie verlangen Qualifikation, verschaffen aber auch Anerkennung und Respekt in der Öffentlichkeit. Die eine wichtige Stelle ist ausgeschrieben worden, die Ausschreibung ist inzwischen abgelaufen. Ergebnis: keine einzige qualifizierte Bewerbung. Ich glaube, das kommentiert sich allein. Ich brauche hier nicht zu sagen, wie noch der Vorgänger und der Vorvorgänger in das Amt gekommen sind. Er wurde unter einer Fülle qualifizierter Bewerber ausgewählt. Hier stimmt doch irgendetwas nicht mehr. Es wird sicherlich besser werden, wenn die Generationen heranwachsen, die nicht allein auf kurative Tätigkeiten fixiert und eben nicht primär darauf aus sind, sich schnell materiell besser als andere zu stellen.

Nun noch ein letztes Beispiel, demnach ein 6. Dilemma: Nicht nur hier verkünde ich, daß auch wir, das Bundesgesundheitsamt, zur Kostendämpfung beizutragen haben. Das beste Beispiel hierfür ist, daß wir das einmal bei den Arzneimitteln versuchen. Und wo stehen wir? Ich muß seit einigen Wochen besonders deutlich sagen, daß wir uns verstärkt der Arzneimittelsicherheit zu widmen haben, und zwar dies in der Priorität noch vor den Arbeiten im Rahmen des Zulassungs-, Aufbereitungs- und Nachzulassungsverfahren. Der Grund für diese neue Prioritätensetzung ist der, daß wir aufgrund der Zulassungsbedingungen Arzneimittel zulassen, die nur an einer relativ kleinen Zahl von Probanden klinisch geprüft wurden. Durch die Jahre der Erprobung auf dem Markt stoßen wir nun erwartungsgemäß immer mehr auf Arzneimittel, die beträchtliche Nebenwirkungen aufweisen, so daß wir sagen müssen, hier kippt das Risiko zu Lasten des Nutzens um. Das hat u. a. auch die Konsequenz, daß wir immer kritischer die Arzneimittel prüfen müssen, die unkontrolliert den Patienten erreichen. Und zur gleichen Zeit diskutieren wir aus Kostendämpfungsgründen die Möglichkeit der Selbstmedikation. Wenn aber der Trend hin zu mehr Verschreibungspflicht läuft, und dies kann eine der Maßnahmen der Verbesserung der Arzneimittelsicherheit sein, dann müssen wir gegenüber der Selbstmedikation sehr kritisch sein, damit uns hier die Arzneimittelsicherheit nicht aus den Händen gerät. Damit wäre eine Entwicklung zur Kostendämpfung zumindest beträchtlich eingeschränkt. Denn der Trend zur Verschreibungspflicht würde eine Verteuerung und nicht etwa eine Verbilligung der Arzneimittel zur Folge haben.

Es ist schließlich vom Umweltschutz gesprochen worden. Welcher junge Kollege bekommt in der Ausbildung, bevor er die Approbation erhält, tatsächlich bereits das nötige Rüstzeug auf den Gebieten der Umwelthygiene und der Humanökologie vermittelt? Wann erhält er die ersten Hinweise, in welchem Zusammenhang denn wohl chronische Atemwegserkrankungen von Umweltbelastungen aus der Luft stammen könnten? Es ist darüber hinaus erstaunlich, wie sensibel unsere Bevölkerung bei einem möglichen chemischen Rückstand in einem Lebensmittel reagiert, ein Rückstand, der häufig genug in einem Mengenbereich liegt, der unter Berücksichtigung auch des täglichen Verzehrs ein tatsächliches gesundheitliches Risiko gar nicht entstehen läßt. Auch auf diesem Gebiet der Lebensmittelhygiene haben wir bessere Aufklärung gegenüber der Bevölkerung zu betreiben und zu sagen, wo die wirklichen gesundheitlichen Risiken liegen. Dies ist auch eine Aufgabe des Fachmannes an der Basis, nämlich des Kollegen vom Gesundheitsamt. Sie wird wohl so lange nicht wahrgenommen werden können, solange hier das Detailwissen fehlt und die Medien mit zuweilen selbsternannten Experten diesen Teil der Aufklärung der Bevölkerung übernehmen.

Ich möchte mit diesen wenigen Beispielen eigentlich nur unterstreichen, daß die Frage: „Was ist uns der öffentliche Gesundheitsdienst wert?" und die daraus resultierende Diskussion in der Öffentlichkeit, daß also der Vertrauensverlust, von dem auch Herr Kröger sprach, natürlich nur wettgemacht werden kann, wenn dieser Teil eines Berufes wieder Flagge zeigen darf und bereit ist, wieder eine konstruktive Rolle zu spielen. Es bedarf einer (quantitativen) Personalvermehrung in diesem Bereich und einer verbesserten Aus-, Fort- und Weiterbildung.

Ich möchte abschließend einige meiner Vorstellungen zur notwendigen Verbesserung der Rolle des ÖGD in unserer Gesellschaft noch einmal zusammenfassen und bei dieser Gelegenheit noch einige zusätzliche Vorschläge anfügen:

1) Ersatz der 3. Durchführungsverordnung zum Gesetz über die Vereinheitlichung des Gesundheitswesens von 1935 durch Gesundheitsdienstgesetze der

Länder (Beispiele: Schleswig-Holstein, Berlin, Bayern). Dadurch würde dem ÖGD der Charakter einer Gesundheitspolizei genommen.
2) Die Erhaltung der Bevölkerungsgesundheit sollte aus der direkten Beziehung zu wirtschaftlichen Prozessen herausgehalten, der ÖGD damit weiter verstärkt betraut und mit fürsorglichen und Überwachungsbefugnissen ausgestattet bleiben.
3) Soweit Teilbereiche effizient privatisierbar sind, z. B. Impfungen von Säuglingen und Kleinkindern, sollte dies genützt werden. Dem ÖGD müßte die Richtlinien- und Überwachungskompetenz (z. B. Vollständigkeit der Meldungen, Qualitätssicherung) bleiben. In diesem Bereich sollte pragmatisch vorgegangen werden. So hat sich gezeigt, daß Impfungen im Schulalter effizient nur durch den ÖGD durchgeführt werden können, weil Schulkinder im Rahmen der kassenärztlichen Versorgung zu wenig erfaßt werden.
4) Die *kontinuierliche* Berichterstattung über die gesundheitliche Lage sollte eine zentrale Aufgabe des ÖGD werden bzw. bleiben (z. B. Todesursachenstatistik, Erfassung der und Berichterstattung über Infektionskrankheiten und Zivilisationskrankheiten; Umwelthygiene, Krankenhauswesen). Für diese Aufgaben sollte eine fundiert akademische Aus- und Weiterbildung auf dem Gebiet der modernen Epidemiologie und Statistik erfolgen, wie sie in vielen Ländern bereits Standard ist, etwa in den Schools of Public Health.
5) Die Wirksamkeit der Arbeit des ÖGD kann erheblich gesteigert werden, wenn
   – seine Daten zentral komplexen Analysen unterworfen werden,
   – moderne Kommunikationsmittel, wie EDV im Rechnerverbund (z. B. in Dimdi oder BTX) eingesetzt werden,
   – eine kontinuierliche Fortbildung die Fähigkeiten der Ärzte des ÖGD erhält und vermehrt sowie die Standardisierung und Vergleichbarkeit von Beobachtungen fördert.
6) Bereiche, in denen Informationsdienste, die periphere und zentrale Einrichtungen verbinden, bereits bestehen, sind z. B.
   – meldepflichtige Krankheiten,
   – Influenzaüberwachung,
   – Analyse von Ausbrüchen von Lebensmittelinfektionen,
   – schulärztliche Untersuchungen.
   Limitierend ist hierbei häufig der Mangel an Arbeitskapazität, sowohl in den Gesundheitsämtern als auch bei der zentralen Datenzusammenführung und -analyse.
7) Der ÖGD sollte vermehrt auf dem Gebiete der Umwelthygiene tätig werden, z. B. im Bereich der Trinkwasserqualitätssicherung, der Luftgüte (innen, außen) oder der Lärmbekämpfung. Eine Abgrenzung gegen den reinen Umweltschutz, d. h. den Schutz der Umwelt vor Schädigungen durch den Menschen, ist erforderlich.
8) Vermehrte finanzielle Förderung sollten die folgenden Bereiche erhalten:
   – Aus-, Weiter- und Fortbildung auf dem Gebiet des Öffentlichen Gesundheitswesens, der modernen Epidemiologie und Statistik.
   – Beschreibung der gesundheitlichen Lage. Datengewinnung, zentrale Datenerfassung, -haltung, -zusammenführung und -analyse.

- Umwelthygiene. Hier müssen die personellen und apparativen Voraussetzungen teilweise erst geschaffen werden.
- Aufbau von Kommunikationssystemen (Personal, Hard- und Software).

9) Verstärkung des Öffentlichen Gesundheitswesens (wissenschaftliches Personal, Amtsärzte in den Verwaltungen auf Bundes- und Länderebene) durch qualifiziertes Fachpersonal. So sollte jedes Gesundheitsamt jeweils über einen spezialisierten Amtsarzt für Umwelthygiene und zur AIDS-Bekämpfung verfügen.

7d Diskussionsbericht

H. Busold

Neben *Prof. Großklaus* nutzten auch *Dr. Baldus*, Präsident der Ärztekammer Westfalen Lippe, sowie der Geschäftsführer der AOK Siegerland-Wittgenstein, *Flender*, die Mögichkeit, vor Beginn der eigentlichen Diskussion aus ihrer Sicht einige Anmerkungen und Ergänzungen zu den Ausführungen von *Prof. Kröger* anzubringen.

Unumstritten dürfte die Feststellung von *Dr. Baldus* sein, daß der unzureichende Stellenplan im ÖGD die Wahrnehmung eminent wichtiger Aufgaben, z. B. die Durchführung von Hygienekontrollen, in erheblichem Maße beeinträchtigt. Die vom nordrhein-westfälischen Gesundheitsminister für das Jahr 1985 genannte Zahl von 22 000 durch Hospitalismus in Krankenhäusern erkrankte Menschen müsse vor dem Hintergrund gesehen werden, daß im Jahre 1985 nur in ca. 60% der Krankenhäuser entsprechende Hygienekontrollen durchgeführt worden seien. Hinsichtlich der immer bedeutsamer werdenden Umweltaufgaben wären die Gesundheitsämter – so *Dr. Baldus* – hoffnungslos überfordert, wollten sie in diesem Bereich bei dem derzeitigen Stellenplan wirksam tätig werden.

Auf eine andere Entwicklungstendenz wies AOK-Geschäftsführer *Flender* hin. Für die Krankenkassen – so *Flender* – stelle sich weniger die Frage der Privatisierung spezieller Aufgaben des ÖGD als vielmehr die der Zuständigkeit für Aufgaben der allgemeinen Daseinsvorsorge. Die gesundheitspolitische Entwicklung der letzten Jahrzehnte mache deutlich, daß der Gesetzgeber verstärkt dazu übergegangen sei, Aufgaben der allgemeinen Daseinsvorsorge (Schutzimpfungen, Zahnprophylaxe, bestimmte Früherkennungsmaßnahmen, Vorsorgemaßnahmen u.a.) auf die Krankenkassen zu übertragen. Wie *Flender* aber auch bemerkte, haben nicht wenige Krankenkassen ihren Ermessensspielraum bei der Leistungsgewährung – soweit vorhanden – freiwillig genutzt und ihren Leistungskatalog entsprechend erweitert. Nach Ansicht von *Flender* ermöglicht die Organisation der Leistungserbringung im Bereich der GKV durch Krankenkassen und Kassen(zahn)ärzte ein wirksameres Vorgehen, d.h. eine höhere Effektivität der allgemeinen Daseinsvorsorge als im ÖGD. Als ein Beispiel nannte *Flender* die Durchführung von Schutzimpfungen, die durch Inanspruchnahme der Kassenärzte wesentlich einfacher zu erhalten seien als durch den ÖGD. Bedingt durch das negative Image der Gesundheitsämter seien umgekehrt potentielle Nachfrager nach Gesundheitsleistungen allgemeiner Art verstärkt daran interessiert, solche Leistungen durch niedergelassene Ärzte und Zahnärzte zu erhalten, dann natürlich zu Lasten der Krankenversicherung. *Flender* kritisierte auf der anderen Seite ungerechtfertigte Kostenverlagerung vom ÖGD auf die Krankenkassen, wie dies nach seinen Worten bei der Ausgabe von Arzneimitteln zum Zwecke der Zahnprophylaxe sowie der Rachitisprophylaxe feststellbar sei. Auch der Umstand, das der ÖGD nicht über die zur Durchführung der Zahnprophylaxe in Kindergärten und Schulen erforderliche medizinische Fachkompetenz (Zahnärzte und Prophylaxehelferinnen) verfüge, bewirke letztlich eine Kostenverlagerung auf die Krankenkassen. Offensichtlich versuche der ÖGD, sich seinen Verpflichtungen im Bereich der allgemeinen Daseinsvorsorge aus Kostengründen zu entziehen. Angesichts dieser Entwicklungstendenzen ergeben sich nach Auffassung *Flenders* für die Krankenkassen folgende Forderungen:

1) Die mangelnde Leistungsfähigkeit des ÖGD darf nicht weiter eine Kostenverschiebung zu Lasten der Krankenversicherung bewirken.
2) Der ÖGD bedarf der dringenden Reformierung, um sich seinen Aufgaben wirkungsvoll stellen zu können. Nur so kann er auch seinem negativen Image entgegenwirken. Die zu befürchtende Ärzteschwemme dürfte bei diesen Bemühungen hilfreich sein.
3) Sollte der ÖGD nicht wirkungsvoller eingerichtet werden können, dann wäre zu fordern, daß Gesundheitsleistungen im Rahmen der allgemeinen Daseinsvorsorge den Krankenkassen aus Steuermitteln finanziert oder aber in tatsächlicher Höhe erstattet werden.

An die beiden Statements von *Dr. Baldus* und *Flender* schloß sich dann eine sehr lebendige Diskussion an, deren wesentliche Ergebnisse an dieser Stelle kurz referiert werden sollen.

Im Kern kreise die Diskussion um die Frage einer sinnvollen Entlastung des ÖGD durch eine Verlagerung delegierbarer Aufgaben auf Krankenversicherungsträger bzw. niedergelassenen Ärzte und Zahnärzte. Waren bei dem Vorschlag von *Dr. Schily*, den Tätigkeitsbereich des ÖGD auf die Hoheitsaufgabe zu beschränken, noch grundsätzliche Erwägungen maßgebend, so griff unter dem Eindruck der geschilderten Nöte des ÖGD schnell eine pragmatische Betrachtungsweise Platz. Wenn auch mit unterschiedlichen Begründungen, so stimmten AOK-Geschäftsführer *Flender* und Ärztekammerpräsident *Dr. Baldus* doch in dem Ziel überein, durchführende Funktionen des ÖGD soweit wie möglich zu delegieren. Zwar seien diese, so *Flender*, schon weitgehend auf Versicherungsträger übergegangen, doch sollte der Aufgabenkatalog des ÖGD unter diesem Gesichtspunkt erneut durchforstet werden. Insbesondere *Dr. Baldus* machte noch einmal deutlich, daß der ÖGD aufgrund unzureichender personeller Kapazitäten in vielen Fällen schlichtweg überfordert sei. Dies bestätige auch ein Bericht des nordrhein-westfälischen Gesundheitsministeriums, aus dem die nur mangelhafte Wahrnehmung von Überwachungs- und Hygienekontrollaufgaben durch den ÖGD klar hervorgehe.

Wenn nach diesem Bericht im Jahre 1985 nur in 60% der nordrhein-westfälischen Krankenhäuser, in 38% der Kindertagesstätten, in 77% der Hallenbäder und nur in 85% der Freibäder Hygienekontrollen hätten durchgeführt werden können, dann zeige dies – so *Dr. Baldus* – die Notwendigkeit einer Entlastung des Öffentlichen Gesundheitsdienstes von Aufgaben, die auch von niedergelassenen Ärzten unter Aufsicht und Anleitung der Amtsärzte wirksam erbracht werden könnten. Hoheitliche Aufgaben, wie z.B. die Aufsicht im amtsärztlichen Dienst, die Umwelthygiene oder die Seuchenbekämpfung, müßten dagegen im Zuständigkeitsbereich von Beamten des ÖGD verbleiben. *Prof. Kröger* gab aus seiner Sicht zu bedenken, daß von einer Aufgabenverlagerung nicht a priori eine Kosteneinsparung erwartet werden dürfe. Wenn man den ÖGD auf die hoheitlichen Aufgaben zusammenstreiche, dann müßten die fürsorglichen Aufgaben von den Krankenkassen übernommen werden. Wie *Flender* bekundet habe, wollten sich die Krankenkassen wiederum diese Aufgaben vom Staat finanzieren lassen. Statt nun die finanziellen Mittel für eine Leistungsausweitung in der Gesetzlichen Krankenversicherung zu verwenden, könnte ebensogut der ÖGD verbessert werden. Nach Auffassung von *Prof. Großklaus* resultiert die eingeschränkte Leistungsfähigkeit des ÖGD nicht allein aus der dünnen Personaldecke. Verantwortlich seien vielmehr auch Ausbildungsdefizite in der alten Mitarbeitergeneration. So erfordere z.B. die Überwachung der Abwasserbeseitigung, bei der es sich um einen sehr komplizierten biochemischen Vorgang handele, eine entsprechende qualifizierte Ausbildung. Ähnliches gelte heute für die Überwachung der Trinkwasserversorgung. *Prof. Großklaus* bezeichnete es als wichtige Aufgabe des Staates, den – wie er feststellte – vorhandenen Idealismus der jungen Generation in diesen Berufen zu nutzen und für eine fundierte Ausbildung zu sorgen. Dies wäre, so bemerkte *Prof. Großklaus* abschließend, ein notwendiger Schritt, um den ÖGD aus seiner Krise herauszuführen.

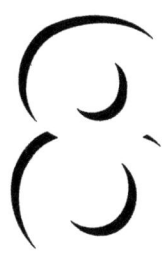

Gesundheitssicherung vs. Beitragssatzstabilität.
Die Gesetzliche Krankenversicherung:
Aufgaben, Organisation, Finanzierung,
Grenzen

8 a *Einführung* von E. H. Buchholz

8 b *Referat* 1 von Dr. Detlef Balzer
Vorstandsvorsitzender des AOK-Bundesverbandes

8 c *Referat* 2 von Dr. Horst Kohne
Stellvertretender Vorsitzender
der Kassenärztlichen Vereinigung Westfalen-Lippe

8 d *Diskussionsbericht* von H. Busold

8a Einführung

E. H. Buchholz

Nach eigener Bekundung wählt *Dr. Balzer* für seine Analyse eine einseitig ökonomische Betrachtungsweise und setzt nach historischem Rückblick und allgemeinen Grundüberlegungen auch entsprechende Markierungen seiner Position, die davon ausgeht, daß die Struktur des Gesundheitswesens und seiner Finanzierung nach wie vor so konsequent auf Wachstum angelegt sei, daß sie theoretisch bis zum Leibarzt für jede Familie oder für jeden Bürger führen könne. Davon könne wiederum eine allgemeine „Bürgerpflicht zur Gesundheit" abgeleitet werden, die so weit reicht, daß sie selbst die Gefahr einer „Medikodiktatur" nicht mehr als Utopie erscheinen lasse.

Die Objektivierbarkeit des medizinischen Leistungsrahmens und -bedarfs der RVO (bezogen auf das Leistungsniveau) hält *Dr. Balzer* für eine irrige Annahme. Für ihn ist der medizinische Bedarf vielmehr sowohl vom Versicherten als auch vom Leistungserbringer her *subjektiv* bestimmt, und zwar ohne Einschränkungen. Das Ergebnis sei dann, daß die Gesundheitswirtschaft aus immanenten Kräften wächst, weil deren Kapazitäten ständig steigen. Wie könnte dieser immanente Wachstumsprozeß gestoppt werden?

Die wichtigste Maßnahme besteht für *Dr. Balzer* in der Begrenzung des Finanzierungsvolumens. Dann könnten zwar Kapazitäten (z. B. das Arzneimittel- oder Krankenhausbettenangebot) zunächst durchaus noch weiter steigen, aber die davon ausgehende Sprengkraft werde u. U. das ganze System gefährden, wozu auch das labile Gleichgewicht der Beitragssätze unter den Kassenarten beitragen könne. Deshalb schlägt er auf der Basis neuer Kriterien für Pflicht- und freiwillig Versicherte ein neues Modell vor, das zur Stabilisierung unseres Gesundheitswesens beitragen soll.

Dr. Kohne nimmt den Gedanken von *Dr. Balzer*, daß von bestimmten Leistungsbereichen des Gesundheitswesens ernsthafte Störungen ausgehen, auf und beklagt, daß die Politik der Kostensenkung im Arzneimittel- und Krankenhausbereich an politischen Widerständen gescheitert sei; politischer Mut sei daher das Gebot der Stunde. Systembelastende Effekte gehen nach der Überzeugung von *Dr. Kohne* aber auch von den Gesetzlichen Krankenkassen selbst aus, und zwar sowohl aus ihrem Wettbewerb untereinander als auch aus ihrem Verhalten gegenüber den Kassenärzten, wenn sie deren restriktives Leistungsverhalten immer wieder durch großzügige Korrekturen zugunsten der Versicherten konterkarieren.

Das Problem bestehender bzw. drohender Überkapazitäten bestätigt *Dr. Kohne* auch für die Zahl der niedergelassenen Ärzte und die daraus resultierende Ausgabensteigerung der Krankenkassen. Er hofft zwar auf die positiven Folgen der Marktwirkungen, bittet aber auch um Verständnis dafür, daß in diesem Bereich „enormer berufspolitischer Sprengstoff" für die ganze kassenärztliche Versorgung steckt.

Für die Zahnärzteschaft trägt *Dr. Plöger* zur Kostendämpfung und Strukturreform eine Konzeption vor, die sich von den Vorstellungen der Ärzte und Krankenkassen total unterscheidet: die Eigenverantwortlichkeit des „mündigen Bürgers" solle wieder reaktiviert und institutionalisiert werden mit der Folge, daß die GKV sich auf die Absicherung der Grundrisiken beschränken könne, daß das Sachleistungssystem durch das Kostenerstattungssystem zu ersetzen und die Leistung zwischen Zahnarzt und Patient wieder frei auszuhandeln sei, zumal das Gesundheitswesen ja eine Wachstumsbranche darstelle, an die zu Recht neue Forderungen herangetragen würden.

Dr. Balzer weist diese Vorstellungen der Zahnärzteschaft mit detaillierter Begründung zurück und bietet seinerseits als Lösung das Konzept der „strukturierten Budgetierung" an, das mit gleicher Entschiedenheit von *Dr. Plöger* abgelehnt wird.

Die Diskussionsrunde über die Wirtschaftlichkeit ärztlicher Leistungen bietet Vertretern des Gemeinnützigen Gemeinschaftskrankenhauses Herdecke Gelegenheit, die Ausgrenzung „alternativer" Heilmethoden zu kritisieren, obwohl manche von ihnen nachweislich in ihrer Wirksamkeit schulmedizinischen Verfahren überlegen seien.

8b Referat 1

D. Balzer

Die Aufgaben der Gesetzlichen oder auch der sozialen Krankenversicherung sind allgemeiner gesellschaftlicher Natur, stellen sich in ihrer heutigen Ausprägung aber erst in Industriegesellschaften. Der Mensch als Einzelwesen kann auf Dauer nicht überleben. Gewisse Risiken seines Lebens können nur gesellschaftlich aufgefangen werden. Dies mag die Ursache dafür sein, daß es überhaupt menschliche Gesellschaften gibt. Menschliche Gesellschaften sind aber erst dann intakt und nur so lange intakt, wie sie bestimmte Lebensrisiken der einzelnen Glieder abzusichern in der Lage sind. Neben die Lebensrisiken Kindheit und Alter – beides Zustände, in denen der Mensch allein nicht lebensfähig ist – tritt die Krankheit. Würde der Mensch nicht während der Zeit einer Krankheit von der Gesellschaft getragen, wären die Verluste größer, als sie eine Gesellschaft ertragen könnte.

In der vorindustriellen Zeit wurde die gesellschaftliche Absicherung der individuellen Lebensrisiken durch die Großfamilie gewährleistet. Damit die Großfamilie dazu imstande war, galt die Regel, daß eine Familie nur gründen durfte, wer als Selbständiger Inhaber eines landwirtschaftlichen Betriebes oder eines Handwerksbetriebes war. Für Beamte, Offiziere und andere notwendige Berufe wurden Ersatzregelungen getroffen, die die wirtschaftlich abgesicherte Selbständigkeit ersetzten. Das Beamtenrecht ist von solchen Regelungen bis heute übrig geblieben. Die Großfamilie versorgt jeden einzelnen in der Kindheit, im Alter und bei Krankheit. Da die Zahl der Betriebe und damit die Zahl der Großfamilien regulativ festgelegt war, beispielsweise in Zunftordnungen, konnte die Bevölkerung immer an die Grenze ihres Nahrungsspielraumes wachsen, aber nicht darüber hinaus. Bei Verlusten durch Seuchen oder Kriege regenerierte sie sich in sehr kurzer Zeit. Dieses System hat ein Jahrtausend lang in Europa bestanden und der Gesellschaft Stabilität verliehen.

Es wurde durchbrochen in dem Augenblick, wo sich die Industrie entwickelte und damit die Einheit von Betrieb und Familie aufgelöst wurde. Der Industriearbeiter war frei, an konventionelle Regeln nicht gebunden und konnte eine Familie gründen. Er konnte sie auch ernähren, solange er lebte und gesund war. Die übrigen Gewohnheiten blieben erhalten, und so stieg die Bevölkerung mit der Zahl der Familien sprunghaft an, ohne daß die notwendige Sicherung gegen die Wechselfälle des Lebens gegeben waren. Dies löste die bekannten sozialen Fragen der vergangenen 2 Jahrhunderte aus.

Die Überlegungen der Wissenschaft und der Sozialpolitik zu diesen Erscheinungen waren zwiespältig. Die angelsächsische Lehre, zu kennzeichnen durch die Namen David Ricardo und Robert Malthus, sah Armut und Elend als notwendige Bestandteile jeder menschlichen Gesellschaft an und war deshalb von der Sinnlosigkeit jeglicher Maßnahmen der sozialen Sicherung überzeugt. Die auf Calvin gestützten Lehren der Puritaner gaben dazu den weltanschaulichen Hintergrund.

Der deutsche Ansatz war ganz anders. Mit durchaus unterschiedlicher Motivation verbreitete sich der Gedanke, daß die als bedrohlich angesehenen Lebensrisiken durch kollektive Einrichtungen abzusichern seien. Es mag eine Rolle gespielt haben, daß in Deutschland bereits auf die englische Entwicklung verwiesen werden konnte, die etwa 5 Jahrzehnte vorweglief. Es mag auch v. a. wichtig gewesen sein, daß aus der in Deutschland gleichwertig neben der römischen stehenden germanischen Rechtstradition die Fürsorgepflicht des Arbeitgebers entwickelt wurde und daß so der Arbeiter in die soziale Sicherung voll mit eingebunden werden konnte.

Inzwischen gibt es soziale Sicherungssysteme für den Krankheitsfall in allen Industrieländern der Welt – in den Ländern mit angelsächsischer Tradition entwickelten sie sich am spätesten. Auch in den Schwellenländern und in manchen Entwicklungsländern sind Ansätze und Diskussionen über kollektive Absicherungen des Krankheitsrisikos in vollem Gange.

Die kollektive Finanzierung der Gesundheitsleistungen ist in Deutschland nicht über Staatshaushalte, sondern über eigenständige Körperschaften – eben die Träger der sozialen Krankenversicherung – organisiert worden. Die Träger knüpften an bestehende Selbsthilfeeinrichtungen von Betrieben, Berufsständen und Kommunen an, so daß eine Vielfalt von Trägern nach Art und Zahl entstand. Diese gegliederte soziale Krankenversicherung hat sich von Anfang an und bis heute der einheitlichen Lenkung und Steuerung entzogen. Das hat ihre Entwicklung beschleunigt und ihre Wirksamkeit gesteigert, das macht auf der anderen Seite ihre Begrenzung nach politischen Maßgaben fast unmöglich.

Kollektive Finanzierung von Gesundheitsleistungen erfordert, das gewünschte Sicherungsniveau zu definieren. Diese Frage stellt sich nicht dringlich, solange eine Ausweitung des Sicherungsniveaus gewünscht wird, solange also die Kapazität des Gesundheitswesens den gewünschten Versorgungsgrad nicht sicherstellen kann. So war am Anfang der sozialen Krankenversicherung das Gesundheitswesen nur zu einer dünnen Versorgung imstande. Die Bevölkerung war auch gewohnt, Leistungen der Medizin nur in Anspruch zu nehmen, wenn sie am Leben bedroht war. Es ist bezeichnend, daß die Hauptleistung der sozialen Krankenversicherung zunächst das Krankengeld war, das höchste Risiko bei Krankheit wurde im Ausfall des Lohnes gesehen, nicht in der Notwendigkeit medizinischer Versorgung. Dies hat sich gründlich geändert. Inzwischen haben sich die Kapazitäten der Gesundheitswirtschaft so weiterentwickelt, daß jeder Bürger durch sein Leben hindurch medizinisch begleitet werden kann, wenn er dies wünscht.

Die Struktur des Gesundheitswesens und seiner Finanzierung ist aber nach wie vor darauf angelegt, daß das Gesundheitswesen wächst. Der Bedarf läßt sich beliebig größer definieren: bis theoretisch zum Leibarzt für jede Familie oder für jeden Bürger. Hier könnte ein gesellschaftliches Risiko entstehen: Aus dem verbrieften Anspruch auf alle notwendigen Gesundheitsleistungen könnte eine Bürgerpflicht zur Gesundheit abgeleitet werden. Es wäre dann wiederum Sache des Gesundheitswesens zu definieren, was zur Aufrechterhaltung dieser obligatorischen Gesundheit erforderlich wäre. Hier wächst die Gefahr einer

„Medikodiktatur" heran, die heute sicherlich noch Utopie ist. Eine Reihe von Gedanken, die heute in der gesundheitspolitischen Diskussion geäußert werden über die Notwendigkeit einer gesunden Lebensweise und über die Notwendigkeit, eine nicht gesundheitsgerechte Lebensweise mit Sanktionen zu belegen, lassen sich zwanglos in diese Utopie hinein fortsetzen. Sie würde bedeuten, daß der individuelle Lebensablauf nach medizinischen Gesichtspunkten gestaltet werden müßte. Wenn in der DDR die Ärzte die ihnen zugewiesenen Patienten immer dann zur Untersuchung bestellen, wenn sie dies wieder für nötig halten, dann ist angesichts der geräuschlosen und wirksamen gesellschaftlichen Sanktionen in diesem Staat die „Medikodiktatur" nur noch eine Frage der sich entwickelnden Kapazitäten.

Der Leistungsrahmen der sozialen Krankenversicherung ist in der RVO beschrieben: Danach hat das Mitglied für sich und seine Angehörigen Anspruch auf medizinische Leistungen, die zweckmäßig und ausreichend sind und das Maß des Notwendigen nicht übersteigen. Diese Beschreibung hat man für objektivierbar gehalten. Es hat sich gezeigt, daß dies eine irrige Annahme ist. Der Bedarf an medizinischen Leistungen ist, bezogen auf das Versorgungsniveau, nicht objektiv zu ermitteln, sondern ein Ergebnis gesellschaftlichen Konsenses. Im Einzelfall ist der medizinische Bedarf in doppelter Hinsicht subjektiv bestimmt: Zum einen steht es dem Bürger frei, bei Beschwerden, die er subjektiv empfindet, medizinische Hilfe in Anspruch zu nehmen oder nicht. Krankheit ist immerhin auch ein rechtlich relevanter Status, in den man nur eintreten kann, wenn man sich dazu entschlossen hat. Daß dem schwer Leidenden dieser Entschluß leicht fällt, ist keine Frage. Daß auch Bürger mit ernsthaften Leiden sich nicht immer zur Inanspruchnahme medizinischer Leistungen entschließen, aus welchen Gründen auch immer, bestätigt die Erfahrung. Da aber schon heute die meisten Ursachen für Inanspruchnahme ärztlicher Hilfe nicht schwerwiegender Natur sind, hat die subjektive Entscheidungsspanne erhebliche Relevanz für den Umfang der erbrachten Leistungen.

Ebenso subjektiv ist das bestimmbar, was als medizinische Hilfe dargebracht wird. Die Bewertung vorgetragener Beschwerden und die Bestimmung der entsprechenden Leistungen oder Maßnahmen unterscheiden sich von Arzt zu Arzt, zwischen den unterschiedlichen medizinischen Schulen und Fachgebieten. Auch diese subjektive Gestaltungsmöglichkeit der erbrachten Leistungen hat erhebliche wirtschaftliche Relevanz. Das Handeln innerhalb dieser subjektiven Spannbreiten bewegt sich durchaus innerhalb tolerierten gesellschaftlichen Verhaltens. Selbst dabei ist absolut unvermeidbar, daß neben medizinischen Gesichtspunkten auch Kriterien wirtschaftlicher und anderer nicht medizinischer Art das Handeln bestimmen. Dabei kann die Einstellung der Arbeit und dem Betrieb gegenüber eine Rolle spielen ebenso wie der verständliche Wunsch des Arztes, durch ein bestimmtes Leistungsvolumen ein angemessenes Einkommen zu erwirtschaften und seine Investitionen angemessen zu amortisieren. Es dürfte unmöglich sein, Verhaltensmotive objektiv zu differenzieren.

Dies alles hat innerhalb eines bestehenden, in der RVO festgelegten Leistungsrahmens, der im Grunde nur marginal geändert wurde, zu einer gewaltigen Entwicklung des Leistungsumfangs geführt. Diese Entwicklung ist in der Struktur des Gesundheitswesens und seiner Finanzierung angelegt.

Ein Denkmodell verdeutlicht die Verhältnisse: Wenn wir uns irgendeinen Wirtschaftszweig vorstellen und ihm ankündigen, daß wir auf der Basis kollektiver Finanzierung die gesamte Produktion ständig aufkaufen, dies auch zu auskömmlichen Preisen und ohne Begrenzung nach oben, dann wird dieser Wirtschaftszweig wachsen. Die Einkommensmöglichkeiten werden dort gut sein, und der Nachwuchs wird in diese Branche drängen. Die Entwicklung in dieser Branche wird sich auf eine Produktionssteigerung konzentrieren, nicht so sehr auf eine Verbilligung und Rationalisierung der Produktion.

Genau diese Situation ist im Gesundheitswesen seit 100 Jahren, seit die kollektive Finanzierung mit prinzipiell nach oben offenen Mitteln begonnen hat, gegeben. Von diesem Augenblick an ist die Kapazität des Gesundheitswesens an Ärzten, Krankenhäusern und allen anderen Gesundheitsberufen ständig gestiegen und sie steigt auch heute noch sichtbar weiter. Damit ist auch die Produktion an Gesundheitsleistungen und der Umsatz mit Gesundheitsleistungen ständig weiter angestiegen, ein Ende dieses Anstiegs ist ebenfalls noch nicht abzusehen.

Nun wäre ein Ende dann anzunehmen, wenn die Bevölkerung weiterer medizinischer Leistung überdrüssig würde. Es scheint aber so zu sein, daß Gesundheitsleistungen, sogar unabhängig von der Art der Finanzierung, in noch viel höherem Umfang vermarktet werden können, als dies heute geschieht. Jedenfalls ist bisher nicht zu erkennen, daß es nicht gelingen könnte, die Produktion der wachsenden Kapazitäten im Gesundheitswesen der Bevölkerung darzubringen. Auch heute, wo die soziale Sicherung für 90 % der Bevölkerung alle Leistungen abdeckt, die sinnvoll sind, werden hohe Milliardenbeträge im Jahr daneben für Gesundheitsgüter außerhalb des Leistungsrahmens der Krankenversicherung verkauft. Das bedeutet aber, daß auch für die kollektiv finanzierten Gesundheitsleistungen der mögliche Markt noch längst nicht erschöpft ist. Wenn politisch gewollt ist, daß das Versorgungsniveau über die soziale Krankenversicherung in seinem heutigen Volumen als ausreichend angesehen wird, müssen aktive Maßnahmen ergriffen werden, die das weitere Wachsen der Kapazitäten, der Umsätze und damit der Aufwendungen für Gesundheitsgüter verhindern.

Es ist zuzugeben, daß diese Betrachtungsweise des Gesundheitswesens einseitig ökonomisch ist. Sie ist aber eher geeignet, die Entwicklung im Gesundheitswesen schlüssig zu erklären, als eine Argumentation, die sich allein und einseitig auf medizinische Kriterien stützt. Das Ergebnis ist, daß das Gesundheitswesen aus immanenten Kräften wächst, daß dies auch nicht Ergebnis eines sich verschlechternden Gesundheitszustandes ist, sondern daß der Grund in den steigenden Kapazitäten liegt. Diese Überlegungen sind relativ neu. Sie sind öffentlich geworden auf der letzten Tagung der Internationalen Vereinigung für soziale Sicherung im September 1986 in Montreal. In der Berichterstattung und der Diskussion über Zusammenhänge von Kosten und Finanzierung ist die wirtschaftliche Betrachtungsweise herausgestellt und bestätigt worden. Durchgesetzt hat sich diese Betrachtungsweise noch längst nicht überall. Auch in der sozialen Krankenversicherung wird noch auf der Basis der Vorstellung eines objektivierbaren Bedarfs diskutiert. Die neuen Gedankengänge gewinnen aber mehr und mehr Boden und finden sich beispielsweise auch schon in den

„Gemeinsamen Forderungen der Spitzenverbände der gesetzlichen Krankenversicherung zur Strukturreform" vom Januar 1987. Es wäre eine besondere Aufgabe der deutschen Sozialversicherung als der ältesten sozialen Krankenversicherung der Welt, auf der Basis dieser neuen wirtschaftlichen Betrachtungsweise Maßnahmen zu entwickeln, die das immanente Wachstum des Gesundheitswesens politisch beherrschbar machen und damit erst die in Industriegesellschaften notwendige kollektive Finanzierung von Gesundheitsgütern auf Dauer stabilisieren. Die Organisation der sozialen Krankenversicherung in Deutschland ist bisher jedoch nicht darauf angelegt, diesen immanenten Wachstumsprozeß zu begrenzen, vielmehr begünstigt sie ihn.

Die soziale Krankenversicherung arbeitet nach dem Sachleistungsprinzip. Sie schließt mit Leistungserbringern, also mit Ärzten, Apotheken, Krankenhäusern und anderen Verträge ab, in denen die Erbringung der Leistungen für die Mitglieder der jeweiligen Krankenkasse oder Kassenart geregelt wird und ebenso die Vergütung nach Höhe und Verfahren. Da bei Begründung der sozialen Krankenversicherung die bestehenden Kassen und Kassenarten im wesentlichen übernommen und weiterentwickelt wurden, haben wir ein komplexes gegliedertes System mit zahlreichen autonomen Einheiten. Auch die Verlagerung der Vertragshoheit gegenüber Ärzten und Zahnärzten auf die jeweiligen Landesverbände der Krankenkassen vermindert den Grad der Komplexität nur wenig, da die Landesverbände sich auch mit ihren Mitgliedern, also den einzelnen Kassen, abstimmen müssen. Da außerdem die meisten dieser Krankenkassen noch im Wettbewerb um Mitglieder untereinander stehen, neigen sie dazu, die Vertragsgestaltung als Wettbewerbsparameter einzusetzen und damit die Leistungserbringer als Werber für ihre Kasse und Kassenart zu gewinnen. Dies hat die Preise für Gesundheitsgüter erheblich nach oben beeinflußt und die Krankenversicherung insgesamt der Gesundheitswirtschaft gegenüber geschwächt. Erst seit wenigen Jahren gibt es Ansätze, daß Verhandlungen von allen Kassenarten gemeinsam geführt werden, mindestens bis zur Festsetzung von Eckwerten hin. Dies hat sich schon jetzt als ein Stabilisierungsinstrument von erheblicher Wirksamkeit erwiesen. Wenn bei weiterer Stabilität der Ausgaben und gleichzeitigem Wachstum der Kapazitäten die Spanne zwischen gewünschtem und erzielbarem Umsatz weiter steigt, wird es notwendig sein, die Zusammenarbeit der Kassenarten und Kassen im Vertragswesen zu verstärken und möglicherweise zu institutionalisieren.

Die Diskussion über die Höhe des gewünschten Versorgungsniveaus ist aber heute möglich, anders als noch vor wenigen Jahrzehnten. Damals war „für die Gesundheit nichts zu teuer". Heute betrachtet man auch in der politischen Diskussion diese Frage nüchterner. Auch Abstriche vom Leistungsrahmen der Krankenversicherung sind heute schon umsetzbar. So konnte der Gesetzgeber Arzneimittel für bestimmte Bagatellerkrankungen aus dem Leistungsumfang streichen. Die gemeinsame Selbstverwaltung der Zahnärzte und Krankenkassen hat mit neuen Richtlinien bestimmte Formen und Materialien von Zahnersatz aus der kassenzahnärztlichen Versorgung ausgeschlossen. All dies ist heute möglich, es findet auch nicht den Protest der versicherten Bevölkerung, sondern allenfalls der Leistungserbringer, denen Umsatzmöglichkeiten geschmälert werden.

Wenn allerdings das Finanzierungsvolumen ernsthaft in seinem Wachstum begrenzt wird und gleichwohl die Kapazität im Gesundheitswesen zunächst noch längere Zeit weiter steigt, dann wird vom Gesundheitswesen her emotional argumentiert werden. Es wird deswegen notwendig sein, der Bevölkerung die ökonomischen Zusammenhänge des Gesundheitswesens möglichst nahezubringen, damit sie eine solche Diskussion erträgt. Dabei darf gleichwohl das Vertrauen der Bevölkerung in das Gesundheitswesen nicht zerstört werden, weil dies eine Voraussetzung für den Erfolg der Maßnahmen des Gesundheitswesens ist. Andererseits hat das Gesundheitswesen mit der heutigen Organisation der sozialen Krankenversicherung ein System zu verteidigen, das ihm immer noch viel mehr Handlungsspielraum und auch ökonomische Grundlagen bietet, als es irgend ein staatliches System je könnte oder würde. Und wenn das gegenwärtige System in seinem Wachstum nicht stabilisiert werden kann, wird wohl ein staatliches System die einzige denkbare Alternative sein.

Angesichts des erreichten Budgets der sozialen Krankenversicherung von etwa 120 Mrd. DM sind die Wachstumsraten dieses Marktes für uns von volkswirtschaftlicher Bedeutung. Wenn es jahrelanger Anstrengung bedarf, Steuerersparnisse von 20 Mrd. DM den Steuerzahlern wieder zugute kommen zu lassen, dann kann diese Summe in 3 Jahren durch Beitragssatzsteigerungen wieder aufgezehrt werden, wenn die Stabilisierung der sozialen Krankenversicherung nicht gelingt.

Aber auch die Grenze der Erhöhung von Beitragssätzen ist nicht objektivierbar. Schon häufig im Laufe der Geschichte sind Höchstbeiträge festgesetzt oder ins Gesetz aufgenommen worden. Sie haben nie gehalten, sondern wurden immer überschritten. Ein allmähliches Steigen der Beitragssätze wird von der Bevölkerung hingenommen und von der Wirtschaft getragen. Es bindet allerdings volkswirtschaftliche Ressourcen an das Gesundheitswesen, die dort unproduktiv oder sogar kontraproduktiv sind. Selbstverständlich wird es nie soweit kommen, daß das gesamte Volkseinkommen für das Gesundheitswesen verbraucht wird. Schon vorher werden Maßnahmen ergriffen werden, die auch vor Zuständen und Sachverhalten nicht Halt machen, die heute noch als „heilige Kühe" gelten. Je eher das überproportionale Wachstum gebremst wird, desto markt- und sachgerechter können die Maßnahmen sein, die dieses Wachstum begrenzen. So wäre es heute wohl möglich, das überproportionale Wachstum der verschiedenen Teilsektoren des Gesundheitswesens durch entsprechende geeignete Verträge zwischen den Leistungserbringern und den Krankenkassen zu beherrschen. Dies geschieht schon mit beträchtlichem Erfolg im Verhältnis zu Ärzten und Zahnärzten. Bei anderen Leistungssektoren, insbesondere der Arzneimittelversorgung und dem Krankenhauswesen, bestehen keine geeigneten Vertragsorganisationen. Von diesen Sektoren geht eine Sprengkraft für das ganze System aus, weil auch Ärzte und Zahnärzte auf die Dauer nicht hinnehmen können, daß für sie das Wachstum begrenzt ist, andere Sektoren aber praktisch freien Zugriff auf steigende Beitragssätze haben.

Der Beitragssatz der einzelnen Krankenkasse hängt ab von der Zusammensetzung ihrer Mitgliedschaft hinsichtlich einerseits ihrer Risikostruktur und andererseits ihres Arbeitseinkommens als Bemessungsgrundlage für die Beiträge. In einem System autonomer Krankenversicherungsträger sind damit Beitragssatzunterschiede vorprogrammiert. Sie haben inzwischen eine Höhe mit Spannen zwischen unter 8% und über 15% erreicht, die politisch auf Dauer nicht mehr toleriert werden kann. In einer Krankenversicherungslandschaft, in der die meisten Arbeitnehmer zwischen mehreren Krankenversicherungsträgern wählen können, werden die Beitragssatzunterschiede sich eher verschärfen, als daß sie sich ausgleichen. Mitglieder mit gutem Risiko haben größere Möglichkeiten der Wahl und werden auch aktiv umworben. Mitglieder mit schlechtem Risiko werden, wenn überhaupt, nicht intensiv umworben und nach Möglichkeit nicht aufgenommen, wenn sie denn ein Wahlrecht haben. Da die Höhe des Beitrags ein Wettbewerbsparameter zwischen den Krankenkassen ist – wohl nicht der allein entscheidende Wettbewerbsparameter, aber eben auch nicht ohne Bedeutung – verschlechtert sich die Wettbewerbsposition einer Krankenkasse immer dann, wenn ihr Beitragssatz höher festgesetzt werden mußte, wenn sie also auf den Zugang von Mitgliedern mit günstiger Risikostruktur besonders angewiesen ist. Das Gleichgewicht zwischen den Kassen und Kassenarten hinsichtlich ihrer Beitragssätze ist also nicht stabil, sondern labil. Maßnahmen müssen getroffen werden, um die Beitragssatzunterschiede in politisch tolerierten Spannen zu halten. Dabei ist ein finanzieller Ausgleich zwischen den verschiedenen Kassenarten nicht das geeignetste Mittel. Finanzausgleiche nehmen den einzelnen Krankenkassen ihre finanzielle Autonomie und Verantwortlichkeit. Das setzt die Krankenkassen außer Stande, sich mit Engagement und Erfolg um eine wirtschaftliche Gestaltung des Leistungsgeschehens zu bemühen. Sie hat darüber hinaus dann auch keine Anregung mehr, ihre Risikostruktur durch eigene Anstrengungen zu verbessern.

Wenn autonome Kassen und Kassenarten gewünscht werden, dann wird es nicht möglich sein, allen Mitgliedern der sozialen Krankenversicherung die Wahl ihrer Krankenkasse freizustellen. Wenn andererseits die Wahlfreiheit nicht an den Status des Angestellten geknüpft werden soll, dann muß für die Differenzierung zwischen zugewiesenen und wahlfreien Mitgliedern ein neues Kriterium gefunden werden. Da auch in der Wirtschaft die Unterscheidung zwischen Angestellten und Arbeitern immer weniger nachvollziehbar wird, wäre zu überlegen, die Grenze der Pflichtmitgliedschaft an der Höhe des Arbeitsverdienstes zu orientieren. Es wäre eine Stufung denkbar, wonach Mitglieder mit Arbeitsverdiensten, die etwa einer betrieblichen Funktion bis unterhalb der Meisterebene entsprechen, der jeweiligen Pflichtkasse für den Betrieb zugewiesen wären. Dies wäre im allgemeinen die AOK, in den gesonderten Fällen die Betriebs- oder Innungskrankenkasse. Arbeitnehmer von der Meisterebene an aufwärts, ob in Arbeiter- oder Angestelltenberufen ist dabei ohne Bedeutung, könnten die Mitgliedschaft zur Ersatzkasse wählen. Arbeitnehmer mit einem Einkommen, das etwa dem Status des leitenden Angestellten entspricht, sollten sich nach eigener Wahl in der sozialen oder in der privaten Krankenversicherung versichern können. Dies wäre ein Modell, das den Kassenarten ihre ursprünglichen Funktionen wieder zuweisen würde und das insgesamt voraussichtlich zu einer stabilisierten Krankenversicherung führen würde.

Es wird niemals möglich sein, durch eine einmalige Reform die soziale Krankenversicherung in eine Form und Organisation zu bringen, die auf Dauer die gewünschte Versorgung sicherstellt und gleichzeitig das Gesamtbudget und die einzelnen Teilbudgets stabilisiert. Es wird auch nicht möglich sein, diese Ziele in Konfrontation zu den am Gesundheitswesen beteiligten Mitgliedern, Sozialpartnern oder Leistungserbringern zu erreichen. Politik der sozialen Sicherung im Gesundheitswesen ist ein ständiger Prozeß des Ausgleichs der Interessen gegeneinander, der gesteuerten Weiterentwicklung. Selbst wenn es gelingt, die nötigen Instrumente zu schaffen, so daß die Beitragssatzentwicklung stabilisiert werden kann, wird immer wieder und immer aufs neue die Abwägung zwischen dem gewünschten Leistungsniveau, seiner finanziellen Bewertung und den dafür notwendigen Beitragssätzen vorgenommen werden müssen. Dies alles sind politische Entscheidungen im Gesundheitswesen, die stark emotional beherrscht sind und die sich deshalb sehr schnell ändern können, sowohl bei gleichbleibender Parteienkonstellation als auch um so mehr bei Wechsel der politischen Kräfte. Die aktuelle Aufgabe besteht darin, die notwendigen und wirksamen Instrumente und Organisationsformen für die Stabilisierung des Gesundheitswesens zu schaffen. Eine Daueraufgabe wird es sein, sie anzuwenden.

8c Referat 2

H. Kohne

Lassen Sie mich vorausschicken, daß ich, obwohl ich ebenso eine Körperschaft vertrete, dennoch der Auffassung bin, daß wir uns auch Gedanken über von der Politik veranlaßte Maßnahmen machen müssen. Zwar besteht dann die Gefahr, daß man gleich in eine entsprechende „Ecke" gestellt wird, ich nehme aber für mich in Anspruch, auch politische Alternativen zu überlegen, vorauszudenken und ggf. auch wieder zu verwerfen. In diesem Sinne möchte ich auch einige meiner nachfolgenden Diskussionsbemerkungen verstanden wissen.

Im Referat von Dr. Balzer klang auch die Frage nach dem Wirtschaftlichkeitsangebot der Reichsversicherungsordnung an. Es ist in der Tat eine Schwierigkeit – das wissen auch die Herren der Krankenkassen –, dieses Gebot in der täglichen Prüfpraxis umzusetzen. Der Gesetzgeber hat uns hier mit einer relativ „schwammigen" Definition in der RVO im Stich gelassen. Ergänzend ist hier die Rechtsprechung der Sozialgerichte heranzuziehen, wobei allerdings auch wenig hilfreiche Urteile gesprochen werden.

Die Konkretisierung des „Zweckmäßigen, Notwendigen und Ausreichenden" anhand von Durchschnittszahlen ist unbefriedigend, jedoch grundsätzlich bei dem enormen Prüfungsumfang und dem Zeitdruck wohl kaum zu ändern. Wir müssen allerdings hierbei unterstellen, daß die Mehrzahl der Ärzte, deren Abrechnung in diese Statistik einfließt, vernünftig, normal und ausreichend arbeitet. Könnten wir nicht von dieser Annahme ausgehen, wäre dies eine Bankrotterklärung für die kassenärztliche Versorgung.

Der Vorstand einer Kassenärztlichen Vereinigung wird immer wieder von niedergelassenen Kollegen mit großer Verärgerung angeschrieben, wenn sie über Patienten vom großzügigen Leistungsverhalten der Krankenkassen erfahren. Häufig verhält sich der Arzt im Sinne der Richtlinien und Kostendämpfung restriktiv gegenüber dem Patienten, während dieser, wenn er deswegen bei seiner Krankenkasse vorspricht, zur Antwort erhält, daß selbstverständlich alles, was sein Arzt für nötig hält, erstattet wird. Es ist sicherlich müßig, darüber zu diskutieren, wie oft dies in der Praxis vorkommt. Ich glaube, es geschieht oft, und der „Schwarze Peter" wird so in die Arztpraxis verlagert.

Selbstverständlich befindet sich der Kassenarzt in einem Spannungsfeld zwischen Leistungsgewährung, die für ihn meist auch mit Umsatz verbunden ist, und dem Wirtschaftlichkeitsgebot. Das Ziel einer angemessenen Einkommensentwicklung halte ich in unserer Wirtschaftsordnung auch für legitim.

Unter dieser Prämisse im Zusammenhang mit der Einzelleistungsvergütung ist auch sichergestellt, daß der Arzt ein Interesse an der Erbringung aller erforderlichen Leistungen für seinen Patienten hat. Es kann nicht sein, daß man bei allen anderen Beschäftigten und Selbständigen in der Bundesrepublik ein Gewinnstreben als legitim ansieht, während man es bei den Ärzten und Zahnärzten in die Nähe ethischer Anrüchigkeit rückt.

Nach dem Referat von Dr. Balzer hatte ich fast den Eindruck, als ob das Problem der Kostendämpfung sich nur zwischen den Vertragspartnern – Krankenkassen und Kassenärzten – abspielt. Ich dagegen halte hier die politischen Maßnahmen und politisch vorgegebenen Rahmenbedingungen für entscheidend. Hier ist nicht nur die Frage gestellt, ob der Politiker solche Rahmenbedingungen durchsetzen kann, ich würde es anders ausdrücken: Hier ist absoluter politischer Mut gefordert.

Wir stehen heute wenige Tage vor der Bundestagswahl. In einer solchen Situation hat dazu niemand mehr den politischen Mut, weil das politische Handeln der meisten Politiker sich an den Interessen der Wählerströme ausrichtet und somit danach, wie sich die eigenen politischen Handlungen in Wählerstimmen auszahlen.

Solange mit der Kostendämpfung gegenüber den Patienten und damit den Wahlbürgern Einschränkungen und Belastungen verbunden sind, wird der politische Mut zu solchen Maßnahmen nicht sehr groß sein. Solange aber der politische Raum uns hier im Stich läßt, sehe ich auch bei unseren gemeinsamen Bemühungen um eine Sicherung dieses Systems nur geringe Erfolgsaussichten. Aber diese Verantwortung, deren Mangel wir in der Politik konstatieren, müssen wir auch selbst haben. Dazu gehört auch in der Berufspolitik Mut. Wir Kassenärzte können stolz darauf sein, daß wir in der Ausgabenentwicklung nicht zu den Spitzenreitern gehören. Genauso weiß ich aber, daß wir für die Bereiche der Arzneimittel und Heil- und Hilfsmittel allein verantwortlich gemacht werden und daß diese enorme Zuwachsraten haben.

Diese These von der alleinigen Zuständigkeit des niedergelassenen Kassenarztes wird aber der tatsächlichen Situation nicht gerecht. Hier sind alle Beteiligten zu gemeinsamen Kostendämpfungsbemühungen aufgerufen, und ich beziehe dabei insbesondere die Politiker – aber gleichermaßen auch die Krankenkassen – mit ein.

Auch im stationären Bereich sind die Kostendämpfungsbemühungen bisher nicht sehr erfolgreich gewesen.

Eine wirksame Kostendämpfung im Bereich der Arzneimittel ist bislang stets am enormen politischen Widerstand der überaus starken Arzneimittelindustrie gescheitert.

Gleichfalls durch politische Widerstände ist es bislang zu keiner durchgreifenden Regelung im Krankenhaussektor gekommen. Die Überkapazitäten bleiben bestehen, und wenn Sie heute einen Krankenhausneubau haben, dann wird verzweifelt versucht, durch Umwandlung der eigentlich nicht mehr benötigten Betten im Altbau, diese Einrichtung weiterbestehen zu lassen. Zum Teil wirken hieran auch die Krankenkassen mit. Ich will aber hier keine Schuldzuweisung machen, sondern ich möchte nur sagen, daß wir ehrlicher sein sollten. Wenn uns der politische Raum hier nicht hilft, dann ist die gemeinsame Selbstverwaltung mit ihrem Kostenbegrenzungsinstrumentarium am Ende.

Zum Stichwort „Wettbewerb" haben wir auch einige Ausführungen gehört. Selbstverständlich müssen sich die Krankenkassen dem Wettbewerb stellen, sonst verbleiben ihnen nur die schlechteren Risiken mit den hohen Ausgaben und geringen Grundlöhnen. Ein Beispiel für diese Bemühungen sind die „AOK-Marketingkonzeptionen". Dieser Wettbewerb ist vom Grundsatz her – aus der

Sicht des Patienten – zu bejahen. Doch müssen wir gemeinsam aufpassen, daß der Wettbewerb nicht zu Ausgabensteigerungen führt, die das gesamte System belasten.

Als letzten Punkt möchte ich noch auf das von Dr. Balzer erwähnte Stichwort der „Kapazitäten" eingehen. Wenn Sie sagen, die Kapazität oder konkret die Anzahl der niedergelassenen Ärzte steigert die Ausgaben der Krankenkassen, so lassen sich dafür vielleicht Beweise anführen. Nur, irgendwann regelt sich das auf einem freien Markt von selbst, weil dann nicht mehr alle niedergelassenen Ärzte das von ihnen selbst angestrebte Auskommen finden werden.

Bereits heute kommt es vor, daß ich als 2. Vorsitzender einer Kassenärztlichen Vereinigung bei Anfragen von Banken die Auskunft geben muß, daß der Bedarfsplan in dem Gebiet übererfüllt ist und daß aus unserer Sicht für eine Niederlassung keine guten Aussichten bestehen. Ich glaube, daß in Zukunft sich die Niederlassungen effektiver durch die mangelnde Kreditbereitschaft der deutschen Banken regeln wird als durch das neue Bedarfsplanungsgesetz.

Allerdings ist hiermit die große Gefahr einer Zweiklassenmedizin verbunden. Dies bezieht sich nun nicht wie früher auf die Patientenseite und den ungleichen Zugang zum Arzt, sondern auf die Seite der niedergelassenen Ärzte. Denn der Arzt, der das Glück hat, bereits länger niedergelassen zu sein und mit den früheren Honoraren eine angemessene räumliche und apparative Praxisausstattung erwirtschaften zu können, ist in einer besseren Lage. Der sich neu niederlassende Arzt hat dann kaum noch die Möglichkeit von der Ausstattung her, mit den etablierten Praxen gleichzuziehen.

Ich möchte dieses Problem nicht weiter ausführen, weil hierin ein enormer berufspolitischer Sprengstoff und auch Konfliktstoff für die kassenärztliche Versorgung insgesamt steckt.

Wir allein, d.h. Sie als Krankenkassen und wir als Kassenärzte, sind bei allem Wohlwollen und allem Bemühen um eine systemgerechte Lösung hilflos, wenn vom politischen Raum nicht zumindest die Rahmenbedingungen vorgegeben werden, die uns eine wirksame Kostendämpfung erlauben. In dem Ziel, das bewährte System der kassenärztlichen Versorgung zu erhalten und auszubauen, sind wir sicherlich einig.

8 d Diskussionsbericht

H. Busold

Die Diskussion gestaltete sich nicht zuletzt deshalb sehr kontrovers und lebendig, weil sich die Position der Zahnärzteschaft zur anstehenden Strukturreform, wie sie von *Dr. Plöger*, Vorstandsvorsitzender der Kassenzahnärztlichen Vereinigung Westfalen-Lippe, vorgetragen wurde, in ihrer marktorientierten Sichtweise von den Vorstellungen der Ärzteschaft und der Spitzenverbände der GKV deutlich abhob. An den bisher kursierenden Konzeptionen zur Strukturreform der Gesetzlichen Krankenversicherung bemängelte *Dr. Plöger* insbesondere, daß die Chance nicht genutzt werde, die Probleme des Gesundheitswesens durch eine stärkere Einbeziehung der Beurteilungs- und Entscheidungskompetenz des „mündigen" Bürgers zu bewältigen. Man spreche diesem Bürger von Zeit zu Zeit sogar die Mündigkeit ab. Um eine wirksame Kostensteuerung im Gesundheitswesen zu erreichen, sei es nach Auffassung der Zahnärzteschaft aber unumgänglich, Rahmenbedingungen zu schaffen, die der Mündigkeit und Eigenverantwortlichkeit des Bürgers gerecht würden. In diese Richtung ziele der – so *Dr. Plöger* – durchaus konstruktive Vorschlag, den Leistungsumfang der GKV auf die Absicherung der Grundrisiken zu beschränken und die Art der Finanzierung und Gestaltung darüber hinausgehender Leistungen dem einzelnen selbst zu überlassen.

Zumindest für den Bereich der zahnärztlichen Versorgung forderte *Dr. Plöger* auch eine Abkehr vom Sachleistungssystem in der GKV. Seiner Ansicht nach ließe sich mit der Einführung eines Kostenerstattungssystems eine Reihe von Problemen lösen, ohne daß es gleichzeitig zu einer Kostensteigerung kommen müsse. Kostenerstattung – so erläuterte *Dr. Plöger* – bedeute nicht eine Abkehr von derzeit vereinbarten Preisen. Sie schaffe aber eine größere Transparenz sowie das für die Durchbrechung eines „Nulltarifdenkens" notwendige Kostenbewußtsein. Als wünschenswert bezeichnete es *Dr. Plöger*, mit dem Patienten über die Leistungen, die dieser in Anspruch nehmen wolle, verhandeln und Absprachen treffen zu können.

Das von *Dr. Balzer* als mögliches Steuerungsinstrument zur Diskussion gestellte Konzept der „strukturierten Budgetierung" stieß bei *Dr. Plöger* auf uneingeschränkte Ablehnung. Nach den bisherigen Erfahrungen – so die Kritik *Dr. Plögers* – gingen Einsparungen bei den Krankenkassen aufgrund einer Budgetierung fast ausschließlich zu Lasten der Zahnärzte. Die Zahnärzteschaft sei deshalb auch nicht mehr zu einseitigen materiellen Opfern bereit, wenn sich damit nicht zugleich die Hoffnung verbände, einen wesentlichen Beitrag zur Sanierung des Gesamtsystems zu leisten.

Wandte sich *Dr. Plöger* im Zusammenhang mit der Forderung nach Einführung des Kostenerstattungssystems gegen ein angebliches Anspruchsdenken des Versicherten bzw. gegen die von Herder-Dorneich so bezeichnete

„Anspruchsspirale", so sah er andererseits das Gesundheitswesen als eine Wachstumsbranche, an die neue und berechtigte Forderungen herangetragen würden. Beispielhaft verwies *Dr. Plöger* auf die Notwendigkeit der Absicherung des Pflegefallrisikos. Er machte aber zugleich deutlich, daß es sich hierbei um ein *soziales* Anliegen handele und sich die Krankenkassen zurecht gegen die Übernahme des finanziellen Risikos wehrten.

An den von *Dr. Plöger* umrissenen Vorstellungen der Zahnärzteschaft übte *Dr. Balzer* in der sich anschließenden Diskussion massive und dezidierte Kritik. Es sei, so gab er zu bedenken, ein Trugschluß zu glauben, das in der Ökonomie vorherrschende Leitbild des mündigen Bürgers lasse sich auch auf das Gesundheitswesen übertragen. Abgesehen davon, daß es selbst im Marktsektor nicht den völlig autonomen und souveränen Konsumenten gebe, sei das Gesundheitswesen – ganz im Sinne Thiemeyers – immer paternalistisch gewesen. Die betreuende Funktion ergebe sich daher, daß die Einrichtungen des Gesundheitswesens gerade von Hilfsbedürftigen und Hilfesuchenden in Anspruch genommen würden. *Dr. Balzer* bezeichnete die Unterstellung als abwegig, der Kauf eines Zahnersatzes oder einer neuen Füllung sei gleichzusetzen mit dem Kauf eines beliebigen Konsumgutes. Die Autorität der Heilberufe verhindere vielmehr eine gleichgewichtige Verhandlungsposition von Anbietern und Nachfragern bei Gesundheitsleistungen. Sollte einmal die Situation eintreten, daß Leistungen nur noch unter Marketinggesichtspunkten verkauft würden, dann müsse die Solidargemeinschaft sich und den Bürger dagegen schützen. Mit der Sozialfunktion der GKV verbinde sich eben auch eine gewisse Schutzfunktion.

Kritik machte sich aber auch an der Frage der Ausgliederung von Leistungen aus der GKV sowie an der Forderung nach Abkehr vom Sachleistungssystem fest. So wurde von einem Teilnehmer die Befürchtung geäußert, eine Aufteilung in Grund- und Zusatzleistungen könne in Verbindung mit der angestrebten Eigenfinanzierung dieser Zusatzleistungen durch den Versicherten den Weg zu einer Zweiklassenmedizin ebnen. *Dr. Plöger* empfand die Bezeichnung „Zweiklassenmedizin" zwar als unangemessen, konnte den zum Ausdruck gebrachten Befürchtungen jedoch nur wenig entgegensetzen. Seinen Ausführungen war zu entnehmen, daß im Rahmen der Grundversorgung nur die notwendigen Leistungen erbracht, die Zusatzleistungen dagegen eine optimale Versorgung garantieren sollten. Im Unterschied zum ärztlichen Bereich – so hob *Dr. Plöger* hervor – sei es bei zahnärztlichen Leistungen verhältnismäßig leicht, das Notwendige vom Optimalen zu trennen. Die Vorschläge der Zahnärzteschaft sollten deshalb unvoreingenommen auf ihre Realisierbarkeit hin überprüft werden.

In einer umfassenden Stellungnahme begründete *Dr. Balzer* seine ablehnende Haltung gegenüber dem Reformkonzept der Zahnärzteschaft. Dabei betonte er die Unverzichtbarkeit vollwertiger Leistungen im Rahmen der GKV. Werde das allgemeine Versorgungsniveau zu niedrig angesetzt – so erklärte *Dr. Balzer* mit Blick auf den staatlichen Gesundheitsdienst in Großbritannien –, dann bildeten sich anderweitige kollektive Finanzierungssysteme heraus, die allerdings der Entstehung von Versorgungsdisparitäten Vorschub leisten könnten. Als ein Schlüsselerlebnis bezeichnete er in diesem Zusammenhang die Erfahrung, daß Betriebe in Großbritannien Mitarbeiter von der mittleren Position an einschließlich ihrer Familien in der privaten Krankenversicherung versicherten, damit sie eine bessere, teurere und aufwendigere Versorgung erhielten als durch den staatlichen Gesundheitsdienst.

Es gäbe offenbar – so die These *Dr. Balzers* – ein gesellschaftlich akzeptiertes Erwartungsniveau, bei dessen Unterschreitung die dann entstehende Versorgungslücke u. U. – zumindest teilweise – durch betriebliche Sozialleistungen geschlossen würden. Um eine solche, nach den Worten *Dr. Balzers*, unerwünschte Entwicklung zu vermeiden, müsse das Leistungsniveau der GKV so angesetzt werden, daß alle entsprechend dem gesellschaftlichen Konsens für notwendig erachteten Leistungen auch von der Krankenversicherung bezahlt würden. Ein in dieser Weise bestimmtes Leistungsniveau umfasse hierzulande – so hob *Dr. Balzer* ausdrücklich hervor – auch die zahnärztliche Versorgung sowie den festen Zahnersatz.

Das Konzept der „strukturierten Budgetierung" wollte er in diesem Zusammenhang als einen Versuch verstanden wissen, auf die als einen gesellschaftlichen Prozeß begriffene Entwicklung von Erwartungshorizonten Einfluß zu nehmen. „Wenn wir ein bestimmtes Niveau anstreben", erklärte *Dr. Balzer*, „dann ist genau das ‚strukturierte Budgetierung'" Die Suche nach dem gesellschaftlich gerade noch akzeptierten Mindestversorgungsniveau in den einzelnen Leistungsbereichen bedeute aber nicht, dieses Niveau unterschreiten zu wollen.

Nach Darstellung *Dr. Balzers* ist das Konzept der „strukturierten Budgetierung" aus der Erkenntnis der Unzulänglichkeit bisherigere Bemühungen um Beitragssatzstabilität hervorgegangen. Forderungen nach Entlastung der GKV durch Herausnahme kassenfremder Leistungen hielt er entgegen, daß eine solche Leistungsausgrenzung, wie die Entwicklung des Beitragssatzniveaus nach Einführung des Lohnfortzahlungsgesetzes gezeigt habe, nur einen temporären Einsparungserfolg bringe, an der Grundproblematik, nämlich der ungesteuerten Wachstumsdynamik in den übrigen Ausgabenbereichen, aber nichts ändere. Deshalb sei es notwendig, für die einzelnen Sektoren klare, dem gesellschaftlich akzeptierten Erwartungsniveau entsprechende Zielvorstellungen zu entwickeln, um dann mit Hilfe von Budgets die Ausgabenentwicklung kontrollieren zu können. Den Einwand, eine Budgetierung behindere möglicherweise den medizinischen Fortschritt, ließ *Dr. Balzer* nicht gelten. Die Verwirklichung des medizinischen Fortschritts müsse sich stärker als bisher am Kriterium der „Wirtschaftlichkeit" orientieren. Die Kostensenkung dürfe in diesem Zusammenhang nicht mehr nur als ein Nebeneffekt betrachtet, sondern müsse als eigenständiges Ziel verfolgt werden.

Als eine Alternative zur Budgetierung kommt nach Ansicht von *Dr. Balzer* zur Ausgabensteuerung im ambulanten Bereich nur eine Begrenzung der Ärztezahlen in Frage. Im Falle einer Zulassungsbegrenzung könne den Ärzten auch ein angemessenes Einkommen garantiert werden. Demgegenüber hätte die Budgetierung den Effekt, daß bei steigenden Ärztezahlen und der dann zu erwartenden Ausweitung der Leistungsmenge das Einkommen pro Kopf sinken, die Zahl der in die Praxen drängenden Ärzte sich dieser Einkommensentwicklung aber nur langsam anpassen würde. „Von daher", so schloß *Dr. Balzer* seine Überlegungen ab, „wünsche ich mir schon, daß wir mehr über die Zulassung steuern könnten als über das Geld."

Im weiteren Diskussionsverlauf wurde von verschiedenen Seiten noch eine

Reihe von Einzelaspekten zur Frage der Notwendigkeit und Wirtschaftlichkeit ärztlicher Leistungen angesprochen. Die Stellungnahmen hierzu erschöpften sich jedoch weitgehend in gegenseitigen Vorhaltungen sowie in der Verfechtung von Positionen und Forderungen, wie sie aus der tagespolitischen Auseinandersetzung bekannt sind.

Als ein Streitpunkt erwies sich z. B. das von anwesenden Krankenkassenvertretern kritisierte Verordnungsverhalten der Ärzte bei Arznei- und Hilfsmitteln sowie die Forderung nach einer altersmäßigen Begrenzung der Kassenarzttätigkeit zugunsten des in die Praxis drängenden Berufsnachwuchses. Umgekehrt wurde von kassenärztlicher Seite eine angeblich zu großzügige Leistungsgewährung der Krankenkassen sowie das nur geringe Interesse der Krankenkassen an der Einbeziehung des Vertrauensarztes innerhalb der ersten 6 Wochen der Arbeitsunfähigkeit beklagt.

Kritisiert wurde von einigen Teilnehmern nicht zuletzt die Ausgrenzung „alternativer" Heilmethoden, die in ihrer Wirksamkeit zwar schulmedizinischen Verfahren in einigen Fällen – so die Befürworter – nachweislich überlegen seien, deren allseitige wissenschaftliche Anerkennung aber noch ausstehe. Mit der ausbleibenden Förderung solcher effektiveren und damit kostengünstigeren Therapieformen durch die Krankenkassen blieben zugleich mögliche Einsparpotentiale ungenutzt.

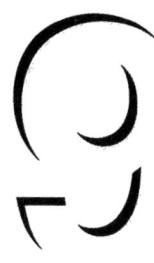 Selbstverwaltung: leistet sie mehr,
als dem Staat zu tun nicht opportun erscheint?
Geschichte, Legitimation, Aufgaben,
Bedeutung, Grenzen

9 a *Einführung* von E. H. Buchholz

9 b *Referat 1* von Dr. Detlef Balzer
Vorstandsvorsitzender des AOK-Bundesverbandes

9 c *Referat 2* von Dr. Siegfried Treichel
Vorstandsmitglied der Kassenärztlichen Vereinigung
Westfalen-Lippe

9 d *Diskussionsbericht* von H. Busold

9a Einführung

E. H. Buchholz

In allen Einrichtungen der sozialen Sicherung in Deutschland war die Selbstverwaltung von Anfang an ein konstitutives Konstruktionselement: in der Gesetzlichen Krankenversicherung (GKV) ebenso wie in der Unfall-, Renten- und Arbeitslosenversicherung. Ihre größte Bedeutung hatte und hat sie aber wohl in der GKV: kraft der ihr übertragenen Finanz- und Satzungshoheit war sie von jeher in der Lage, selbst Leistungen zu bestimmen; und wie keine andere Einrichtung in der sozialen Sicherung muß sie für ihre Versicherten mit den Leistungserbringern Vertragsverhältnisse zustandebringen und praktizieren – teilweise in gesetzlich geregelten Formen einer „gemeinsamen Selbstverwaltung".

Ansätze zur Kritik boten zu allen Zeiten die Wahlverfahren, über die die Vertreter der Versicherten und Arbeitgeber in die Organe der Selbstverwaltung gewählt wurden, weil diese Wahl meist über Listen erfolgt, die von Gewerkschaften und Arbeitgeberverbänden aufgestellt werden. *Dr. Balzer* bietet dafür folgende rechtfertigende Erklärung an: so wie die Grundlage für jede Pflichtversicherung ein Arbeitsverhältnis ist, müsse auch die Selbstverwaltung im Arbeitsleben verankert sein. Dafür mag es gute Gründe geben, und *Dr. Balzer* nennt sie, aber es bleibt dennoch manche Frage offen, wie die Diskussion zeigt.

Fühlen sich die gewerkschaftlich nicht organisierten Arbeitnehmer – und das ist die Mehrheit! – durch Gewerkschaftsvertreter in der Selbstverwaltung der GKV hinreichend repräsentiert? Inwiefern stellt die paritätische Selbstverwaltung aus Listenwahlen überhaupt eine echte Interessenvertretung der Versicherten dar? Ist eine so zustande gekommene und zusammengesetzte Selbstverwaltung für unternehmerisches Handeln der Krankenkassenarten und ihren Wettbewerb untereinander eher förderlich oder hinderlich? Unterliegen die Organe der Selbstverwaltung einer nennenswerten Kontrolle durch Versicherte und Arbeitgeber? Ist nicht die institutionalisierte Pattsituation zwischen Gewerkschafts- und Arbeitgebervertretern ein geschickter Schachzug des Staates, die Selbstverwaltung der GKV in allen wichtigen Fragen von seinen Entscheidungen abhängig zu machen, was den Organmitgliedern auch im Blick auf ihre Verbände sehr gelegen sein kann?

Auf der Kassenarztseite stellt sich die Frage nach der Beurteilung der Selbstverwaltung weitgehend anders, wie die Ausführungen von *Dr. Treichel* deutlich machen: dort setzt man sich in der Regel vom Staat bewußt ab, pflegt die Partnerschaft im Rahmen der gemeinsamen Selbstverwaltung so weit wie funktional geboten, um das ganze Augenmerk auf die Kassenärzte richten zu können; denn: „Die Kassenärztliche Vereinigung hat oft Schwierigkeiten mit ihren Mitgliedern, die nicht einsehen können, daß Verträge eingehalten werden müssen und die Kassenärztliche Vereinigung verpflichtet ist, ihren Sicherstellungsauftrag zu erfüllen und Prüfmaßnahmen durchzuführen." Das Problem der Wahlen besteht allerdings auch in der kassenärztlichen Selbstverwaltung, wenn auch in anderer Form. Wie schwer es ist, eine stärkere Demokratisierung zu erreichen, solange die amtierenden Organmitglieder selbst darüber zu entscheiden haben, deutet *Dr. Treichel* an. Hier könnte vielleicht ausnahmsweise einmal eine Intervention des Staates hilfreich sein.

9b Referat 1

D. Balzer

Selbstverwaltung ist eine alte Organisationsform. In Formen der Selbstverwaltung haben immer schon Gruppen oder Stände rechtliche und politische Freiheiten gegen mächtige Herrscher erkämpft oder ertrotzt. Gilden der Kaufleute, Innungen und Zünfte der Handwerker und anderer Gewerbe hatten ihren Gestaltungsraum innerhalb größerer Machtstrukturen. Der Begriff „Selbstverwaltung" allein deutet schon darauf hin, daß sie die Ausnahme von der sonst herrschenden Regel ist. Wenn keine selbstverwaltete Organisation vorhanden wäre, würde jemand anderes, ein Übergeordneter, diese Organisation verwalten. So ist in der Tat der politische und wirtschaftliche Freiheitsraum selbstverwalteter Organisationen immer von dem jeweils Herrschenden umschrieben und verbrieft worden. Hatten die Handwerkerzünfte ihre Freiheit gegenüber den Patriziern der Städte zu behaupten, die freien Reichsstädte gegenüber den Fürsten, die Kaufleute gegenüber dem Adel, so hat die moderne Selbstverwaltung ihre Eigenständigkeit gegenüber dem Staat und seiner Verwaltung zu behaupten. Wurde in früheren Zeiten der Kampf um die Selbstverwaltung, um ihre Befugnisse und ihre Beschränkungen oft auch mit Lanze und Schwert ausgetragen, so sind heute die Gerichte an die Stelle der Stadtmauer getreten. Immer besteht Selbstverwaltung nur so weit, wie sie zugelassen wird und erhalten werden kann.

Auch die Selbstverwaltung in der Sozialversicherung ist in ihrem Recht und ihren Gestaltungsmöglichkeiten nicht auf Dauer verbrieft. Es ist kein Zufall, daß diese Selbstverwaltung – anders als die kommunale Selbstverwaltung – keinen Verfassungsrang hat. Sie kann durch einfaches Gesetz eingeschränkt oder gar beseitigt werden.

Seit der Städtereform Hardenbergs im Jahre 1808 ist die Selbstverwaltung auch Organisationsbasis des Staates. Als Bismarck 1883 die Sozialversicherung einführte, hatte er die Vorstellung, das Erwerbsleben in „Berufsgenossenschaften" zu gliedern und diesen zur Regelung aller sozialpolitischen Probleme eine begrenzte Autonomie zu verleihen. Er hat diesen Gedanken wenigstens organisatorisch in der Unfallversicherung durchsetzen können, ihn dann aber auch wieder verlassen. Für ihn selbst war vermutlich die Sozialversicherung nicht mehr als ein Element in seiner Auseinandersetzung mit der erstarkenden Arbeiterbewegung, im übrigen aber von untergeordneter Bedeutung. Anders ist es nicht zu erklären, daß die Sozialversicherung in seinen „Gedanken und Erinnerungen" nicht auftaucht. Schließlich ist sie das einzige, das aus seinem Lebenswerk verblieben ist. Der wenig systematische, aus alten und neuen Elementen kombinierte Aufbau gerade der sozialen Krankenversicherung zeigt, daß die damalige Reichsregierung nicht viel Kraft darauf verwendet hat, ein Gesamtsystem der Krankenversicherung zu schaffen, das in sich gleichgewichtig und tragfähig ist.

Für die Krankenversicherung gab es Vorbilder und Anknüpfungspunkte. Im Bergbau als der ersten großbetrieblichen Organisatinsform gab es seit Jahrhunderten die Knappschaftskassen und ihre Vorläufer. Das Handwerk hatte seit alters her seine Innungsladen zur Unterstützung der betrieblich-familiären Haftung. In den frühen Industrieunternehmen hatten vorausschauende Unternehmer seit langem Fabrikkassen, die Vorläufer der heutigen Betriebskrankenkassen, eingerichtet. Daneben hatten sich eine Vielzahl freier Hilfskassen gegründet, die an die Organisationen der Angestellten und Arbeiter angelehnt waren.

Dieses vielfältige Bild wurde 1883 durch eine zunächst gemeindlich orientierte Versicherung über die allgemeinen und die besonderen Ortskrankenkassen vervollständigt. Die Besonderen Ortskrankenkassen erfaßten Arbeiter in bestimmten Berufen und Gewerben. Die Gesetzgebung führte zunächst zur Gründung einer sehr großen Zahl solcher Kassen, auch mehrerer in einer einzelnen Stadt. Es handelte sich in jedem Fall um kleine, überschaubare Versicherungseinheiten mit einer sehr kleinen, teils auch ehrenamtlichen Verwaltung und mit einem sehr hohen Einfluß der Selbstverwaltung auf den täglichen Gang der Geschäfte.

Die Errichtung der Krankenversicherung fiel in die Zeit der Sozialistengesetze. Bismarck hat es ausdrücklich in die „kaiserliche Botschaft" von 1881 hineingeschrieben, daß die Einrichtung der Sozialversicherung den sozialdemokratischen Umtrieben entgegengesetzt werden sollte. Die Arbeiterbewegung hat diese Entwicklung auch so verstanden und so hat August Bebel noch 1884 zur Gründung von freien Hilfskassen aufgerufen und die Arbeiter aufgefordert, nicht den Ortskrankenkassen beizutreten. Auch an der Selbstverwaltung war die damalige Arbeiterbewegung zunächst nicht interessiert. Erst 1892 wurde dieser Standpunkt aufgegeben und die Arbeiterbewegung, insbesondere der Allgemeine Deutsche Gewerkschaftsbund (ADGB), wandte sich der Selbstverwaltung in der Krankenversicherung zu.

Die Selbstverwaltung wurde in ihrer Struktur verschiedentlich geändert. Wir können im wesentlichen 3 Perioden unterscheiden: 50 Jahre von 1883 bis 1933, 20 Jahre von 1933 bis 1953 und die Zeit ab 1953. Schon in der 1. Periode waren an der Selbstverwaltung der Krankenversicherung, insbesondere der Allgemeinen Ortskrankenkassen, schon Arbeitnehmer und Arbeitgeber beteiligt. Der Gedanke der paritätischen Beteiligung beider Sozialpartnergruppen hatte sich aber noch nicht durchgesetzt. Vielmehr überwog die Auffassung, daß die Versicherungseinrichtungen im wesentlichen Selbsthilfeeinrichtungen der Arbeitnehmer seien und daß deshalb die Arbeitnehmer mit ⅔ auch die Mehrheit haben sollten. Da die Arbeitgeber von Anfang an an der Aufbringung der Mittel beteiligt waren, wurde daraus die Notwendigkeit abgeleitet, sie im Kontrollausschuß mit einer Mehrheit auszustatten. Die Befugnisse des Kontrollausschusses waren Rechnungsprüfung und Kostenkontrolle.

Diese Konstruktion hat die Einordnung der Krankenkassen, insbesondere der Ortskrankenkassen, in das sozialpolitische Kräftespiel maßgeblich bestimmt. Sobald nach 1892 die Organisationen der Arbeiterbewegung die Selbstverwaltungsgremien auf der Arbeitnehmerseite besetzten, wurde die Krankenversicherung zu einem Kristallisationskern der Arbeiterbewegung. Über die Krankenversicherung wurde der politische Einfluß verstärkt. Die Krankenkassen waren auch bald voll in die Bildungsarbeit der Arbeiterbewegung integriert. Noch heute gibt es in der Krankenversicherung die Einheitslaufbahn. Anders als im sonstigen Beamtenrecht gibt es keine spezifischen Vorbildungsvoraussetzungen für die verschiedenen Laufbahngruppen. Wer also einmal seine Ausbildung mit 2 Prüfungen abgeschlossen hat, kann bis in alle Höhen der Hierarchie aufsteigen. Die AOK wurde so zu einer Einrichtung, in der Arbeiterkinder bis in den Stand des höheren Beamten aufsteigen konnten. Es versteht sich, daß dazu ein eigenes, sehr intensives und viel genutztes Fort- und Weiterbildungswesen entwickelt werden mußte und daß sich innerhalb der Mitarbeiterschaft der AOK und ihrer Verbände eine eigene Gruppenidentität herausgebildet hat. Noch heute haben „Seiteneinsteiger" in den höheren Dienst der AOK, als Juristen, Volkswirte, Informatiker und andere Fachleute, ihre besonderen Integrationsprobleme. Andererseits erzeugt die vermehrte Einstellung von solchen „Seiteneinsteigern" innerhalb der Organisation Frustrationen bei den Mitarbeitern mit der regulären Laufbahn.

Auf der Seite der Arbeitgeber wurde die anfängliche absolute Förderung der Krankenkassen als eine Einrichtung, die Teile der betrieblichen Fürsorge übernahm, umgewandelt in eine distanzierte Haltung bis zur Gegnerschaft. Die Vorbehalte gegenüber allem, was sozialistisch war oder als sozialistisch galt, wurden auf die AOK erstreckt. Daß die Mitarbeiter und Führungskräfte der AOK der Arbeiterbewegung damals besonders nahestanden, war bei der gegebenen Lage selbstverständlich.

Die 2. Periode der Selbstverwaltung setzte unmittelbar nach der Machtübernahme durch die Nationalsozialisten ein. Noch im Jahre 1933 wurden die „roten Bastionen" der AOK von dem neuen Regime angegriffen. Schon im März und April 1933 wurde die Selbstverwaltung abgeschafft, wurden die Geschäftsführerstellen „gesäubert" und wurde eine zentralistische Organisation nach dem „Führerprinzip" aufgebaut. Der bisherige Geschäftsführer wurde durch den „Leiter" der Kasse ersetzt und hatte weitgehende Vollmachten. Ihm wurde ein Beirat zur Seite gestellt, der aus ausgesuchten Mitgliedern bestand und dessen Vollmachten bei weitem nicht die des bisherigen Vorstandes waren. Von Parität war natürlich nicht die Rede.

Der Versuch, die Sozialversicherung zu zentralisieren, blieb in Ansätzen stecken. Schon 1934 wurde den Landesversicherungsanstalten, an sich Träger der Rentenversicherung der Arbeiter, bestimmte Aufgaben der Krankenversicherung als „Gemeinschaftsaufgaben" übertragen. Es handelte sich um den Vertrauensärztlichen Dienst, die Verwaltung der Rücklagen und um die Prüfung der Buch- und Rechnungsprüfung. Damit konnten die Landesversicherungsanstalten die Wirtschaftsführung aller Krankenkassen überwachen und über den Vertrauensärztlichen Dienst auch das Leistungsgeschehen beeinflussen. Der „Ersten Verordnung zum Aufbau der Sozialversicherung" sind weitere nicht gefolgt. Die weitere Zentralisierung scheiterte v.a. am Widerstand der Angestelltenersatzkassen. Deren Mitgliedschaft stand der Arbeiterbewegung ferner und hatte in den nationalsozialistischen Organisationen größeren Einfluß. Das nationalsozialistische Regime hat sich soziologisch stärker auf die Schichten der Angestellten gestützt als auf die der Arbeiter und diesem Umstand verdanken wir möglicherweise, daß die Krankenversicherung ihre regionale Autonomie behalten hat. Wäre diese Frage nicht eher eine Arabeske der Geschichte, müßte sie noch einmal näher untersucht werden.

Erst 1953 wurde die Selbstverwaltung wieder eingerichtet. In der AOK, den Betriebs- und Innungskrankenkassen („RVO-Kassen") wurde sie paritätisch aus Vertretern der Versicherten und der Arbeitgeber zusammengesetzt. Die Ersatzkassen erhielten eine Selbstverwaltung, die allein aus Vertretern ihrer Versicherten bestand. In der knappschaftlichen Versicherung wurde das Verhältnis $2/3$ Versichertenvertreter zu $1/3$ Arbeitgebervertreter wieder aufgegriffen. Überall erhielt gleichzeitig der Geschäftsführer die alleinige Befugnis für die laufenden Verwaltungsgeschäfte. So war bei den „RVO-Kassen" ein Gleichgewicht hergestellt, das einseitige oder extreme Entscheidungen ausschließen konnte.

Da es in der paritätischen Selbstverwaltung keinen besonderen Mechanismus gibt, einen Konflikt aufzulösen, sind die beiden Seiten der Organe auf Einigung angewiesen. Keine Seite kann extreme oder gar ideologische Standpunkte durchsetzen. Wenn eine Seite einen momentanen taktischen Vorteil nutzt, muß sie damit rechnen, daß die andere Seite dies bei ähnlicher Gelegenheit gleichfalls tun wird. Ihre Legitimation bezieht die Selbstverwaltung aus dem historisch begründeten Umstand, daß die Sozialversicherung an das Arbeitsverhältnis geknüpft ist. Sicher ist sie im Laufe der Zeit erweitert worden, aber jeder Tatbestand der Pflichtversicherung knüpft an ein Arbeitsverhältnis oder an einen Ersatzstatus für ein Arbeitsverhältnis an, wie beispielsweise den Rentnerstatus oder den Status des Arbeitslosen. Daß daneben die soziale Krankenversicherung für verschiedene Gruppen zur freiwilligen Versicherung geöffnet ist, ist aus dem Übergang in eine Gesellschaft zu verstehen, in der der industrielle Arbeitnehmer die Leitfigur ist. Wir haben es bei uns eben nicht mit einer Volksversicherung zu tun, auch wenn fast das ganze Volk versichert ist. Hätten wir eine Volksversicherung, müßte die Selbstverwaltung nach parlamentarischen Prinzipien, also im Proporz der Parteien zusammengesetzt sein.

Aus dieser Natur der Selbstverwaltung ergibt sich auch die Begründung für das besondere Wahlverfahren in der Sozialversicherung. Die Wahl ist an Vorschlagslisten von Gewerkschaften, Arbeitgeberverbänden und anderen Gruppierungen mit sozialpolitischer Zielsetzung gebunden. Ein zunächst sehr weitherziges Verständnis des Charakters solcher Gruppierungen führte dazu, daß Vereinigungen eigens zur Teilnahme an dieser Wahl gegründet wurden. Solche Gruppierungen, die besonders bei den Angestelltenersatzkassen auftraten, können die Hausmacht des Geschäftsführers sein. Sie können aber auch ohne erkennbare politische Richtung operieren. In keinem Fall können sie für ihr Tun oder Lassen verantwortlich gemacht werden. Vertreter dagegen, die auf Listen der Gewerkschaften und Arbeitgeberverbände gewählt wurden, sind gehalten, ihre Politik mit den Verbänden abzustimmen, die sie vorgeschlagen haben. Dabei ist die Stellung der gewählten Vertreter so stark, daß sie auch innerhalb ihrer Verbände ihre eigene Auffassung zur Geltung bringen können. Im Idealfall beeinflussen die Verbände die Politik ihrer Vertreter in der Selbstverwaltung ebenso wie diese die sozialpolitischen Auffassungen der Verbände beeinflussen. Dies kann dann dazu führen, daß die sozialpolitischen Grundauffassungen der Verbände sich bei der näheren Ausformulierung den praktischen Fragen einander annähern, auch wenn sie im Prinzip in entgegengesetzte Richtungen weisen.

Die vielfachen Forderungen, in der Selbstverwaltung der Sozialversicherung die Urwahl stärker zu fördern und die „Friedenswahl" zurückzudrängen, verkennen die Rolle, die die Selbstverwaltung zwischen den Gruppierungen der Sozialpartner spielt. Die obligatorische Abstimmung und die Freigabe der Bewerbung für Gruppierungen aller Art würde die Sozialversicherung ihrem Anknüpfungspunkt, dem Arbeitsverhältnis, entfremden. Dieses Vorgehen würde sie zum Gegenstand von Macht- und Beutekämpfen zwischen verschiedensten Gruppierungen machen. Repräsentative Verbände von Versicherten und Arbeitgebern in der Sozialversicherung, die keinen anderen Zweck hätten, als diese Interessen zu bündeln, würden nicht gegründet werden. Dafür ist das Interesse sowohl der Versicherten als auch der Arbeitgeber an der Sozialversicherung allein nicht hoch genug. Solche Verbände wiederum müßten für ihre Mitglieder aus der Sozialversicherung möglichst viel herausholen. Die Einordnung der Sozialversicherung in das rechtliche und materielle Gefüge der Arbeitswelt würde nicht erhalten werden können. Es ist deshalb sachgerecht, daß die neueste Rechtsentwicklung zur Selbstverwaltung die Anknüpfung an die sozialpolitischen Verbände des Arbeitslebens wieder verstärkt hat.

Es ist nicht zu unterschätzen, daß sich auf der Bühne der Selbstverwaltung Repräsentanten der Gewerkschaften und der Arbeitgeberverbände ständig unter dem Zwang treffen, konstruktiv zusammenzuarbeiten. Dies führt zum Abbau ideologiebedingter Vorbehalte gegen Personen und zu einem besseren Verständnis auch auf anderen Konfliktfeldern. Die Auffassung ist weit verbreitet, daß die Selbstverwaltung der Sozialversicherung als eine Brücke zwischen den Sozialpartnern eine wichtige Funktion erfüllt. Dies wirkt sich praktisch aus, wenn in Zeiten hoher Spannungen oder in Zeiten von Arbeitskämpfen Kontakte und Begegnungen in der Selbstverwaltung für notwendige Abstimmungen und Informationen zwischen den streitenden Parteien genutzt werden.

In einer solchen Konstruktion hat die Urwahl keine andere Rolle zu spielen, als den Konflikt zu lösen, wenn sich Verbände auf eine gemeinsame Liste nicht einigen können. Bei der Zusammensetzung einer solchen Liste müssen die Interessen der einzelnen Verbände und Berufsgruppen immer wieder gegeneinander abgewogen und ausgeglichen werden. Dies erfordert von dem federführenden Verband ein hohes Maß an Verhandlungsgeschick und Diplomatie. Die Urwahl ist in diesem Fall das Risiko, das jeder Verband eingeht, wenn er sich auf Kompromisse nicht einläßt.

Mit der besseren Kooperation in der paritätischen Selbstverwaltung hat sich das Verständnis der Aufgaben der Selbstverwaltung in der Krankenversicherung entscheidend gewandelt. Stand zunächst das Verwalten im Vordergrund, also die Verwendung der Mittel zugewiesener Mitglieder, gewann unternehmerische Denk- und Handlungsweise in der Krankenversicherung immer größere Bedeutung. Die Krankenversicherung nimmt hier unter den Zweigen der Sozialversicherung eine besondere Stellung ein, weil allein bei ihr die Notwendigkeit zu unternehmerischem Handeln besteht.

In der Rentenversicherung werden Beiträge definierter Mitgliederkreise eingezogen und gesetzlich definierte Renten berechnet und ausgezahlt. Anlage und Verwaltung der Mittel ebenso wie Bau und Betrieb von Rehabilitationseinrichtungen stellen die Selbstverwaltung vor weitere Aufgaben, sind aber gesetzlich weitgehend reguliert. Auch in der Unfallversicherung ist jeder Betrieb einer bestimmten Genossenschaft zugewiesen. Wettbewerb findet auch dort nicht statt. Die Selbstverwaltung betätigt sich v. a. auf dem Feld der Unfallversicherung.

In der Krankenversicherung dagegen ist die Zahl der zwingend zugewiesenen Mitglieder der Krankenkassen auf insgesamt unter die Hälfte abgesunken. Um die Mehrzahl der Mitglieder besteht deshalb Wettbewerb zwischen den Trägern. Dieser Wettbewerb, ausgefochten mit allen Mitteln, die auch kommerzielle Unternehmen im Wettbewerb ansetzen, geht um einzelne Versicherte im Verhältnis zwischen den AOK, Betriebs- und Innungskrankenkassen einerseits und den Ersatzkassen andererseits. Er geht um ganze Belegschaften im Verhältnis zwischen den Betriebs- und Innungskrankenkassen einerseits und der AOK andererseits. Diese unterschiedlichen Formen des Wettbewerbs erfordern unterschiedliche Wettbewerbsinstrumente. Es ist zu beobachten, daß der Wettbewerb um das einzelne Mitglied sich immer mehr den kommerziellen Wettbewerbsformen der Markenartikelindustrie annähert und auch die gleichen Instrumente einsetzt. Der Wettbewerb um Belegschaften findet statt durch Einfluß auf die Meinungsbildner in Betrieben, auf Versammlungen, durch Flugblätter und nicht zuletzt vor den Gerichten. Diese Auseinandersetzungen werden mit sehr großer Härte geführt. Da die Auseinandersetzungen zwischen Betriebs- und Innungskrankenkassen einerseits und AOK andererseits zwischen paritätisch verwalteten Kassenarten geführt werden, kommen die Gewerkschaften und Arbeitgeberverbände als die eigentlichen Träger der Selbstverwaltung in eine Konfliktsituation. Einerseits liegt es nahe, daß sie betriebs- und organisationsnahe Krankenkassen fördern möchten. Andererseits verschlechtert jede neu gegründete Betriebs- oder Innungskrankenkasse das verbleibende Risiko der AOK. Der Vorteil, den die der neuen Kasse zugehörenden Arbeitnehmer und Arbeitgeber genießen, muß von den verbleibenden Arbeitnehmern und Arbeitgebern bezahlt werden. Die übergreifende Solidarität der Arbeitnehmer und Arbeitgeber im Rahmen der regional gegliederten Krankenversicherung wird durch solche Gründungen von Betriebs- und Innungskrankenkassen empfindlich gestört. Dieses Risiko tragen die mittelständischen Industrie- und Gewerbebetriebe, die für eine Betriebskrankenkasse zu klein sind und einer Innung nicht angehören. Diese Betriebe, auf die sich unser Wirtschaftsleben wesentlich stützt, subventionieren indirekt Großbetriebe und Handwerksbetriebe, sobald Betriebs- und Innungskrankenkassen neu errichtet werden.

Unternehmerisches Handeln der Selbstverwaltung ist auch gefordert bei der Bereitstellung von Leistungen. Die Krankenversicherung leistet nicht in Geld, sondern in Sachleistungen. Ärztliche Behandlung, Medikamente, Heil- und Hilfsmittel und Krankenhauspflege werden den Mitgliedern in natura zur Verfügung gestellt. Das stellt die Kassen vor die Aufgabe, alle diese Sachleistungen durch Abschluß von Verträgen von den Leistungserbringern einzukaufen. Gestalt und Einigungsmechanismus solcher Verträge sind im Gesetz vorgeformt, jedoch für jede Gruppe von Leistungserbringern in unterschiedlicher Weise. Dabei ist auch die Rolle der Organisationsebene in den Verhandlungen unterschiedlich festgelegt.

Im Verhältnis zu Kassenärzten und Kassenzahnärzten liegt die Vertragshoheit bei den Kassenärztlichen oder Kassenzahnärztlichen Vereinigungen einerseits und den Landesverbänden der Krankenkassen andererseits. Mit den Krankenhäusern und ebenso mit den anderen Leistungserbringern kann jede einzelne Krankenkasse verhandeln, sie kann aber auch das Verhandlungsmandat an Verbände übertragen. Dies geschieht bei Heil- und Hilfsmitteln häufig je nach regionaler Gliederung der entsprechenden Innungen.

Jede Kassenart ist wiederum autonom bei der Ausgestaltung ihres Vertragswesens. Zwischen den AOK, Innungs- und Betriebskrankenkassen einerseits und den Ersatzkassen andererseits gibt es auch unterschiedliche Rechtsgrundlagen. Während die ersteren nach dem Kassenarztrecht alle Angelegenheiten einschließlich der Bezahlung abschließend mit der Kassenärztlichen Vereinigung regeln, können die Ersatzkassen Verträge mit einzelnen Ärzten abschließen. Diese haben allerdings das Vertragsmandat an die Kassenärztlichen Vereinigungen abgegeben. Gleichwohl sind für Ersatzkassenhonorare die Kassenärztlichen Vereinigungen nicht so frei in der Verteilung und Verwendung wie bei den Honoraren von AOK, Innungs- und Betriebskrankenkassen. Getrennte Verhandlungen der einzelnen Kassenarten verführen geradezu dazu, die Kassenarten gegeneinander auszuspielen. Da der Arzt oder Zahnarzt als Multiplikator eine wichtige Funktion in der Mitgliederwerbung haben kann, haben die Kassen lange Zeit versucht, bei diesen Leistungserbringern gegenüber den Mitbewerbern günstiger dazustehen. Erst mit Beginn der 80er Jahre haben die Kassenarten ihre Vertragsverhandlungen immer stärker koordiniert, bis schließlich gemeinsame Verhandlungskommissionen auf Bundesebene gebildet wurden, die über den Inhalt von Bundesempfehlungen verhandelten. Inzwischen ist die Auffassung weit verbreitet, daß Honorarfragen und Vertragsangelegenheit nicht zu Parametern im Wettbewerb um Versicherte gemacht werden sollen.

Bei der Zusammenarbeit der Kassenarten auf den verschiedenen regionalen Ebenen entsteht ein Problem aus der unterschiedlichen Präsenz in diesen Ebenen. Ersatzkassen sind bundesweite Kassen. Sie haben weder auf der Ortsebene noch auf der Länderebene eine Selbstverwaltung. Auf der Länderebene haben sie sich zu Arbeitsgemeinschaften zusammengeschlossen, die aber allein durch Geschäftsführer repräsentiert werden. Betriebs- und Innungskrankenkassen sind auf der Ortsebene nicht überall präsent, sie haben auf der Landesebene Verbände mit Selbstverwaltung und ebenso auf der Bundesebene. Allein die AOK sind überall präsent mit einer handlungsfähigen Selbstverwaltung, haben auf der Landesebene gut ausgestattete Verbände mit einer Selbstverwaltung und ebenso einen handlungsfähigen Bundesverband. Aus dieser Kombination ergibt sich, daß bei allen Verhandlungen auf Orts- und Länderebene die AOK als Kristallisationskern der Verhandlungsführung, meistens auch als Verhandlungsführer selbst auftreten. Dies heißt aber auch, daß sie die Konflikte, die sich aus solchen Verhandlungen ergeben, selbst dann auf sich ziehen, wenn sie für alle Kassenarten gemeinsam handeln. Die Wettbewerbstaktik würde gebieten, diese Konflikte an einer Stelle zu lokalisieren, die im Wettbewerb um Mitglieder nicht in Erscheinung tritt. So haben konsequenterweise die Ersatzkassen ihre Verhandlungsführung an ihren Verband delegiert.

Zwischen der Krankenversicherung und den Leistungserbringern hat es jahrzehntelang offene Konflikte gegeben. Schon in den 20er Jahren wurde der

Hartmannbund als ärztlicher Kampfverband gegründet, um ärztliche Berufs- und Liquidationsfreiheit gegenüber den Krankenkassen zu wahren. Eine ähnliche Funktion hat der Freie Verband Deutscher Zahnärzte. Beide Verbände verstehen sich auch heute noch als Kampfverbände. Gleichwohl hat sich die Einsicht in beiden Berufsgruppen durchgesetzt, daß die Kooperation mit der Krankenversicherung tragfähigere Ergebnisse bringt als die Konfrontation. Ärzte- und Zahnärztestand einerseits und die soziale Krankenversicherung andererseits sind aufeinander angewiesen. Die Ärzte und Zahnärzte sind inzwischen so zahlreich, daß ohne eine funktionierende Krankenversicherung die wirtschaftliche Basis für beide Stände nicht mehr hergestellt werden könnte. Andererseits ist die Krankenversicherung auf sachgerechte Behandlung und Betreuung ihrer Mitglieder durch Ärzte und Zahnärzte angewiesen. Sie kann nicht das Risiko eingehen, daß Ärzte und Zahnärzte zu Negativmultiplikatoren der Krankenversicherung gegenüber werden. Zwischen den Verbänden der Krankenversicherung einerseits und den öffentlich-rechtlichen Körperschaften der Ärzte und Zahnärzte andererseits hat sich ein solches gegenseitiges Kooperationsverhältnis inzwischen auch eingestellt.

Selbstverwaltung bewegt sich immer in einem staatlichen Rahmen und unter staatlicher Aufsicht. Diese Staatsaufsicht ist prinzipiell Rechtsaufsicht. Sie wird von Landkreisen, Regierungsbezirken, Ländern oder Bund ausgeübt, je nachdem, über welche Region sich der Bezirk einer Selbstverwaltungskörperschaft erstreckt. Daß manche Aufsichtsbehörde gern ihre Aufsichtsbefugnis auf die Ermessensaufsicht ausdehnen würde, ist aus der inneren Logik von Verwaltungsorganisationen nur zu verständlich. Diese Aufsichten benutzen die gesetzliche Bestimmung, daß die Beitragsmittel durch die Selbstverwaltung wirtschaftlich verwendet werden müssen, als Instrument zur Ausdehnung ihrer Aufsichtsbefugnis. In dem Augenblick, in dem Mittel nach Ansicht der Aufsicht unzweckmäßig verwendet worden sind, wird dies als Verstoß gegen das Wirtschaftlichkeitsgebot behandelt. Da innerhalb der Sozialversicherung der Respekt vor der staatlichen Aufsicht groß ist, größer als in vergleichbaren Situationen in der Wirtschaft, können Aufsichtsbehörden das Geschehen in der Sozialversicherung weitgehend mitbestimmen, wenn sie diese Instrumente nutzen. Die Selbstverwaltung steht in diesen Fällen vor der Aufgabe, die Aufsicht auf das ihr gemäße Feld zurückzuweisen und dazu auch der eigenen Verwaltung die nötigen Hilfen und Stützen zu geben.

Die komplizierten Zuständigkeiten im Gesundheitswesen und in der Krankenversicherung machen die Abstimmung mit der Aufsicht nicht leichter. Das Gesundheitswesen gehört prinzipiell zu den Aufgaben der Länder. Das Sozialversicherungsrecht ist Zuständigkeit des Bundes, wenn auch meistens zustimmungspflichtig durch den Bundesrat. Zu den Ländersachen gehört mit dem Gesundheitswesen das Krankenhauswesen und die ärztliche Berufsordnung. Die Abstimmung zwischen den Ländern, die sehr wohl in der Gesundheitsministerkonferenz oder der Kultusministerkonferenz erfolgt, ist ein sehr schwerfälliger und komplizierter Prozeß. Die Krankenversicherung ist hingegen darauf angewiesen, grundsätzliche und politische Regelungen bundesweit zu verfolgen. Das ergibt sich schon aus der bundesweiten Erstreckung der Ersatzkassen und einiger großer Betriebskrankenkassen, das ergibt sich aber auch aus der

Zuständigkeit des Bundes für die Sozialversicherungsgesetzgebung. Daß hier innerhalb der Krankenversicherung dort, wo auf Landes- und Ortsebene Selbstverwaltungen bestehen, ein sehr schwieriger Koordinierungsprozeß abläuft, ist verständlich.

Zu den Aufgaben der Selbstverwaltung gehörte auch von Anfang an, in einem gesetzlich vorgegebenen Rahmen Leistungen zu bestimmen. Die Fortentwicklung des Leistungsrahmens geschah von Anfang an so, daß der Gesetzgeber den Krankenkassen die Vollmacht gab, ihren Leistungsrahmen in bestimmter Weise auszudehnen. Die Krankenkassen haben dann davon sobald und soweit Gebrauch gemacht, wie dies ihre Mittel zuließen und wie sie diese Leistung sozialpolitisch und wegen des Wettbewerbs untereinander für vordringlich hielten. Wenn die Leistung weitgehend eingeführt war, wurde sie bei nächster Gelegenheit vom Gesetzgeber zur Pflichtleistung erklärt. In der politischen Diskussion wird gefordert, daß die Selbstverwaltung stärkere Befugnisse haben soll, die Leistungen selbst zu bestimmen. Diese Forderungen verkennen den Charakter der sozialen Krankenversicherung. In der sozialen Krankenversicherung werden, anders als in der privaten Krankenversicherung, bestimmte Leistungen aus Pflichtbeiträgen finanziert. Die Mitglieder, für die die soziale Krankenversicherung geschaffen wurde, können sich ihr auch nicht entziehen. Es ist deshalb eine gesamtgesellschaftliche Entscheidung zu bestimmen, welche Gesundheitsleistungen für jedermann unabhängig von seiner wirtschaftlichen Leistungsfähigkeit zur Verfügung stehen müssen. Diese und nur diese Leistungen kann soziale Krankenversicherung erbringen. Wer mehr will, bleibt auf sein eigenes Vermögen und auf die private Krankenversicherung verwiesen.

Dagegen ist es eine wichtige Aufgabe der Selbstverwaltung, die einzelnen Leistungen innerhalb des Leistungsrahmens zu beschreiben. Dies geschieht in Vereinbarungen mit den Leistungserbringern in institutionalisierter Form. So wird in dem gemeinsamen Bewertungsausschuß von Ärzten und Krankenkassen oder von Zahnärzten und Krankenkassen das ärztliche und zahnärztliche Leistungsverzeichnis mit der relativen Bewertung beschlossen. In den Richtlinien der Ausschüsse Ärzte und Krankenkassen oder Zahnärzte und Krankenkassen werden neben anderem Richtlinien über die Arzneiverordnung, über die Verordnung und Beschaffenheit von Heil- und Hilfsmitteln oder über die Beschaffenheit von Zahnersatz beschlossen, die damit für die soziale Krankenversicherung in allen ihren Kassenarten verbindlich sind.

Dem Krankenhauswesen fehlt es im Verhältnis zu den Krankenkassen an einer verhandlungsfähigen Körperschaft auf der Leistungsseite. Die Krankenhausgesellschaften auf den Ebenen des Bundes und der Länder sind freiwillige Vereinigungen, die ihre Mitglieder nicht binden können. Deswegen kommen allgemeine Leistungsverzeichnisse oder allgemeine Richtlinien über die personelle und sachliche Ausstattung von Krankenhäusern oder auch über Grundsätze der Krankenhausplanung nicht zustande.

Die Bildung von öffentlich-rechtlichen Körperschaften innerhalb des Krankenhauswesens scheiterte bis jetzt daran, daß die Kirchen als Krankenhausträger sich solchen Bindungen nicht unterwerfen wollen. Hier wäre also der Gesetzgeber oder der Verordnungsgeber gefragt, Regelungen zu treffen, wie sie sonst die Selbstverwaltung vereinbaren würde. Dem Gesetzgeber mangelt es aber vermutlich an der Organisation ebenso wie an der Kompetenz, solche sehr differenzierten und regional bezogenen Regelungen zu treffen.

Ein ähnliches Organisationsproblem stellt sich im Verhältnis zur Pharmawirtschaft. Zwar sind die Handelsspannen sowohl des Großhandels als auch der Apotheken gesetzlich geregelt. Auch bestehen zwischen den Krankenkassen und Apotheken Lieferverträge. Die Ausgaben für Arzneimittel werden aber ganz entscheidend durch die Abgabepreise der pharmazeutischen Industrie und durch das Marketing dieser Industrie gegenüber den verordnenden Ärzten bestimmt. Hierüber sind Vereinbarungen nicht möglich, da auf seiten der pharmazeutischen Industrie ein kompetenter Verhandlungspartner fehlt, der die Industriefirmen in die von ihm getroffenen Vereinbarungen wirksam einbinden kann. Auch hier würde eine Regulierung von Staats wegen nicht zum notwendigen Ergebnis der Stabilisierung der Ausgaben für Arzneimittel führen können.

Das Gesundheitswesen kann in einer Industriegesellschaft niemals dem freien Markt allein überantwortet werden. In vielen Ländern entwickeln sich staatliche Systeme mit sehr unterschiedlicher Ausprägung. Ein freiheitliches Gesundheitswesen, das seine Aufgabe voll erfüllt, kann nur im Wechselspiel und im Interessenausgleich von Staat, Leistungserbringern und Krankenversicherung aufgebaut und aufrechterhalten werden. Damit die Selbstverwaltung ihre Aufgaben erfüllen kann, muß sie sich auf die Verbände der Sozialpartner abstützen, damit ihre Entscheidungen in die allgemeine Sozialpolitik eingebunden bleiben. Sie muß paritätisch zusammengesetzt sein, damit sie nicht in den Streit der Ideologien gerät, sondern in diesem Streit eher Brücken bilden kann. Sie muß selbst Gestaltungsfreiheit haben, und sie muß auf der Seite der Leistungserbringer Partner finden, mit denen sie in Kooperation gemeinsam getragene Regelungen treffen kann.

Bei der angekündigten Strukturreform im Gesundheitswesen wird der Gesetzgeber darauf zu achten haben, daß der Selbstverwaltung diese Rahmenbedingungen erhalten oder gegeben werden. Nur so läßt sich Gestaltungskraft, Engagement und Vielfalt erhalten, wie sie die Selbstverwaltung heute in das Gesundheitswesen einbringt.

9c Referat 2

S. Treichel

Im Namen des Vorstands der Kassenärztlichen Vereinigung bedanke ich mich ganz herzlich für Ihre Einladung und freue mich, daß ich zu dem Thema Selbstverwaltung aus kassenärztlicher Sicht zu Ihnen referieren kann.

Die von *Prof. Buchholz* in der Einführung aufgestellte These, daß die Selbstverwaltung weitgehend unbekannt ist, kann ich nur bestätigen. Aber nicht nur die Bevölkerung weiß wenig über die Selbstverwaltung im kassenärztlichen Bereich, sondern auch unter den Ärzten haben viele Schwierigkeiten, zwischen Ärztekammer und Kassenärztlicher Vereinigung zu unterscheiden. Die Kassenärztliche Vereinigung Westfalen-Lippe ist eine Körperschaft des öffentlichen Rechts und erfüllt folgende Aufgaben, die ich kurz skizzieren möchte.

Die Aufgaben der Selbstverwaltung einer Kassenärztlichen Vereinigung betreffen vor allen Dingen die Sicherstellung der kassenärztlichen Versorgung im ambulanten Bereich, den Notfalldienst, die Bedarfsplanung der kassenärztlichen Versorgung, die Abrechnung und Prüfung der erbrachten kassenärztlichen Leistungen, die Qualitätssicherung und die Gewährleistung der Einhaltung der mit den Krankenkassen abgeschlossenen Verträge und Vereinbarungen.

In den meisten Gremien und Kommissionen sind sowohl Kassenärzte wie Vertreter der Krankenkasse als Mitglieder tätig. Partnerschaftliches Zusammenarbeiten steht im Vordergrund der Selbstverwaltung. Konfrontationen gibt es selten, und über unterschiedliche Auffassung zwischen Krankenkassen und Kassenärzten kann man diskutieren; es wird in der Selbstverwaltung versucht, die Probleme im Einvernehmen zu lösen.

Krankenkassen und Kassenärzte sind an die Reichsversicherungsordnung gebunden, und zwischen den RVO-Krankenkassen und den Kassenärzten besteht der Bundesmantelvertrag, während mit den Ersatzkrankenkassen der Arzt-Ersatzkassenvertrag bindend ist. Es gibt somit bei der Kassenärztlichen Vereinigung Kommissionen mit den RVO-Krankenkassen, das sind die Allgemeinen Ortskrankenkassen (AOK), die Innungs-Krankenkasse, die Betriebskrankenkassen und die Landwirtschaftliche Krankenkasse, sowie Kommissionen mit den Ersatzkrankenkassen. Das Verhältnis: Patient – Arzt – Krankenkasse – Kassenärztliche Vereinigung ist in diesen Verträgen festgelegt.

Um die enorme Arbeit der Selbstverwaltung bei der Kassenärztlichen Vereinigung zu bewältigen, sind allein bei der Kassenärztlichen Vereinigung Westfalen-Lippe 750 Mitarbeiter angestellt, von denen die meisten im Abrechnungswesen für die 8298 Ärzte Westfalens tätig sind. Im Vordergrund der Aufgaben steht jedoch die Sicherstellung der kassenärztlichen Versorgung der Bevölkerung in Westfalen-Lippe.

Vor 10 Jahren bestand noch eine Unterversorgung. Es gab Regionen, in denen die kassenärztliche Versorgung nur mangelhaft war und die Bürger dieses Landes oft weite Wege zurücklegen mußten, um einen Arzt zu erreichen. Dies hat sich in den letzten Jahren deutlich gebessert. Eine Unterversorgung gibt es nicht mehr. Nach dem Bedarfsplan sind fast alle Arztstellen in Westfalen-Lippe sowohl auf dem Gebiete der Allgemeinmedizin als auch im Bereiche der gebietsärztlichen Versorgung besetzt.

Das neue, auf uns zukommende Problem wird die Überversorgung sein – ausgelöst durch die Arztschwemme in den nächsten Jahren. Aber wir sind voller Zuversicht, daß wir auch dieses Problem bewältigen können, wenn auch die Krankenkassen manchmal Angst haben, daß es durch die neu hinzugekommenen Ärzte eine Leistungsausweitung im kassenärztlichen Bereich geben kann.

Die Kassenärztliche Vereinigung übernimmt die Gewähr der ordnungsgemäßen Durchführung der Versorgung; dazu gehört auch die Wirtschaftlichkeitsprüfung. Ein Kassenarzt muß seine Tätigkeit zweckmäßig, ausreichend und wirtschaftlich ausüben, und durch die Prüfungsausschüsse der Kassenärztlichen Vereinigung, die paritätisch mit je 4 Mitgliedern der Krankenkassen und der Kassenärzte besetzt sind, soll gewährleistet werden, daß kassenärztliche Leistungsanforderungen nicht ausufern.

Die Honorarabrechnung eines jeden Kassenarztes wird jedes Quartal geprüft, und keiner ist ausgenommen. Wirtschaftlichkeit besagt, daß der Kassenarzt keine unnötigen Leistungen veranlaßt oder erbringt. Besonders junge Kollegen, die gerade ihre Weiterbildung im Krankenhaus beendet und sich niedergelassen haben, können es überhaupt nicht verstehen, daß sie nicht „aus dem Vollen schöpfen können".

Im Krankenhaus waren sie es gewohnt, vieles zu veranlassen, was mit dem akuten Krankheitsbild nicht in Zusammenhang stand. In der Kassenpraxis werden sie dann in ihren Honorarforderungen gekürzt, weil sie nichtnotwendige und durch das Krankheitsbild nicht erforderliche Leistungen erbracht haben.

Jede Kürzung durch die Kassenärztliche Vereinigung ruft Ärger und Unmut hervor.

In früheren Jahren wurden im 1. Abrechnungsquartal meist keine Kürzungen ausgesprochen. Durch die steigenden Honorarforderungen jedoch sind die Prüfungsausschüsse gezwungen, in einigen Fällen bei stark überhöhten Honorarforderungen schon im 1. Quartal der Niederlassung Kürzungen zu verhängen.

Kassenärztliche Tätigkeit bedeutet keine maximale oder optimale Versorgung der Versicherten, sondern – und das sei noch einmal betont – eine ausreichende und zweckmäßige Diagnostik und Behandlung. In Westfalen gibt es nach dem Stand vom 31.12. 1986 8298 über die Kassenärztliche Vereinigung abrechnende Ärzte. Davon sind 6982 als niedergelassene Kassenärzte tätig, während die übrigen als beteiligte oder ermächtigte Oberärzte und Chefärzte von Krankenhäusern an der kassenärztlichen Versorgung teilnehmen. Ein beteiligter Chefarzt hat sämtliche Rechte und Pflichten eines Kassenarztes. Die in Westfalen ermächtigten 845 Ärzte sind berechtigt, bestimmte Leistungen, die von Kassenärzten nicht erbracht werden, ambulant durchzuführen.

In der Bundesrepublik Deutschland nehmen ca. 9600 Krankenhausärzte an der kassenärztlichen Versorgung teil. Die Gesamtzahl der kassenärztlich tätigen Ärzte umfaßt 67 000. Hinzu kommen 1700 Psychologen, die als nichtärztliche

Psychotherapeuten tätig sind, und 700 Psychologen, die als Verhaltenstherapeuten ermächtigt sind. Diese 2400 Diplompsychologen haben eine qualifizierte Weiterbildung und tragen dazu bei, die kassenärztliche Versorgung auf dem Gebiete der Psychotherapie sicherzustellen. Die Indikationen zur tiefenpsychologisch fundierten oder analytischen Psychotherapie sowie zur Verhaltenstherapie werden von Ärzten gestellt und im Delegationsverfahren von den Diplompsychologen durchgeführt.

Außerdem gibt es mit Universitätskliniken sowie Großkrankenhäusern Institutsverträge. In Westfalen bestehen auch Institutsverträge mit den psychiatrischen Fachkrankenhäusern des Landschaftsverbandes.

Institutsverträge müssen von dem Landesausschuß Ärzte – Krankenkassen genehmigt werden.

Die persönliche Leistungserbringung ist Bestandteil jeder Beteiligung oder Ermächtigung eines Krankenhausarztes, sie kann nicht auf die untergeordneten Ärzte delegiert werden.

Die Kassenärztliche Vereinigung und die Krankenkassen sind im Interesse der Versicherten und Kranken daran interessiert, daß immer der gleiche Arzt für den Patienten zur Verfügung steht.

Bei Institutsverträgen ist das Prinzip der persönlichen Leistungserbringung durchbrochen; dies führt dazu, daß Patienten während eines kurzen Zeitraumes von mehreren Ärzten untersucht und behandelt werden. Aus diesem Grunde ist die Kassenärztliche Vereinigung sehr restriktiv beim Abschluß von Institutsverträgen.

Mit den Universitätskliniken werden sog. „Poliklinikverträge" abgeschlossen mit einer bestimmten Fallpauschale. An Universitätspolikliniken werden die Patienten zum Zwecke der Forschung und Lehre häufig von einer Klinik in die andere geschickt, um eine maximale diagnostische Abklärung zu gewährleisten. Forschung und Lehre gehören aber nicht in die kassenärztliche Versorgung.

Da die Sicherstellung eine der Hauptaufgaben der kassenärztlichen Versorgung ist, die die Kassenärztlichen Vereinigungen bewältigen müssen, gehört in diesen Bereich auch der Notfalldienst.

In Westfalen ist ein zentraler Notfalldienst organisiert, und zwar für den Mittwochnachmittag und die Nacht bis Donnerstag um 7 Uhr sowie am Samstag von 8 Uhr morgens bis Montagmorgen um 7 Uhr.

Während dieser Zeit wird die kassenärztliche Versorgung in Notfalldienstambulanzen und durch einen geregelten Fahrdienst sichergestellt. Es werden Hausbesuche gemacht und Notfallbehandlungen stets sofort durchgeführt.

Dieses System des zentralen Notfalldienstes gewährleistet eine ärztliche Versorgung der Versicherten in den sprechstundenfreien Zeiten. Es bestehen überall im Lande Notfalldienstzentralen, Funkleitstellen, ein Fahrdienst für die Notfallärzte, Funkgeräte und eingerichtete Notfalldienstambulanzen.

Der zentrale Notfalldienst ist für die Kassenärztliche Vereinigung ein teures Objekt. Er kostet in Westfalen im Jahr 6,8 Mio. DM. Die Ausstattung des Notfalldienstes ist in einigen Regionen – wie im Sauerland – besonders teuer, weil jeder Arzt dort ein Funkgerät bekommt, damit er auch erreichbar ist. Oft müssen auch große Funkantennen gebaut werden, um Berge und Höhen per Funk zu überwinden. Von diesen 6,8 Mio. DM für den zentralen Notfalldienst werden von den Krankenkassen nur 2,1 Mio. als Kilometerpauschale ersetzt. Die restlichen 4,7 Mio. DM zahlen die Kassenärzte über ihren Verwaltungskostenbeitrag, der 2,3% des Honorarumsatzes eines Kassenarztes beträgt.

Durch den zentralen Notfalldienst ist es möglich geworden, daß auch die Ärzte an Wochenenden Gelegenheit zur Freizeit und Erholung haben.

Außerhalb des zentralen Notfalldienstes besteht für jeden Kassenarzt die Präsenzpflicht, und es gehört zu seinen kassenärztlichen Pflichten, stets erreichbar zu sein. Vor Einführung des zentralen Notfalldienstes konnte ein Landarzt oft monatelang seinen Wohnsitz oder Versorgungsbereich nicht verlassen. Kassenarzt zu sein, bedeutet, stets für seine Patienten erreichbar zu sein.

Wie ist nun die Kassenärztliche Vereinigung Westfalen-Lippe organisiert?

Wir haben eine Landesstelle in Dortmund und 2 Verwaltungsstellen, die ihren Sitz in Münster und Dortmund haben. Dazu gibt es 11 Bezirksstellen. Die größte ist die Bezirksstelle Münster, die kleinste Paderborn. Die Bezirksstellen sind die eigentliche Basis unserer kassenärztlichen Selbstverwaltung. Sie sind die direkten Ansprechpartner der Kassenärzte, und die meisten Probleme werden dort basisnahe gelöst, denn der Bezirksstellenleiter kennt aus eigener Erfahrung die Sorgen und Anliegen der Kassenärzte am besten. Auch bei jeder Entscheidung der Verwaltungsstelle und der Landesstelle werden die Bezirksstellenleiter gefragt und um ihre Stellungnahme gebeten.

Sie werden gefragt, wenn sich ein neuer Arzt niederlassen will, und sie führen die Niederlassungsberatung durch. Wichtig ist ihre Meinungsbildung zur Frage der Notwendigkeit der Ermächtigung oder Beteiligung eines Krankenhausarztes. Ermächtigungen und Beteiligungen werden nur ausgesprochen, wenn auf bestimmten Fachgebieten oder für bestimmte Leistungen eine Unterversorgung vorliegt und die kassenärztliche Versorgung durch niedergelassene Ärzte nicht sichergestellt werden kann.

In diesen Fällen werden auch die Krankenkassen um ihre Stellungnahme gebeten; erst dann können Zulassungsinstanzen über die Beteiligung oder der Vorstand über die Ermächtigung eines Krankenhausarztes entscheiden. Alle Unterlagen, insbesondere die Ausbildungsnachweise, die Approbation, die Weiterbildungszeugnisse und alle Stellungnahmen werden sorgfältig geprüft, um keine Fehlentscheidungen zu treffen. Zulassungen, Beteiligungen oder Ermächtigungen zur Kassenärztlichen Vereinigung werden nur ausgesprochen, wenn die Voraussetzungen voll erfüllt sind.

In der kassenärztlichen Selbstverwaltung nimmt die Prüfung der Honorarabrechnungen der Kassenärzte den größten Teil ein. Die Prüfungskommissionen, die paritätisch aus 4 Mitgliedern der Krankenkassen und der Kassenärzte besetzt sind, entscheiden über die Prüfungsanträge der Krankenkasse oder der Kassenärztlichen Vereinigung. Die Anträge werden gestellt, wenn bei Durchsicht der Abrechnungen der Verdacht der Unwirtschaftlichkeit besteht. Liegen die Honorarforderungen eines Arztes weit über dem Durchschnitt der anderen Kassenärzte, entscheiden die Prüfungskommissionen nach Durchsicht der Unterlagen und einem Vortrag des beratenden Prüfarztes über eine mögliche Honorarkürzung.

Im 3. Quartal 1986 wurden die Abrechnungen auf dem Ersatzkassensektor von 471 Ärzten geprüft. Dabei wurde bei 268 Ärzten eine Kürzung ausgesprochen, und der Kürzungsbetrag betrug insgesamt 492 901 DM, d. h. ca. ½ Mio. DM wurde den Ärzten von ihren Honorarforderungen gestrichen. Bei den RVO-Krankenkassen waren die Prüfungsanträge fast doppelt so hoch und die Kürzungssumme betrug 991 700 DM. Bei Einzelleistungsvergütungen gehen diese Beträge an die Krankenkassen zurück.

Zum jetzigen Zeitpunkt besteht jedoch eine Pauschalvergütung der Krankenkassen, die sich nach der Grundlohnsumme richtet. Die gekürzten Beträge wirken sich z. Z. nur auf den Punktwert der Honorarvergütung aus.

Die Wirtschaftlichkeitsprüfung ist eine der wichtigsten Aufgaben der Kassenärztlichen Vereinigung. Sie betrifft aber nur die Kassenärzte und nicht die Krankenhäuser. Es wäre jedoch zu wünschen, daß auch in anderen Bereichen des Gesundheitswesens Wirtschaftlichkeitsprüfungen wie bei den Kassenärzten durchgeführt werden.

Junge Ärzte, die ihre Weiterbildung an den Krankenhäusern beendet haben und sich niederlassen, haben große Schwierigkeiten, plötzlich wirtschaftlich zu denken, und können nicht verstehen, daß ihre Honorarforderungen gekürzt werden und sie Leistungen nur erbringen können, wenn sie zweckmäßig, ausreichend und wirtschaftlich sind.

Die Arbeit der 6 Prüfungsausschüsse der RVO-Krankenkassen und der 4 Prüfungsausschüsse der Ersatzkrankenkassen erfordern viel Arbeit. Sie werden von ungefähr 90 gewählten, ehrenamtlich tätigen Ärzten in den Prüfungskommissionen durchgeführt, die den Verwaltungsstellen in Dortmund und Münster zugeordnet und in ihren Entscheidungen völlig frei und nicht weisungsgebunden sind. Um möglichst gerechte Entscheidungen zu treffen, werden beratende Gebietsärzte hinzugezogen, wenn es um gebietsbezogene Entscheidungen bei den Honorarprüfungen geht.

Vertreter der Krankenkassen und der Ärzteschaft entscheiden gemeinsam in diesen Gremien. Die Kürzungsmaßnahmen lösen verständlicherweise bei den Ärzten viel Unmut und Ärger aus, obwohl die Ausschüsse sich bemühen, gerechte Entscheidungen zu treffen.

Eine absolute Gerechtigkeit wird es jedoch bei Prüf- und Kürzungsmaßnahmen nie geben, denn welcher Kassenarzt kann schon nachvollziehen und akzeptieren, daß er eine unwirtschaftliche Diagnostik und Behandlungsweise in der Versorgung seiner Patienten durchführt.

Die Organe der Selbstverwaltung (Kassenärzte und Krankenkassen) bemühen sich, bei diesen Maßnahmen alle relevanten Gesichtspunkte zu berücksichtigen, einen Idealzustand können wir nicht erreichen. Das System der Selbstverwaltung hat sich jedoch trotz seiner Mängel bewährt und ist durch den Einsatz von Computern in der Honorarabrechnung verbessert worden.

Jedes Jahr wird von der Kassenärztlichen Vereinigung nach den Richtlinien des Bundesausschusses für Ärzte und Krankenkassen ein Bedarfsplan für die ambulante kassenärztliche Versorgung in Westfalen-Lippe herausgegeben. Die Richtlinien gewährleisten einheitliche und vergleichbare Grundlagen, Maßstäbe und Verfahren über die Festsetzung der Planungsbereiche und die Feststellung der ärztlichen Versorgung.

Dieser Bedarfsplan ist für die Niederlassungsberatung sehr hilfreich.

Der Bedarfsplan war geschaffen worden, um die Unterversorgung auf kassenärztlichem Gebiete zu beheben. In den letzten Jahren jedoch ist nicht die Unterversorgung unser Problem, sondern eine beginnende Überversorgung. Dieses Problem – die Überversorgung – wird uns in den nächsten Jahren sicher mehr beschäftigen. Es gibt schon heute eine Stadt in Westfalen, bei der eine Überversorgung vorliegt. Es ist die Universitätsstadt Münster. Viele Ärzte, die dort weitergebildet sind, lassen sich in Münster selbst oder im näheren Umkreis nieder. In den übrigen Bereichen Westfalens ist diese Überversorgung noch nicht so auffällig.

Nach den neuen Richtlinien ist es möglich, überversorgte Regionen für die Kassenzulassung zu sperren. Der Vorstand der Kassenärztlichen Vereinigung hält diesen Weg jedoch nicht für glücklich und hat bisher noch keinen entsprechenden Antrag an den Landesausschuß „Ärzte – Krankenkassen" gestellt. Wenn in nächster Zeit die Überversorgung zunimmt, wäre die Universitätsstadt Münster die erste, die gesperrt werden könnte. Dies wird jedoch nur geschehen, wenn es unbedingt notwendig ist.

Es wird in letzter Zeit viel über das teure Gesundheitswesen und die Explosion der Kosten geredet. Dabei sollte immer bedacht werden, daß die moderne Medizin durch sehr teure Geräte auch teure Leistungen erbringt, die jedoch in der modernen Diagnostik und Therapie von unschätzbarem Wert sind. Ein Computertomograph kostet immer noch über 1 Mio. DM und ein Kernspintomograph 4 Mio. DM. Dazu kommen die hohen Betriebskosten.

Wenn die Bürger in unserem Lande eine optimale und gute Versorgung wünschen, ist es auch notwendig, moderne medizinische Geräte und verfeinerte Laboruntersuchungen einzusetzen, um Gesundheitsstörungen schon im Beginn zu erkennen und zu diagnostizieren.

Die Gesamtkosten in der gesetzlichen Krankenversicherung betrugen im letzten Jahr 108,6 Mrd. DM, bei der Rentenversicherung waren es 180 Mrd. DM.

Während die Ausgaben für die kassenärztliche ambulante Behandlung 18,2% betragen, liegen die Ausgaben für die Krankenhausbehandlungen bei 32,2%. Vor 20 Jahren waren die Prozentzahlen noch anders. Für die ambulante kassenärztliche Versorgung wurden 21% des Beitragsaufkommens und für die Krankenhausbehandlungen 26% ausgegeben.

Wenn ein Kasenarzt in Westfalen 100 DM Honorar bekommt, veranlaßt er Leistungen für 480 DM, d.h. hat er einen Jahresumsatz von 100 000 DM, werden von ihm für Medikamentenverordnungen, Heil- und Hilfsmittel, Massagen, Krankenhauseinweisungen und Arbeitsunfähigkeitsbescheinigungen in einem Jahr 480 000 DM an Ausgaben für die Krankenkassen veranlaßt. Auch dieses Verordnungsverhalten wird geprüft, und häufig werden durch Informationen und Beratungen auch Einsparungen erreicht. Das gleiche sollte auch auf dem Krankenhaussektor geschehen, denn sonst wird das Gesundheitswesen nicht mehr bezahlbar.

Ich hoffe, daß ich Ihnen somit einen kurzen Überblick über die gemeinsame Selbstverwaltung der Kassenärzte und Krankenkassen gegeben habe. Die Zusammenarbeit mit den Krankenkassen kann in Westfalen als zufriedenstellend bezeichnet werden. Alle Beteiligten bemühen sich, vertragsgemäß ihre Aufgaben und Pflichten zu erfüllen. Die Kassenärztliche Vereinigung hat oft

Schwierigkeiten mit ihren Mitgliedern, die nicht einsehen können, daß Verträge eingehalten werden müssen und die Kassenärztliche Vereinigung verpflichtet ist, ihren Sicherstellungsauftrag zu erfüllen und Prüfmaßnahmen durchzuführen. Ziel der gemeinsamen Selbstverwaltung ist es, daß die Patienten in Westfalen ordnungsgemäß und gut versorgt werden.

9d Diskussionsbericht

H. Busold

Im Anschluß an die beiden Einführungsreferate bezeichnete es ein teilnehmender Krankenhausarzt als einen spürbaren Mangel, daß der Krankenhaussektor nicht ebenfalls über entsprechende Selbstverwaltungsorgane verfüge. Die Selbstverwaltung im kassenärztlichen Bereich, so das Argument, berücksichtige die Bedürfnisse der Krankenhausseite bzw. der stationär versorgten Patienten nicht in hinreichender Weise. Aber auch aus Gründen der Kostensteuerung sei es erforderlich, mit den Krankenkassen in ein geregeltes Gespräch zu kommen.

Diesen Überlegungen stimmte *Dr. Balzer* uneingeschränkt zu. In der Tat – so stellte er fest – fehle auf der Krankenhausseite eine Körperschaft des öffentlichen Rechts und damit ein Gesprächspartner, der verbindliche Rahmenbedingungen vereinbaren könne. *Dr. Balzer* wies aber dann auf den entscheidenden Hinderungsgrund für die Bildung einer solchen Körperschaft hin. Die für eine gemeinsame Interessenspolitik notwendige Geschlossenheit auf seiten der Krankenhausträger betrachtete er als nichtexistent. Insbesondere die Krankenhäuser in konfessioneller Trägerschaft würden sich niemals einer solchen Bindung unterwerfen, betonte *Dr. Balzer*. Die Krankenkassen seien deshalb auf Gespräche und Verhandlungen mit jedem einzelnen Krankenhaus angewiesen.

Mit der Frage nach der Vertretung nichtorganisierter Arbeitnehmer in der Selbstverwaltung der Krankenversicherung sowie der in Richtung Ärzteschaft gestellten Frage, wie ein Arzt, der nicht Mitglied eines freien Verbandes sei, zu einem Wahlvorschlag oder einer Wahlliste gelange, leitete *Prof. Buchholz* zu einer kritischen Diskussion institutionalisierter Formen der Selbstverwaltung über. Nach Auffassung von *Prof. Buchholz* hat nur derjenige Arzt, der einem freien Verband angehört, eine Chance zur demokratischen Mitwirkung bei den Körperschaften, in denen er als Kassenarzt bzw. Kassenzahnarzt Zwangsmitglied ist. Diese freien Verbände, monierte *Prof. Buchholz*, übten wiederum Kontrollfunktionen aus im Hinblick auf die Tätigkeit der gewählten Vertreter in den Selbstverwaltungsorganen.

In seiner Stellungnahme vertrat *Dr. Balzer* den Standpunkt, daß der nichtorganisierte Arbeitnehmer durch den Verzicht auf die Mitgliedschaft in einer Gewerkschaft zugleich auf die Mitwirkung an der Gestaltung der Wirtschafts- und Arbeitsbedingungen gemäß Art. 9 GG verzichtet habe. Dennoch könnten Vertreter unabhängiger Gruppen durchaus in die Selbstverwaltungsorgane gewählt werden. Voraussetzung sei allerdings, daß der zur Erlangung einer Wahlliste gegründete Verein auch in anderen Lebensbereichen sozial- und wirtschaftspolitische Zielsetzungen verfolge sowie über die hierfür notwendige Stärke verfüge. Die Anbindung dieser gewählten Vertreter an Organisationen, die auch in anderen Bereichen des sozialen Lebens Verantwortung tragen, soll nach Aussagen von *Dr. Balzer* eine verantwortungsvolle Mitarbeit in der Selbstverwaltung sicherstellen.

Die anschließend von *Dr. Treichel* abgegebene Stellungnahme blieb weitgehend ohne inhaltlichen Bezug zu der von *Prof. Buchholz* angedeuteten Problematik. Für erwähnenswert hielt *Dr. Treichel* dagegen die Bemühungen des Vorstands der Kassenärztlichen Vereinigung Westfalen-Lippe, eine Änderung der Wahlordnung im Sinne einer stärkeren Demokratisierung durchzusetzen. Die Vertreterversammlung habe sich jedoch für die Beibehaltung der Listenwahlen und gegen die Möglichkeit einer Wahl unter verschiedenen Ärzten ausgesprochen. Versuchen einer weiteren Demokratisierung seien – so räumte *Dr. Treichel* ein – dadurch Grenzen gesetzt, daß sie der persönliche Kontakt unter den Ärzten primär über die Ärztevereine ergebe und somit auf einen jeweils kleinen Kreis beschränkt bleibe.

In der weiteren Diskussion befaßte sich *Dr. Balzer* mit der aufgeworfenen Frage, welche anteilmäßige Zusammensetzung der Selbstverwaltungsorgane aus Arbeitgeber- und Arbeitnehmervertretern angesichts der je nach Kassenart unterschiedlichen Quotenregelungen nun tatsächlich angemessen und gerechtfertigt sei. In diesem Zusammenhang begegnete er auch der vorgebrachten Kritik am Einfluß der Arbeitgeberseite auf die Politik der Selbstverwaltungsorgane überhaupt. Nach Ansicht von *Dr. Balzer* sollte die Zusammensetzung der Selbstverwaltungsorgane so gestaltet sein, daß die Krankenversicherung aus dem sozialpolitischen Ideologiestreit herausgehalten werde. Diese Zielvorgabe sei am ehesten durch die Quote 50:50 zu erreichen. Wenn eine Seite ein Übergewicht erhalte, würde sie bestrebt sein, extreme Positionen durchzusetzen. Bei einer gleichgewichtigen Vertretung der Sozialpartner bedeute dagegen die Durchsetzung einer gemeinsamen Politik eine Ausgrenzung all dessen, was als nicht konsensfähig erscheine und zu einer lähmenden Polarisierung führen könne. Der Umstand, daß bei der Bundesknappschaft trotz der zugunsten der Arbeitnehmerseite ausfallenden Quote von $^2/_3$ zu $^1/_3$ keine Ideologisierung vorherrsche, liege – so *Dr. Balzer* – an den Spezifika des Bergbaus. Eine ausschließliche Vertretung der Arbeitnehmerseite in den Selbstverwaltungsorganen hätte nach Auffassung *Dr. Balzers* z.B. zur Folge, daß der gewerkschaftliche Standpunkt zum Verhältnis von Krankheit und arbeitsbedingten Belastungen in der Krankenversicherung dominieren und es zu einer ständigen Intervention in die betriebliche Arbeitswelt kommen würde. Auf der Arbeitgeberseite würden solche Auffassungen und Handlungen Widerstände hervorrufen und letztlich eine politische, rechtliche und ideologische Konfrontation bewirken. Die Vertretung der Arbeitgeber in der Krankenversicherung habe nicht zuletzt die Funktion, eine derartige Entwicklung zu verhindern.

Zum Schluß der Veranstaltung zeigte *Dr. Balzer* noch mögliche Perspektiven einer Stärkung der Selbstverwaltung auf. Seine Überlegungen konzentrierten sich dabei in erster Linie auf eine Verbesserung der Verhandlungsposition der Krankenkassen gegenüber den Leistungsanbietern. Die Krankenkassen müßten in der Zukunft die Möglichkeit haben, diejenigen Leistungen einkaufen zu können, die ihrer Meinung nach für die Versorgung der Versicherten notwendig seien. Wichtig sei in dem Zusammenhang die Möglichkeit der Einflußnahme auf Mengen, Preise und Konditionen. Ziel müsse es auch sein, so erklärte *Dr. Balzer* abschließend, mit allen Leistungsanbietern eine ähnliche Zusammenarbeit zu erreichen, wie sie schon mit Ärzten und Zahnärzten praktiziert werde.

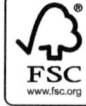

MIX
Papier aus verantwortungsvollen Quellen
Paper from responsible sources
FSC® C105338

If you have any concerns about our products,
you can contact us on
ProductSafety@springernature.com

In case Publisher is established outside the EU,
the EU authorized representative is:
**Springer Nature Customer Service Center GmbH
Europaplatz 3, 69115 Heidelberg, Germany**

Printed by Libri Plureos GmbH
in Hamburg, Germany